JN298256

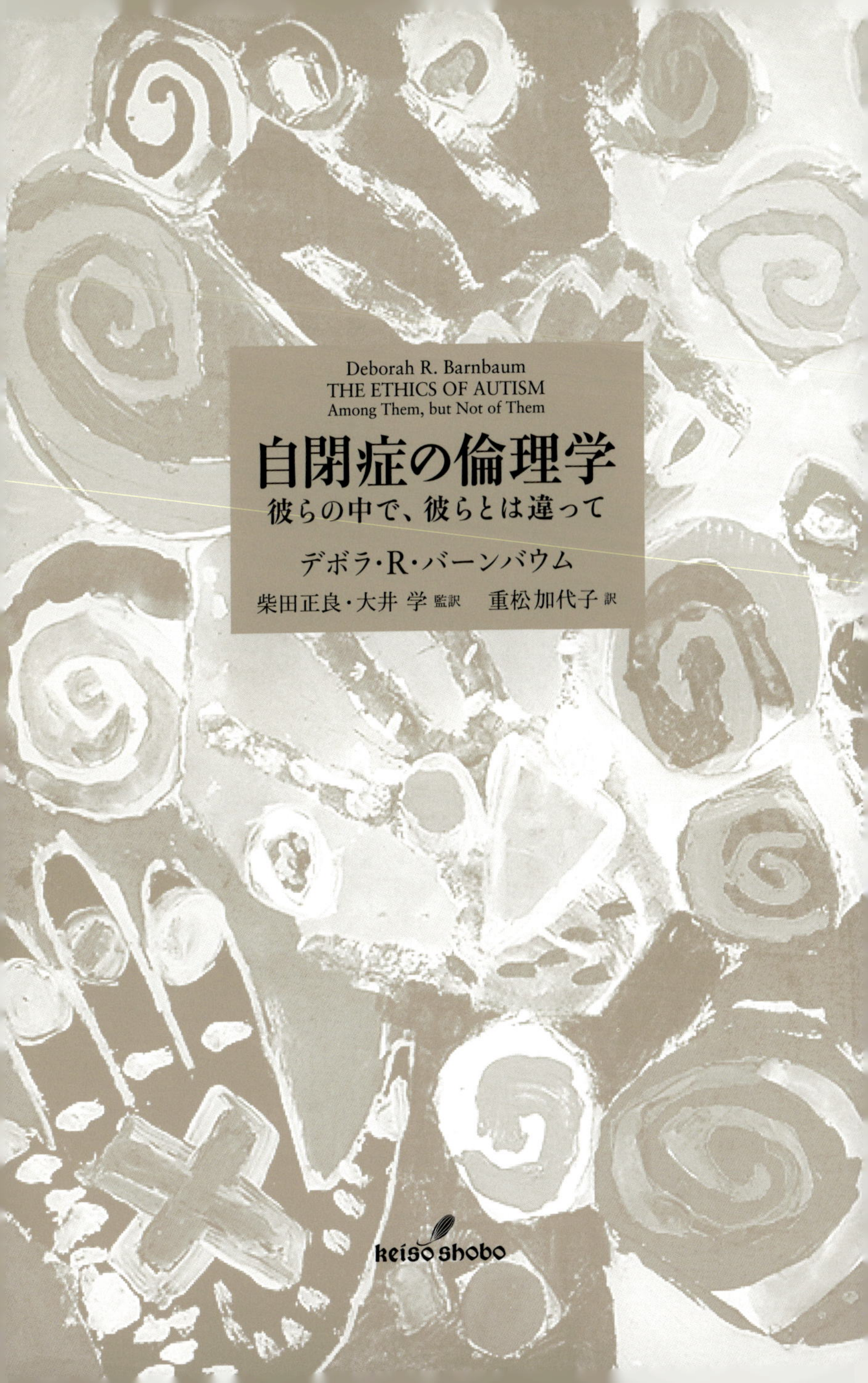

Deborah R. Barnbaum
THE ETHICS OF AUTISM
Among Them, but Not of Them

自閉症の倫理学

彼らの中で、彼らとは違って

デボラ・R・バーンバウム

柴田正良・大井 学 監訳　重松加代子 訳

keiso shobo

マイケルに捧ぐ

THE ETHICS OF AUTISM by Deborah R. Barnbaum
Copyright © 2008 by Deborah R. Barnbaum
Japanese translation published by arrangement with Indiana University Press
through The English Agency (Japan) Ltd.

私は立っている
彼らの中で、彼らとは違って。まとっている帷子《かたびら》は
彼らの思考ではない思考

――バイロン『チャイルド・ハロルドの巡礼』
Lord Byron, Childe Harold's Pilgrimage, Canto II, Stanza 113

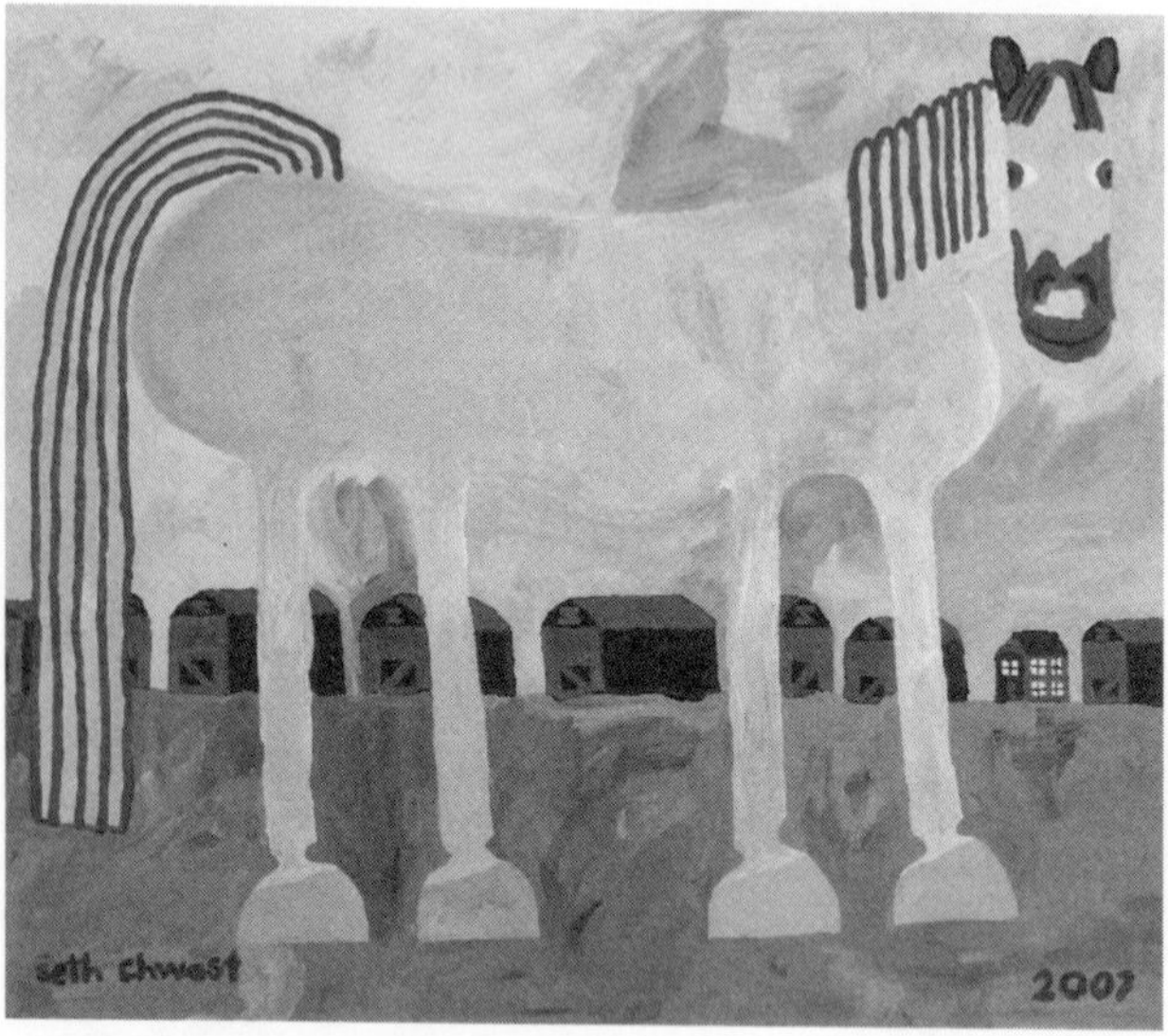

Seth Chwast　黄緑色の空想の馬

日本語版への序文

私の弟、マイケルは、生まれたときからふつうとは違っていましたが、私たち家族にはそれがなぜだか分かりませんでした。彼に対する強い拒否感の一部は、分からないということから来るものでした。家族は、彼をふつうの学校に入学させませんでした。というのは、私たちは、彼が同い年の他の子供たちに劣ることを決して認めなかったからです。私たちに励まされ、彼は、姉たちや両親と同じように大学に行きたいという強い願いを抱くようになり、六年という長い歳月をかけてようやく学位を取得しました。彼が育ったのは、ほとんどの人が自閉症について何も知らなかった時代です。自閉症という診断は滅多に下されず、そういう診断が下されても、それが何かは謎めいたままでした。確かにそれは私たち家族にとっても謎めいたものでした。弟がふつうとは違っていることはよく分かっていたのですが、なぜなのかははっきりしなかったのです。

その違いというのは複雑で、説明しがたいものでした。マイケルは大学を卒業しましたが、ジョークを理解できませんでした。彼は仕事に就き、自分のアパートに住みましたが、車を運転することはできませんでした。彼は、地域の行事に熱心でしたし、ボランティアにも積極的で、いつも慈善団体のために働いていましたが、彼と三〇秒も話をすれば、彼がふつうに育ったたいていの人とは違うということがすぐに分かるのでした。彼はかつて大学の食堂での仕事を失ったことがあります。それは、ある夕方、皆が出て行った後で、キッチンが恐ろしく混乱していることに彼が気づいた時のことでした。彼は夜遅くまで一人で働き、すべてを整理し直し、仕事の出来栄えに満足して出て行きました。彼が解雇されたのは翌朝です。早番の担当者が朝食を用意できなかったのは、新しく整理されたキッチンでは何も準備ができなかったからです。彼がついに自閉症だと診断された時、全体像がはっきりしてきました。それによって一つの診断名、一つの診断基準が与えられ、私たちと彼に、彼が何者であるかを告げたのでした。

しかし、「自閉症」という診断は十分ではありませんでした。彼が自閉症であるということを知ることと、自閉症が何であるかを知ることとは、異なるものです。そのため、私はもっと詳しくそれを知ろうとしました。サイモン・バロン＝コーエンの著書、『自閉症とマインド・ブラインドネス』(*Mindblindness: An Essay on Autism and Theory of Mind*) が一九九五年に出版された時、より完全な全体像が見えてきました。バロン＝コーエンの主張は、自閉症は「心の理論」の欠陥によって特徴づけられる、というものでした。自閉症者は、自分の心的状態と異なる心的状態を他の人々がもっていることを理解できない、というのです。もしバロン＝コーエンが正しければ、マイケルは他の人々の信念や意図、欲求や願望に十分には気づいていなかったことになります。彼にとって、他の人々が何を考えているかを考えることは、困難だということです。彼は思いやりがあり、誠実で優しいのですが、他の人々から見て失礼だとか我がままだとかと思われるようなことをしでかしそうな場合には、はっきりと彼にそう教えてやる必要がありました。キッチンを整頓し直すことを彼がよく考えなかったのも、無理はありません。すべてがどこに収められているかということについて同僚たちにも彼ら自身の考えがあるということや、また、同僚に何も言わずに彼独自の整理の仕方を実行したら混乱が生じるだろうということは、彼、マイケルには決して思い浮かばないことなのですから。

私は、一つの鍵を手にし、それによって初めて私の弟に関する秘密を解き明かしたのです。哲学者である私にとって最も興味をそそられたのは、その鍵が心理学的な含みをもつだけではなく、哲学的な含みをももっていたことでした。結局のところ、倫理学的な問いとは、私たちがどのように他の人々を扱うかを問う時にしばしば生じてくるものです。私たちがどのように人々を扱うかは、私たちがどのように彼らを理解するかにかかっています。もしマインド・ブラインドネス説が主張するように、自閉症者と非自閉症者との間で互いについての見方が異なるのだとしたら、このことは倫理学全体の景観を変えるでしょう。本書『自閉症の倫理学——彼らの中で、彼らとは違って』は、そのことの理解から書き上げられました。私の弟の行動に関するそこでの説明は、心理学的な説明を提供するだけでなく、倫理学的な試練をも提起しています。私の願いは、本書がその試練に応える最初の一歩となってくれることです。

二〇〇八年の夏の終わりに本書のオリジナル版が出版されて以来、私は世界各地の自閉症の人たちと会う機会を得ました。私はこれまで以上に、本書の結論、すなわち自閉症者には自閉症的完全さの権利がある、つまり「完治（治癒）」されずに自分の人生をおくる権利がある、という主張が正しいことを確信しました。本書は、自閉症的完全さを支持する一つの議論、すなわちマインド・ブラインドネス説から引き出される一つの議論を提供するものです。しかし、二〇〇八年以降、私は少し見方を変えました。自閉症のユニークな特徴群は、実にさまざまな点で自閉症的完全さを支えているのです。マインド・ブラインドネスは一つの出発点にすぎない、ということを最近の自閉症研究の進展が示してくれました。

本書の出版以来、私は、多くの自閉症の人たちに出会ったことに加え、熱心で才能豊かな日本の研究者や通訳者の方々に巡り会いました。彼らが、本書の日本語版を実現してくれたのです。第一に、金沢大学の大井学教授に感謝しています。彼が最初に本書を見出し、日本語への翻訳を私に強く求めてきました。私は、光栄なことに、大井教授に二度にわたって金沢大学に招かれ、二度とも、とても楽しい時を過ごさせてもらいました。同じく金沢大学の柴田正良教授は、挑戦的な哲学議論を仕掛ける対話者であると同時に、思いやり深いホストでもあるという役を務めてくれました。柴田教授の哲学的明晰さは比類のないものでした。素晴らしい通訳の才能に恵まれた重松加代子さんを独り占めできたことは幸運でした。二度に渡る金沢滞在中の通訳を務めて頂いたことと同様に、彼女が本書の翻訳に果たした役割に対しても、格別の感謝の気持ちをここに記しておきたいと思います。彼女の才能は語学に留まりません。彼女は目利きの確かな文化大使でもあるのです。金沢大学のポスドク研究者、永田伸吾さんと哲学専攻の大学院生、相川隆行さんのお二人の留学を、ケント大学で引き受けることができたのも嬉しいことでした。私が彼らから学んだのと同じくらい、彼らが私から学んでくれることを願っています。最後に、大井教授からの『自閉症の倫理学』日本語版の出版依頼を受け入れてくださった勁草書房に、感謝申し上げたいと思います。

日本の読者は、ほぼ四〇年前の私の家族とは違う視点から、自閉症を見ることができます。自閉症についてはまだ学ばねばならないことが沢山ありますが、自閉症は前より容易にそれと認識されるようになり、またよく理解されるようにもなりました。まだとうてい十分とは言えませんが、自閉症の子供も大人も、以前より多くの助けをあてにすることができるようになりました。自閉症児の親は、かつてほど孤立してはいません。自閉症については解明すべき多くの課題が残っています。私は、自閉症の倫理学的課題を探究することによって、自閉症の謎がより理解できるようになることを願っています。

〔永田伸吾（熊本大学）、相川隆行（金沢大学）訳〕

謝　辞

私は長年、哲学と自閉症に興味をもってきた。だから私には、この興味を本書にまとめるにあたって感謝すべき数多くの人々がいる。インディアナ大学出版部の編集委員会やスタッフは、大きな助けとなってくれた。すべての質問に答えてくれたアン・クレマー（Anne Clemmer）に感謝したい。ロバート・A・クラウチ（Robert A. Crouch）、ミキ・バード（Miki Bird）、マーヴィン・キーナン（Marvin Keenan）は、各編集段階で多大な時間と注意を払ってくれた。本書のデザインとセッ・クワスト（Seth Chwast）の素晴らしい絵の挿入は、ジャミソン・コッカーハム（Jamison Cockerham）のおかげで美しいものになった。インディアナ大学出版部では、とくに編集長であるロバート・J・スローン（Robert J. Sloan）に最も深い感謝の意を表したい。

二〇〇五年春学期の大学院ゼミ「哲学と自閉症」に参加した学生たちの価値ある洞察も、本書の最初の三つの章にとりいれられている。これらの学生たちは、ジョセフ・ボッキッチョ（Joseph Bocchicchio)、キャメロン・クレイン（Caemeron Crain)、アレキサンダー・コックス（Alexander Cox)、ブライアンナ・ミラー（Brianna Miller)、それにデイヴィド・シュラップ（David Schrappe）のみなさんだ。

ケント州立大学哲学部の同僚からは、実のある知的助言をいただいた。彼らのすべてに助けてもらったが、とくに何人かの名前を挙げておきたい。デボラ・C・スミス（Deborah C. Smith）の有益な提案は第一章の内容、とくに言語の哲学の内容を明瞭にする上で大きな貢献となった。リンダ・ウィリアムズ（Linda Williams）の洞察は、第二章の議論をより説得力のあるものにしてくれた。社会学部にいる同僚のスーザン・ロックスバラ（Susan Roxburgh）の示唆は、「自閉症者の声」のそれぞれのページをより良いものにしてくれた。これらの恩恵に加えて、その他の親しい仲間たち、とくに親友のマーサ・カッター（Martha Cutter)、ジェフ・クリードラー（Jeff Kriedler)、ロバート・トロッドン（Robert Trogdon)、ジナ・ツァボタ（Gina Zavota）からの支援や彼らとの議論も数え切れないほどあり、それらは計り知れないほど貴重なものであった。ノースイースタン・オハイオ大学医学部の私の同僚であり友人であるジュリー・オルトマン（Julie Aultman）は、優れた洞察と彼女の個人的蔵書を提供してくれた。

ケント州立大学は二〇〇五年の秋学期に私にサバティカル休暇を認めることで、このプロジェクト完成のための十分な時間を与えてくれた。また私は、二〇〇六年春に大学院研究部から、「研究創造活動賞」（Research and Creative Activity Award）をいただいた。私は、教員の研究に対するケント州立大学の熱意ある支援に深く感謝している。

私の家族、とくに父親と姉妹がいつも素晴らしい支援をしてくれたことに大変感謝している。私の夫であり、同僚であり、そして最も大切な親友であるジーン・ペンドルトン（Gene Pendleton）に対しては、私がこのプロジェクトに取り組んでいる間、自閉症、哲学、生命倫理について進んで根気よく議論してくれたことに心からの最大の感謝を捧げたい。彼は原稿を一字一句まで精読してくれた。彼のおかげで、私の著書はあらゆる面で改善された。彼の知性と感情が私に与えてくれた支援は、言葉で言い表せるものではない。

本書を、私の知る限り最も鋭い正義感をもって最も勤勉に働いている私の弟、マイケル（Michael）に捧げる。彼がいなければ、本書は生まれなかったであろう。

自閉症の倫理学　彼らの中で、彼らとは違って　目次

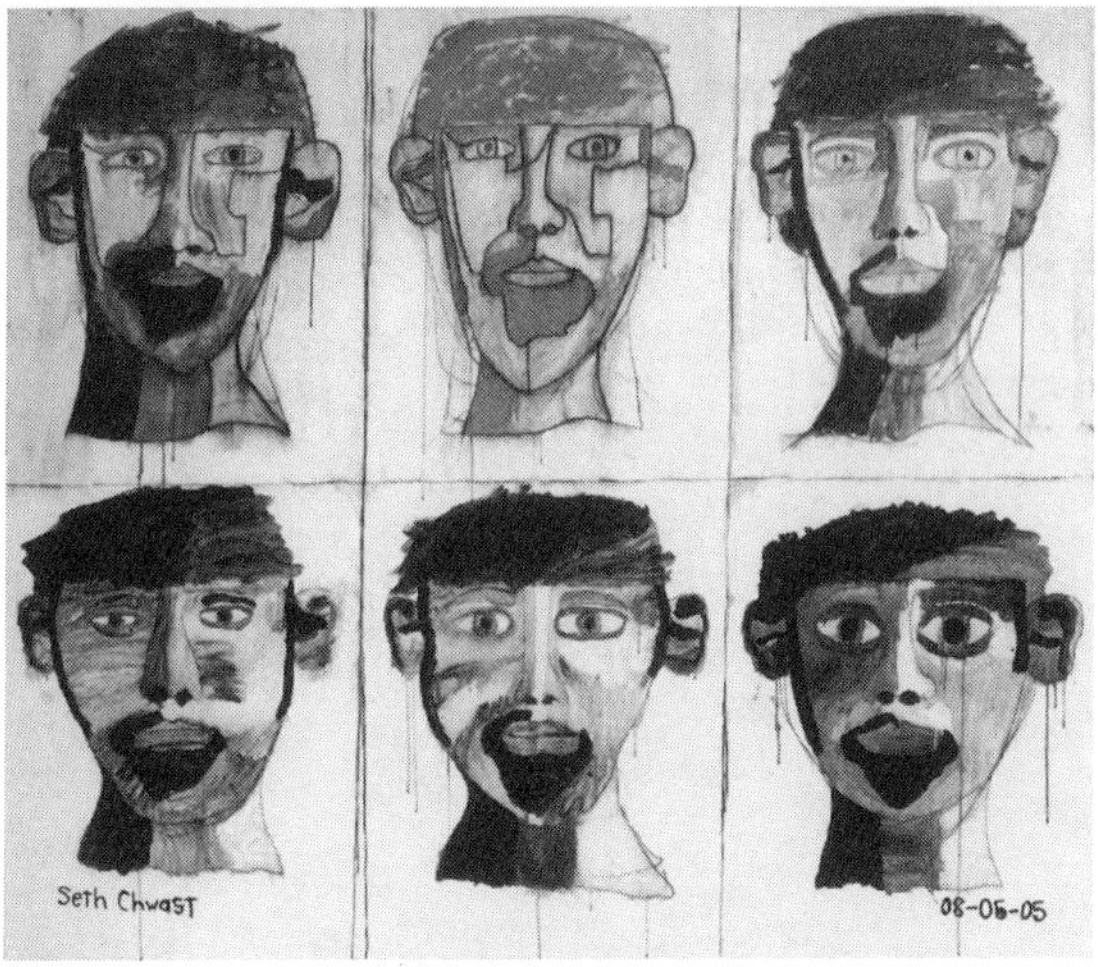

Seth Chwast　6つの自画像

日本語版への序文

謝　辞

目次

凡　例

・本書はDeborah R. Barnbaum, The Ethics of Autism: Among Them, But Not of Them (Indiana University Press, 2008) の全訳である。
・原著では節に番号が付されていないが、読みやすさを考えて節番号を加えた。
・原著における強調のためのイタリックは、傍点で示した。
・［ ］は引用文への原著者による挿入を示している。
・読みやすさを考慮して、原書にない〈 〉を適宜補った。

序　論

他者に対するあなたの理解がいまの理解とは大きく異なっていたら、と想像してみよう。他者の身体的存在についてのあなたの理解に問題はないが、信念、意図、希望、憶測などに関する実感は気まぐれに現れたり、たくさんの練習を積んだ後で大変な努力をして初めて現れたり、あるいはまったく現れなかったりする。そんな人生を思い描いてみよう。他者に志向性を帰属させることはわれわれの行為のみならず思考の基盤でもあるので、そのような人生は、われわれの大半が経験しているものとは劇的に異なったものとなるだろう。他者との関係は、自分とは何であるか、自分はいかに自己理解に達するかということのみならず、自分の良き生活を何がつくり上げると考えるかということの基盤ですらある。他者に関する自分の経験が現在の経験と著しく異なっていたとしたら、あなたは一体どんな人物になっていただろうか？

他者の心の存在を誰も確実には知りえない、という主張には道理があると哲学者たちは考えている。(1)

他者に心があるという直接的証拠はないかもしれないが、他者にも信念、欲求、願望、恐怖といった志向的状態があることをわれわれは信じており、また、そう思うだけのありとあらゆる理由をもっている。他者に志向的状態があることを確実に知りうるかということは悪名高い哲学上の難問であるが、たいていの人は、他者に志向的状態があるかのように振る舞っている。何年もの間、哲学者たちは、〈他者に心があることに気づかない人〉という概念に興味を抱いてきた。心的独我論者――心と心的状態のただ一人の担い手として存在する人――の存在は、他者の心の存在に関する知識をしっかりと根拠づけることのできない認識論の避けがたい結論として想定されたのだ。

ふつうの人とは異なり、他者に志向性を帰属させないような人を想像してほしい。その人は他者をどのように扱うだろうか、また他者はその人をどのように扱うだろうか？ 他者がそこにいるということを基本的なレベルで認識していない人にとって、人生はどのようなものだろうか？

他者の志向性について十分な理解ができない人の人生に関する問いは、われわれはいかに他者を扱うべきか、また、他者はいかにわれわれを扱うべきかという規範理論の問いに先立つ。規範理論はそれでまた、遺伝学的技術の使用や、研究における人間の使用といった応用問題に先立つ。これらの倫理学的な問いに答える前に、まず、志向性の貧弱な帰属しかできない人生がどういうものであるかを理解することの方が理に適っているだろう。〈他者が志向性をもつという認識のない人〉という概念がたんに興味深い思考実験であり、哲学理論に対するうまい反例にすぎないという時代もあった。しかし心理学者たちは、哲学的立場に対する風変わりな反論以上に重要な問題がここにある、ということを実証してきたのだ。

自閉症者が直面する基本的欠陥についての一つの説明は、彼らは他者に独立した心的状態を帰属させることができない、というものだ。言いかえるなら、自閉症者の大半においては「心の理論」(Theory of Mind) が機能していない。この観点によれば、自閉症者はたんに他者に帰属させた意図の内容を誤解しているだけではない、ということになるのを知ることは重要だ。人は他者の意図に直接アクセスすることはできないので、誰か他の人に帰属させた意図について間違うことがあるのは、とくに目新しい発見ではない。努力せずに人に意図を帰属させる人でさえも、他者に帰属させた志向的状態の内容についてしばしば間違うことがあるだろう(「でも、あなたはラディッシュが好きだと私は思っていた!」「あなたがパーティ会場への行き方を知っていると思ったから、案内図をもってこなかった!」)。それとは異なり、自閉症者にとっては、他者にそもそも志向的状態なるものを帰属させることがしばしば困難である。自閉症者には心の理論が欠けているという主張は、自閉症者にはある種の志向性帰属ができず、場合によっては他者が自分と切り離された心的生活をもっていることを認識できない、ということを意味している。自閉症者が直面している基本的な欠陥は心の理論の欠如ではなく、実行機能や中心性統合機能の障害だと考えている人でさえ、これらの障害の結果、心の理論が機能不全である場合と同じ困難が志向的状態の帰属に関して生じる、と認めている。自閉症的生活の多岐にわたる形而上学的帰結を完全に理解して初めて、われわれはその倫理的含意に取り組むことができる。

フランツ・ブレンターノ(Franz Brentano)によれば、志向性とは何かが心的であることを定義する基準だ(Brentano 1973)。言い換えれば、心的状態はその本性上、志向的である。志向性は意図という心的現象だけでなく、信念、欲求、愛、憎悪、希望、恐怖もその範囲に収めている。志向性は、いろいろな意味で複雑かつ独特な現象だ。第一に、信念のような特定の志向的状態は真理値をもつ――あなたが信じていることは、真であることも偽であることもある。「かごの中にボールが入っている」という信念は、正しいかもしれないし、間違っているかもしれない。志向的状態とは、かごや箱とは違った仕方で事物に関する（about）ものであるから、意味論的に評価可能である。第二に、行為者が何かを真だと信じていても、その信念そのものが間違っていることもある。サリーはボールがかごの中に入っていると信じているかもしれないが、ボールは実際には箱の中に入っているので、彼女は間違っている。こうして他者Sに志向的状態を帰属させる人は、場合によっては偽である何かをSが信じているということは真だ、と認識することができる。第三に、信念、欲求、恐怖、願望などを含む志向的状態は、因果的力をもっている。これらは行為者に行為を遂行させることができる。それが原因のすべてではないにせよ、かごにボールが入っていると信じているがために、サリーはかごの中にボールを探す。行為者は他の行為者に志向的状態を帰属させるのがふつうであり、それをダニエル・デネット（Daniel Dennett）は他者に対する「志向姿勢」（intentional stance）と呼んでいる（Dannett 1987）。

他者に志向的状態を帰属させるのが困難な人は、志向的状態の先の三つの側面に困難を覚え、それが際立った結果へとつながるだろう。例えば、信念について考えてみてほしい。志向的状態は意味論的に評価可能であり、人は真なる信念も偽なる信念ももつことがあり、さらに後者の（偽なる）信念も因果的な力をもっているので、偽なる信念という概念に対する理解力を評価することによって、その人の志向性帰属能力を少なくとも部分的に評価することができる。他者が偽なる信念をもっているかどうかを考えるように求める誤信念課題は、被験者の心の理論が、どの程度、機能しているかを評価するために広く使われている。実際にボールは箱の中にあっても、サリーは、ボールがかごの中にあるという誤った信念に基づいてかごの中にボールを探すかもしれない。しかし、心の理論が機能していない人が、たまたまボールが実際には箱の中にあることを知っている場合は、誤った信念に基づくサリーの行為を予測することができないだろう。心の理論がなければ、サリーが誤った信念をもっているという考えには至らない。他者に志向性を帰属させることが困難な人にとって、多くの場合、他者の行動は神秘的なものに映る、というのは意図の因果的効力がもたらす一つの結果である。他者の行為の因果的説明は、約束事に訴えるやり方では得られないだろう。志向性の三つの側面が合わされば、「(たとえ本当は箱の中にあったとしても) サリーはボールがかごの中にあると信じていたので、そこを捜したのだ」といった、行動についての極めて直接的な説明が生み出されるが、心の理論が働いていない人にはこれは困難だ。

心の理論を欠いた人がいるという事実が心の哲学と言語の哲学に何をもたらすのかということと、志向性のこの三つの側面は、一〇年以上にわたり哲学者たちの好奇心をそそってきた。自閉症は心の哲学と言語の哲学に問題を投げかけるが、この独特な障害が倫理、とくに生命倫理に対してもつ意味について考察している哲学者は比較的少ない。本書は、自閉症が投げかける哲学的問題を心の哲学と言語の哲学から始めて、良き人生を構成するものと道徳的人格に関する問い、および自閉症者が実践する倫理学説に関する問いへと辿り、最後に、遺伝学的技術の使用と自閉症者を研究の被験者として使用することの問題へと至りつく。この探究を突き動かしているのは、さまざまな障害の中でも際立っている自閉症の特異性だ。麻痺や盲目などの障害は、物理的世界と交流する能力に影響を与え、物体や人と交流するための革新的手段を必要とする。またある種の疾患は、人の寿命に影響を与えたり、服薬を必要としたり、慢性的な痛みへの対処を必要としたりする。これらの障害の重大性や、それらが人に与える影響を過小評価してはならない。しかし自閉症は、彼らの心の理論が機能していないがゆえに、他者との交流だけでなく自分自身の理解にすら深刻きわまる影響が及ぶ、という点で独特だ。最終的には作り話だとされるかもしれない逸話の中で、ヘレン・ケラーは、聾は盲よりも悪い、なぜなら盲は人を物から切り離すだけだけれども聾は人を人から切り離すから、と言ったとされている[2]。耳の聞こえる人で一杯の部屋の中で耳の聞こえない人がある意味で孤立することはありうるが、その人はそれでも、自分から切り離された人々が存在していることを認識している。耳の聞こえない人は、他者が志向的状態をもっていることを認識している[3]。自閉症者は他者の独立した志向的状態を認識することができないので、自閉症を特徴づける〈他者からの孤立〉はより深刻だ。自閉症者における心の理論の欠損は、広範囲に及ぶ哲学的含意をもたらす。

以下のそれぞれの章は、成人の自閉症者自身の文章から再録した描写で始まる。各人の自伝的文章は自閉症についての多彩な表現を与えているが、本書に収めた描写は、主として各章の哲学的主題の一部に焦点を当てている。

第一章は、自閉症の主要な障害に関して有力な三つの仮説を検討することから始める。応用倫理学が規範理論の知見を必要とするように、応用倫理学と規範倫理学は経験的探究の知見を必要とする。

自閉症に関するこれらの仮説の第一は、心の理論（theory of mind）説であり、自閉症は他者の志向的状態の認識ができないことによって特徴づけられると主張する。二番目の仮説は中心性統合弱化（weak central coherence）説で、自閉症の最大の特徴は一貫性のある全体を見ることができないことだと主張する。中心性統合弱化説によれば、自閉症者は主として細部指向型のアプローチをとるので、その結果、一貫性のある全体を見る能力が損なわれてしまう。第三の仮説は実行機能弱化（weak executive function）説で、自閉症は計画や分類ができないこと、一つの任務から別の任務への切り替えができないこととして最も適切に記述できる、と主張する。第一章では、これら三つの仮説すべてについて説明し、それぞれの仮説に対する賛否両論の証拠を示す。これらの仮説は概念的には明確に区別されるが、現象的には実質的に重なる部分がある。最も重要な点は、心の理論説を既定の結論とすることはできないとはいえ、他者に志向性を帰属させることが自閉症者にとって極めて困難だという主張は、経験的に証明されていると同時に他の二つの仮説とも整合的だ、ということである。本書の残りの部分は、志向性の帰属が彼らにはできないという事実を出発点としている。どの説明が自閉症を一番よく解き明かすのかはさておき、自閉症が志向性帰属能力に難題を課すという事実は、驚くほどの倫理的含意をもたらすのだ。

第一章では、志向性帰属ができないことについての哲学的検討を進める。そこでは、心の哲学と言語の哲学における四つの重要な問題が考察される。その第一は、〈理論説〉対〈シミュレーション説〉の論争に関して自閉症は何かを明かしているのか、という問題だ。理論説とシミュレーション説は、他者の行為を説明するための手段に関して二者択一的な考えを提示している。理論説では、信念と欲求——言うなれば理論——を行為者に帰属させ、彼がこの理論に従って行為するという仮定を用いて、行為者の行為を説明する。シミュレーション説の説明では、いかなる「理論」も行為者には帰属されない。その代わりに観察者は、説明対象である行為者の立場に立ったならば自分は何をするだろうか、ということをシミュレーションすることによってその行為を説明する。このシミュレーションが他者の行為の説明基盤となる。ここでは、理論説とシミュレーション説の長所と短所、ならびに、他者の行為に関する説明としてはどちらも自閉症者には用いることができないということを論ずる。自閉症者が他者に対して志向姿勢を取らないとすれば、理論説は直接に試練にさらされる。シミュレーション説はそれほど直接的ではないが、それでも同じくらい厄介な試練にさらされることになる。第一章で考察される二つ目の問題は、自己意識の本性だ。哲学者の中には、他者に志向性を帰属させられないせいで、自己に志向性を帰属させる能力が損なわれる場合もある、と考える人がいる。自閉症者が他者に対して志向姿勢をとれないことは、自己に対してその姿勢をとろうとする彼の能力に影響を及ぼすだろうか？　ここでは、心の理論の欠損が自己意識にいかなる結果を招くかを探る。三つ目は、運用能力のある言語使用者でありながら他者に対して志向姿勢をとれないような人の存在が、言語の哲学における一部の意味理論に対して、いかなる理論上の困難をもたらすかを取り上げる。グライスとデイヴィドソンの意味理論では、行為者が他の行為者の意図を理解するという要素が直接的、もしくは間接的に用いられている。自閉症者の中には、運用能力のある言語使用者でありながら、心の理論を評価するために作られた誤信念課題をパスしない人がいる。ここでは、自閉症がこれらの意味理論に投げかける試練を検討する。最後に、第一章は心のモジュール説を検討することで締めくくられる。心はいくつかのモジュールに分割されている、と考える哲学者もいる。自閉症は、心の理論というモジュールが存在しているか否かについて、何かを証言しているのだろうか？

心の哲学と言語の哲学に関するこれらの問題は、自閉症についての倫理的問題を問うための基盤を固めるものだ。心や言語に関する哲学の結論からすると、自閉症者は脆弱な道徳的基盤の上に立っているように見えるかもしれない。ある人たちによれば、心の理論をもつ人にとってのみ可能であるような対人関係をもつことが道徳共同体のメンバーになるためには必須であり、それゆえ自閉症者の道徳的身分には疑問符がつけられる。第二章は、自閉症者の道徳的位置はどこか、という問題を取り上げる。多くの哲学者が、道徳的人格と道徳的身分に関する問題を議論している。ここでは、道徳的人格と良き人生の質についてのいくつかの異なったアプローチを考察する。これらの問題を漏れなく検討するのはあまりに長大なものとなるので、最近のいくつかの論考を、さまざまな哲学的視点から提示することにする。

第一は、道徳共同体のメンバーについてのメアリ・アン・ウォレン（Mary Ann Warren）の論考である。ウォレンは道徳共同体のメンバーの基準を一つならず提示しているが、その中のいくつかは自閉症者にとって困難なものだ。第二に、人間の能力に関するマーサ・ヌスバウム（Martha Nussbaum）の議論を検討する。ヌスバウムが考察しているのは、彼女の見解が障害者に対していかなる含意をもつかということだ。自閉症が投げかけている哲学的問題からすると、ヌスバウムの立場は詳細な検討に値する。第三に、人間の幸せについてのデレク・パーフィット（Derek Parfit）、トマス・スキャンロン（Thomas Scanlon）、ロバート・M・ヴィーチ（Robert M. Veatch）らの考えを検討する。これらの哲学者は、この論争にそれぞれ異なったニュアンスをもたらした。良き人生において客観的善が果たす役割、とくにいくつかの関係が果たす役割に関して彼らの議論は注目すべきものである。次に、人間の社会生活の形態に関するピーター・ホブソン（Peter Hobson）の見解と、自閉症者に対するその含意を検討する。第二章に登場する哲学者の中でホブソンは、心の理論の障害の視点から自閉症者の問題を直接に扱った最初の人物である。直接それらの問題を論じた二人目がピアーズ・ベン（Piers Benn）であり、彼は、この章で最も論争を呼ぶ見解を提示している。すなわち、自閉症者は道徳共同体のメンバーではない、という見解だ。彼の見解の極端さに鑑み、その論証を詳細に検討することにする。ベンの論証はそれに先立つ箇所で擁護された立場の論理的延長線上にあるように見えるが、第二章の結論で、ベンの立場は退けられる。道徳共同体から他者を排除すれば、みんなが苦しむ。自閉症者を道徳共同体から排除しようとするとき、脆弱な道徳的基盤に立っているのは、実際は非自閉症者だ。非自閉症者は、自閉症者を道徳共同体から排除することによって自らを危険にさらしているのである。

第三章では、自閉症的人生の価値の問題から規範倫理学の問題へと議論を移す。自閉症者が直面する心の理論の欠陥を前提するなら、自閉症者と非自閉症者に同じように対応できる道徳理論はどれだろうか？　行為者の共感感覚や共同体意識に依存しすぎているという理由で、多くの道徳理論が拒否される。そのどちらもが、自閉症者においては損なわれているかもしれないからだ。例えば、ジャネット・ケネット（Jeannette Kennett）は、ヒュームの道徳理論は共感感覚にあまりに依存しているため自閉症の行為者には役立たない、と考えている。ヒュームの道徳理論は、自閉症と非自閉症の両方の行為者の溝を埋めることができないために却下される最初の理論だ。功利主義の厄介な問題の一つ、行為者に功利主義に従って行為するようにさせる動機の確定という問題は、自閉症的行為者の存在によってさらに複雑になるだけである。ケネットの考えでは、ヒューム説は自閉症の行為者には有効でなく、カント説の方が適切である可能性が高い。しかしながら、カントの道徳理論も自閉症の行為者に対してはそれ自体の難点を抱えているので、ケネットの結論は性急にすぎるかもしれない。道徳的個別主義、一応の義務の倫理などの他の道徳理論も同じように問題がある。一応の義務の倫理が自閉症の行為者に適用できないということは、とりわけて厄介な事態だ。というのも、今日用いられている最も優れた生命倫理理論の一つ、トム・ビーチャム（Tom Beauchamp）とジェイムズ・F・チルドレス（James F. Childress）の理論は、一応の義務の倫理の一例だからである。

自閉症と非自閉症の両方の行為者に共通する道徳理論を見出しえないならば、応用問題に対する答えも同じく相互の一致を見ることはないだろう。自閉症と非自閉症の両方の行為者のこの道徳的分断は、第三章の最後で、一つの応用倫理学的問題を簡単に考察することによって描かれる。それは、もしも自閉症の成人を「完治」させる治療法が見出されたら、それを施すかどうかを誰が決定するのか、という問題だ。第三章では、最も良く確立された道徳理論の多くは自閉症と非自閉症の両方の集団の溝を埋めるには至らず、そのおかげでこれを含めた他の応用問題への答えが一層複雑なものとなっている、ということが示される。

自閉症の成人を「完治」させうるような治療を施すかどうかは、自閉症を考える際に現れる応用倫理学的問題の氷山の一角にすぎない。第四章は、自閉症が提起する生命倫理学的問題についての詳細な議論で始まる。その一つの議論は、遺伝学的技術の使用と自閉症に関するものだ。自閉症の多くの場合に遺伝的要素が関与しているという強力な証拠はあるが、現在の遺伝子検査では、ある個人が自閉症者として生まれるかどうかを決定することはできない。自閉症の遺伝子マーカーが突き止められれば、深刻な倫理的ジレンマもそれとともに浮かび上がってくる。遺伝学的技術が実現された暁には、未来の自閉症の子供の出生を防止するためにそれを用いるべきなのか、それともそのような遺伝学的技術の使用は道徳的に許されないのか？ ここで検討する一つの議論は親の自律性に基づく議論であり、それは、親の無制限の自律性は子供の未来に関する親のいかなる判断をも許容する、と主張する。本書はこの議論を提示し、評価し、そして却下する。自閉症者の未来の出生を防止する遺伝学的技術の使用に反対する二つ目の議論は、障害の社会的構成に関する仮定に基づくものだ。第二章の主張に基づき、この議論も却下される。これと関連した議論において、聾共同体のような障害者の共同体と、自閉症者の共同体との並行性が検討される。しかしながら、この二つの共同体の相違のゆえに、この議論もまた却下される。ここで、自閉症として未来に生まれてくることを防止するためには遺伝学的技術の使用が許される、という主張を確立するために、その批判者に対してジョエル・ファインバーグ（Joel Feinberg）の〈開かれた未来への権利〉の議論によって対抗し、それを擁護する。

　将来において誰が自閉症となり誰がならないのかを見極める遺伝子マーカーの使用はまだ先のことかもしれないが、現在、ハイリスクの家族において自閉症の子供が生まれる確率を下げる第二の選択肢が存在する。自閉症者の男女比は四対一であるから、ハイリスクの家族にとっての一つの対策は男女の産み分け、すなわち自閉症である可能性が低い女児の出産を選択することだ。男女の産み分けは道徳的に許されないと多くの生命倫理学者は論じているが、しかしひょっとすると、自閉症が男女の産み分けに関する倫理的見方を変えるかもしれない。自閉症の子供の出生を防止するために、親が男女の産み分けをすることは許されるべきなのか？ これに関する賛否両論がここで考察される。男女の産み分けを一般に行うことは許されないとする重大な理由は存在するが、自閉症は倫理的な例外であるように思われる。こうした状況においては、リスクをもつ家族にとって最も害悪の少ない選択肢として、男女の産み分けを行う以外には善き選択は存在しない、ということを示すために、〈開かれた未来への権利〉の議論を援用する。というのは、男女の産み分けは、未来の人々に最上の人生を贈るために家族がなしうることの一つだからだ。

第五章では、自閉症と生命倫理をつなぐもう一つの問題を考察する。すなわちそれは、自閉症者を生物医学研究の被験者として利用することができるのか、という問題だ。行動科学や心理学の研究は、一般に生物医学研究のように害を与える危険はないが、その反面、一部の生物医学研究が提供する完治という利益をもたらすことはない。しかし、この「利益」の地位が、自閉症研究においては倫理的領域を複雑化する可能性がある。そもそも人間を対象とした生物医学研究が許されるべきか、ということが問われる。まず、研究に人間を使用することに対する功利主義および一応の義務の倫理からの賛成論、さらにカントからの反対論を考察する。第三章の議論を踏まえると、これらの議論はいずれも自閉症者に関しては説得力をもたないだろう。次に、研究に対する同意能力について検討する。アレン・ブキャナン（Allen Buchanan）とダン・W・ブロック（Dan W. Brock）が提案したような従来の能力概念は、自閉症者にとっては問題を孕んだものとなる。しかし、セリア・B・フィッシャー

(Celia B. Fisher) が提案している適合度の倫理のようなより柔軟な解釈にとっても、自閉症の被験者は困難の種である。研究参加へのインフォームド・コンセントは、一部の自閉症者の能力を超えているかもしれない。したがって、生物医学研究が自閉症者を対象とする場合、残された唯一の選択肢は代理意思決定であるかもしれない。

代理人による代理同意は、二つの基準をもとに正当化されるのがふつうだ。代理判断という基準と最善の利益という基準である。代理判断という基準は判断能力を欠く自閉症者には適用できない、ということが示され、最善の利益という基準が詳細に考察される。ここでは、自閉症者にとって直接利益となりうる生物医学研究の倫理的に複雑な問題群が、すべて明るみに出される。自閉症の「完治」を巡る倫理的問題は、第三章で初めて考察したが、ここで再び取り上げられる。問題となる議論の一つは、自閉症の成人を対象とした、「完治」という直接的利益を生むかもしれない生物医学研究についての考察だ。この議論は、生命倫理における最も厄介な問題のいくつかをもたらすことになる。それらは、〈治療をめざす研究〉対〈治療をめざさない研究〉、自律性のない研究被験者に対する最小限以上のリスクを伴う研究、直接の利益ではなくたんに功名心の満足を求めてなされる研究といったものだ。これまでの主張を踏まえるなら、この種の研究は、代理同意における最善の利益という基準に照らせば倫理的に許されないように思われる。自閉症者が直面している独特の障害ゆえに、完治は自閉症の成人にとって必ずしも利益とはならない。自閉症の成人は、たとえ調査研究の対象となっていても、完治させられるという脅威なしに自分の人生を生き抜くことが許されるべきである。

この驚くべき立場が本書の最後の論点にわれわれを導く。それは、自閉症的な完全さの提唱だ。自閉症の成人は、非自閉症者が送っている人生とは違った——ある意味では理解できないほどに違った——人生を送っている人として尊重されるべきである。しかし、自閉症の成人を非自閉症者に変えようとすることは、彼をその人自身の権利において存在する人格として尊重することにはならない。自閉症的完全さの提唱は、自閉症の成人が非自閉症の成人と同じように確かな個性、好み、喜びをもっているということを、非自閉症者の集団が認識するように要求する。彼らの自閉症を「完治」させようとすることは、彼らに払われるべき敬意を否定するようなやり方で、ありのままの彼らを根本から変えようとすることだ。

自閉症者と非自閉症者は互いに混じり合ってはいるが、互いの仲間ではない。両者の考え方は、お互いに同じように不透明である。それがどういうものなのか、そしてそれが生命倫理の問題にどのような意味をもつのか、それが本書の主題である。

第1章　自閉症の哲学入門

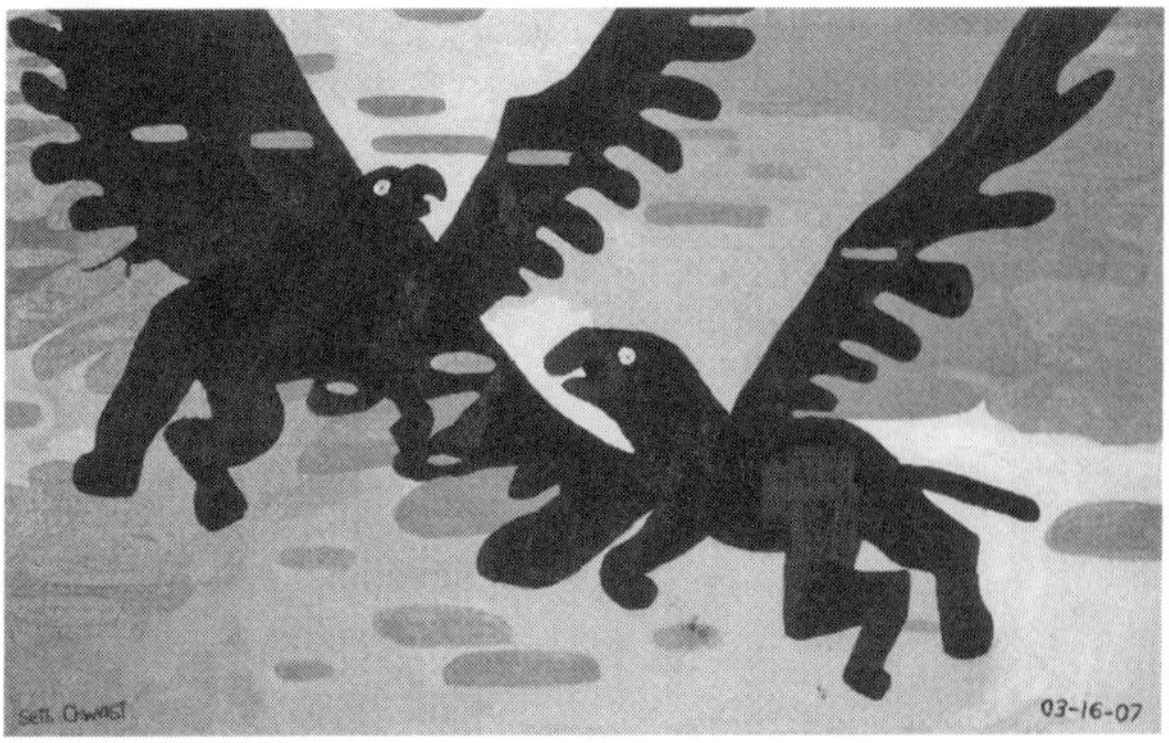

Seth Chwast　バレンタインの日の空を飛ぶ２羽の黒いグリフィン

自閉症者の声――ジム・シンクレア

ジム・シンクレア（Jim Sinclair）は二七歳のときに、自伝的エッセイ「溝を埋めること――自閉症の裏からの眺め（あるいは、あなたは私の知らないことを知っているのか?）」（“Bridging the Gaps: An Inside-Out View of Autism (Or, Do You Know What I Don't Know?)”）を書いた。シンクレアは、一二歳になるまで話し言葉を用いてコミュニケーションすることはなく、二五歳になるまで自分自身の気持ちをはっきりと言い表す語彙をもっていなかった。大きくなるまで主観的経験を表わす言葉が実際に何を意味しているのかを誰も自分に説明してくれなかった、という事実がこの遅れの原因だと彼は考えている。彼は、言葉やその意味を繰り返し学習しなおすために必要であった骨の折れる方法を詳しく述べており、読み方を何度も何度も学んだこと、それでも自分が使いたいと思った言葉が頭に浮かんでくるのにいつも確信があったわけではないといったことを書いている（Sinclair 1992, 298）。

自閉症的人生に関するシンクレアの観察は、自己意識に関する内省から他者との関係までの全領域にわたっている。シンクレアの見立てでは、自閉症は、言語から意味を抽出する能力を含めて、「入出力装置が標準的でない仕方で働いているかもしれない」ということを意味する（Sinclair 1992, 295）。このため自閉症者は、言葉を使うだけでなく顔の表情に出すことによって感情を明らかにするなど、他人が学習せずに知っているように見えることも学習しなければならない、とシンクレアは述べている。話し言葉や関係性に関わる複雑な言葉は困難であるが「自分の心の中身が分からなかったわけではない」、とシンクレアは主張している（Sinclair 1992, 298）。自分自身の心的状態を他者にはっきりと伝えることは困難かもしれないが、自分自身の意識状態に関する内省は損なわれていない。

　自分の人生における関係の役割についてのシンクレアの考察は、豊かなニュアンスを含んでいる。一方では、他人とまったく接することなく何日も、何週間も過ごすことが快適に思われることがある、と彼は述べている。このように一人でいる時間が長くても、それで孤独になることはない。社会的な手がかりを見逃してしまうので、人間関係には「会う人ごとに別の翻訳コード」を要求するような不可解な側面もある、ということをシンクレアは認めている（Sinclair 1992, 300）。他方、関係に無関心であることが彼を解放し、一緒にいて本当に楽しめる人たちとのみ絆を結ぶことができる。この自由は、一人ずつ別の翻訳コードが必要だという事実と相まって、自分が付き合おうとした人とのつながりをそれぞれに際立ったものにしている。その愛着がかなり強い場合、それは非自閉症者同士のつながりの単なる色褪せた模倣ではない。この絆の強さにもかかわらず、他人とのつながりが一過性の場合もある、とシンクレアは述べている。「私は固執しない」と彼は言う（Sinclair 1992, 301）。

シンクレアは彼のエッセイを次の言葉で締めくくっている。「私の個性からは何も失われていない。私の自我は無傷だ。私は自分の人生に大きな価値と意味を見出しており、いまの自分を完全に治したいとは思わない」（Sinclair 1992, 302）。

本章は、倫理学と自閉症についての後続の議論の基盤をなすものである。この複雑な病がもつ倫理的意味を理解するためには、自閉症の理解が必須である。ここでは、自閉症についての三つの主要な仮説について考察する。心の理論説、中心性統合弱化説、ならびに実行機能弱化説がそれだ。これらの仮説のそれぞれの根拠を提示し、可能な場合には、これらの競合する仮説に共通の基盤についても述べる。

次に、自閉症を心の哲学と言語の哲学において考察する際に浮かび上がってくる四つの問題について論ずる。自閉症の独特な特徴は、〈理論説〉対〈シミュレーション説〉の論争、自己意識の本性、言語の哲学における意味理論、ならびに心のモジュール性概念の評価に関して重要な役割を果たす。自閉症は、場合によって、長年主張されてきた哲学的立場に対する挑戦となる。また別の場合には、自閉症そのものが、他の仮説よりある仮説の方がもっともらしいという判断の経験的支持を与える。理論説とシミュレーション説の論争においては、自閉症はこの二つの有力な仮説に対する試練となって現れる。自閉症の行為者は、他者の行動を説明するのに理論説もシミュレーション説も用いることができないにもかかわらず、自閉症から得られる証拠は、これらの仮説の片方を支持するために利用されている。自己意識の理論に関しては、われわれは他者の意識に直接アクセスすることはできないが少なくとも自分自身の意識にはそうできる、という信念に対して自閉症が疑問を投げかける。自閉症は自己意識についての新しい説明を要求するかもしれない。言語の哲学に関しては、意味は話し手と聞き手の意図に依存すると仮定する理論と、意味は話し手と聞き手間の解釈に結びつけられていると主張する理論の両方に対して、自閉症の話し手が反例となっている。最後に、心のモジュール説の提唱者たちは、自閉症からの証拠の善し悪しにもかかわらず、心の理論というモジュールが彼らの理論の証拠となる可能性に期待をかけているだろう。

もう一つの興味深い哲学的問いはこれだ。すなわち、心の哲学と言語の哲学のこれら四つの領域は、倫理学説と生命倫理に対してどのような結果をもたらすのか？　こうした結果は直ちに明白なものとは言えないかもしれないが、時間とともにその重要性が明らかになるだろう。個性と良き人生に関する第二章の議論は、意識や自己意識の価値についての主張を大いに活用している。自閉症の行為者にはデイヴィド・ヒュームの道徳説は適用できないという第三章の議論は、シミュレーション説の議論に依拠している。一応の義務の倫理に関する第三章の議論は、自閉症の話し手による語用論的能力の使用に関する主張と共通するところが多い。遺伝学的技術の使用に関する第四章の聾共同体の議論は、「共同体」の概念を用いているが、そもそも特定の共同体のメンバーが共有する経験や関心は、少なくとも部分的には、行為、活動、およびコミュニケーションに関する共通の理解に依存している。理論説やシミュレーション説といった他者の行動を説明する方法や、言語を用いる際の共通の意味は、共同体のメンバーが利用できるものでなければならない。行為者が他者の行為を説明できるほど十分には彼らを理解していなかったり、共通のコミュニケーションに参加できなかったりする場合、その行為者は、どういう意味で「共同体」と同じように重要な何かを他者と共有することができるのだろうか？　これらは、倫理的考察に寄与する心の哲学と言語の哲学の基本的問いの一例にすぎない。自閉症の倫理的複雑さを余すところなく理解するには、まず、心の哲学と言語の哲学におけるその哲学的含意の理解が必要である。そして自閉症の哲学的複雑さを理解するには、まず、自閉症自身の特性を理解することが必要なのだ。

1　自閉症に関する心の理論説、ならびにそれと競合する諸仮説

自閉症についての以下の三つの説明が、哲学者たちにとって特別の興味の的となっている。[1] その一つが心の理論説だ。二番目は中心性統合弱化説であり、三番目が実行機能弱化説である。本書の結論の多くは心の理論説の興味深い帰結から導かれているが、他の二つの仮説についても二つの理由から触れておく必要がある。まず、心の理論説の他にも重要な仮説があるとしたら、それについても検討がなされるべきだ。重要な仮説は一つだけだと軽率に思い込むことは、それが偶然に最も興味深い生命倫理学的帰結をもたらす仮説だとしても、知的に誠実であるとは言えない。二番目に、心の理論説は競合する説明と両立しないわけではないと考える人もいる。どの仮説をとってもそれ一つで自閉症のすべての特徴を完全に説明することはできないので、心の理論説が他の説明を補完しなければならないという見解もある。また、心の理論の欠損は中心性統合の弱体化、あるいは実行機能の弱体化の結果だ、と主張するより強力な仮説も存在する。したがって、自閉症に関して競合する三つの説明は両立するかもしれないし、最も興味深い倫理学的結論の多くをともに支持するかもしれないのだ。

これらの三つの仮説はすべて、自閉症者が直面している中核的障害を説明しようとするものである。精神科の主要な診断マニュアルである、アメリカ精神医学会の「精神障害診断統計マニュアル」第四版（ＤＳＭ－Ⅳ）によれば、自閉症は三つの主要な領域に分けられる一二の診断基準によって特徴づ

けられる。自閉症と診断するためには、少なくとも以下のAから二つの徴候、BとCからそれぞれ一つ、全体で少なくとも六つの徴候が認められなければならない（American Psychiatric Association 1994, 70–71）。

A. 少なくとも以下の二つの状態を示すような、相互承認的な社会的相互行為における質的障害
i. 目と目を合わせた注視や顔の表情などの複数の非言語行動における障害
ii. 発達レベルに応じた仲間との関係の発達が見られない
iii. 他者と興味や楽しみを共有することを自発的には求めない
iv. 社会的もしくは情動的な相互承認性の欠如

B. コミュニケーションにおける質的障害
i. 話し言葉の発達の遅れまたは欠如
ii. 十分な会話能力があるにもかかわらず、会話を開始または維持することができない
iii. 常同的、反復的、もしくは個人に特異的な言語使用
iv. 発達レベルに応じたさまざまな自発的ごっこ遊びや社会性をもった模倣遊びができない

C. 限定的、反復的、常同的な行動や興味や活動のパターン
i. 異常な注意力で、一つもしくはそれ以上の興味対象に没頭すること
ii. 機能的でない習慣行動や儀式行動に強迫的にこだわること
iii. 常同的もしくは反復的な運動癖

iv．対象の部分に対する持続的な没頭

上記の症状に加えて、約一〇％（Frith 2003）の自閉症者にレオ・カナー（Leo Kanner）の言う「能力の島」（islets of ability）――絵画、音楽、数学などの多様な領域における特別な才能や能力――が見られる（Kanner 1943）。

自閉症と密接に関連した疾患であるアスペルガー症候群は、子供に言語獲得やその他の認知発達の遅れが見られなくとも、社会性の障害やこだわりが明らかにある場合は自閉症と診断される場合がある（Frith 2003）。アスペルガーと自閉症は異なる障害なのか、それとも「両者は同じ基礎的な発達障害の異型」なのかについては、議論が分かれている（Frith 2003, 11）。アスペルガー症候群には自閉症とは別のＤＳＭ基準があるが、アスペルガーは、自閉症とともに、神経学的原因に基づく社会性機能不全という同じ「スペクトラム」上にあると信じられており（Siegel 1996, 113）、高機能自閉症に類似していると認識されることが多い。先の三つの重要な仮説は、これらの症状の組み合わせの原因が何かを説明するために生まれてきたのだ。

心の理論説

自閉症に見られる中心的欠陥は、他者に心があることを自閉症者は認識できないという事実によって説明できる、と一つの仮説は主張する。他者に心があることを認識することは、信念や好みや欲求やその他の志向的態度全体に関して、自分とは別個の心的生活をもつ人として相手を認識することだ。

心の理論の機能障害に関しては二つの説明がある。一つは、心の理論が機能しない人はそもそも他者に志向的状態を帰属させることが困難だ、という説明である。したがって、彼らは他者に志向姿勢をとることができない。もう一つの説明では、心の理論が欠けている結果、自閉症者の志向的状態が誤って他のすべての志向的行為者に帰属させられる。その結果生ずる事態は、自閉症者の側からの「統一意識」（unified consciousness）的見方のようなものとなるだろう。それは、すべての人が自分と同じ志向的状態を共有している、という誤った信念である。(2)

心の理論の欠陥と自閉症に関するたいていの議論においては、自閉症者は他者に対して志向姿勢をとることができない、という最初の見解が受け入れられている。したがって、心の理論が機能しない自閉症者は志向性の帰属をすることができず、場合によっては、常に的外れの志向性帰属を行うために挫折を経験する。志向性帰属がまったくできないということと、自分自身とは異なる志向的状態をもっているものとして他者を認識することができないということ（統一意識的見方）との間には概念的な区別が存在するが、どちらも似たような結果を生じさせる。共感の欠如、他人を人格として受け入れるような関係に入れない、相互承認的な関係に入れない、といったことがそれだ。他者が心的な意味で存在していることを認識できないという点で自閉症者は孤独だ、というカナーの一九四三年の「自閉症的孤独」の記述は適切であり、心の理論説を予感させる。サイモン・バロン＝コーエン（Simon Baron-Cohen）は、他者の心を認識する際のこうした異常を、自閉症スペクトラム障害の「中心的で、おそらく普遍的な異常」と呼んでいる（Baron-Cohen 2000b, 3）。心の理論説は、自閉症障害を生理学的に説明する他の仮説とも両立する。例えば、最近は「ミラーニューロン」仮説が注目されており、これは、共感的情動反応を担うニューロンが不発に終わるせいで自閉症障害が生ずると説明する（Ramchandran and Oberman 2006）。これらのミラーニューロンは共感的反応だけでなく、志向的状態の理解も促すものである。

ウタ・フリス（Uta Frith）とフランチェスカ・ハッペ（Francesca Happé）は、「［心の理論を］もっているかどうかのリトマス試験紙は誤った信念を他者に帰属させる能力だ」という見解を述べている[3]（Frith and Happé 1999, 3）。誤信念課題にはいくつかのヴァージョンがある。その一つ「サリーとアンのテスト」では、子供たちに次のようなシナリオを考えさせる。人形で演じられることが多いが、サリーとアンがかごの中におはじきを入れて遊んでいる。しばらくしてサリーは部屋を出ていき、アンはおはじきをかごから箱に移す。この様子を見せたのち、被験者に「サリーはおはじきを探すときどこを探すかな？」、また場合によっては「サリーはおはじきがどこにあると思っている？」という質問をする（Baron-Cohen 1995, 71）。心の理論に損傷がない子供は、サリーが最後におはじきがあると思っていた場所をサリーは探す、ということが分かるだろう。おはじきのある場所に関して被験者は正しい信念をもっているが、サリーは誤った信念をもっている。誤信念課題をパスするには、自分は正しい信念をもっているがサリーの立場にいる人は誤った信念をもっている、ということを認識しなければならない。心の理論をもたない子供たちはこのことを認識しておらず、サリーはおはじきが実際に入っている場所、つまり箱の中を探すと答える。心の理論についての二つ目のテストは「スマーティーズ・テスト」と呼ばれている。これは、子供にスマーティキャンディの入ったチューブを見せ、チューブの中に何が入っているか質問するものだ。子供はチューブの外観を見て、キャンディが入っていると答える。チューブを開けると、がっかりすることにチューブには鉛筆しか入っていないことが分かる。定型発達の子供は、最初に何が入っていると思ったか、またこの部屋にいない人はチューブに何が入っていると思うか、という問いに正しく答える。心の理論が機能しているなら、子供は、そのとき部屋におらずチューブの中身を知らされていない人は自分が最初にしたのと同じ答えをする、ということを認識できる。すなわち、その人はチューブにはキャンディが入っているという誤った信念をもつだろう、と子供は考える。自閉症の子供は、これら二つの質問に対し「鉛筆」と答える。この間違った答えは、他者に誤った信念を正しく帰属させることができないということはもちろん、自分の以前の誤った信念を省みることもできないということを示している（Baron-Cohen 1995）。これらのテストは、他者の信念状態についての推論を行うよう被験者に要求するので、いずれも第一階の誤信念テストと呼ばれている。第二階の誤信念テストでは、被験者は信念に関する信念を考察するよう要求される——アンはサリーがおはじきをどこに探すと思うかな？

心の理論に損傷のない定型発達児は、三歳から四歳までにはかなりの精度でこれらの誤信念テストをパスできるようになる（Wimmer & Perner 1983）。ダウン症の子供もこれらのテストをパスすることができる。ところが自閉症児はこれらの誤信念テストにおいてかなり不合格率が高く（Baron-Cohen 1995）、定型発達児やダウン症の子供より「精神年齢」の高い自閉症児でもその点は同じである。サリーとアンのテストやスマーティーズ・テストでは、第一階の誤信念——誤った信念をもった人がいるという事実——を認識するための被験者の能力が試される。第一階の誤信念を認識することができる自閉症の被験者——自閉症児の二〇〜三五％——でも、第二階の信念については深刻な困難を抱えている。一〇代の自閉症者の大半は、「アンはサリーがおはじきのある場所をどこだと思っていると思うか？」といった第二階の誤信念に関する質問に正しく答えることができない（Baron-Cohen 1995）。

これらの誤信念テストからの証拠は、他者には自分と異なる心的生活があるという認識は自閉症者には困難だ、という主張を支持するものとして引用されてきた。他者の命題的態度を理解し予期する能力は、しばしば「マインドリーディング」（mindreading）と呼ばれる。しかし、それは、超常的もしくは超感覚的知覚という意味ではなく、ふつうに発達した人は誰でも他者に心的生活があることに気づいており、しかも正しい手掛かりが与えられれば、他者が何を考えているかを摑むことが一般にできる、という意味である。このマインドリーディングの障害は、自閉症を定義する特性の一つだと考えられている。

> 自閉症スペクトラム疾患におけるマインドリーディングの欠陥は、早期に（共同注意の欠陥を含めるならば、少なくとも生後一年目の終わりから）発生し、（発達の然るべき時点で子供をテストするか、あるいは高機能で年齢の高い子供の場合は年齢にふさわしい高感度のテストを用いるならば）普遍的に見られるように思われる。（Baron-Cohen 2000b, 16）

マインドリーディングの能力は診断ツールとして理解されるべきではないが、自閉症における心の理論の障害は広く確認されており、自閉症者が直面する困難の深部を正確に記述するものだと信じられている。

キャサリン・グリュアー（Katherin Glüer）とピーター・ペイジン（Peter Pagin）の見解では、素朴心理学的説明の決定的な段階は、行為者が自分自身と他者に信念を帰属させることができるという一歩である。そのためには、他者の信念どころか自分の信念であってさえ、それが誤りうるということを人は認識しなければならない。「〈真実であること〉と〈真実であると信じられていること〉との違いを理解するためには、人は信念が誤りうるということを理解しなければならず、この理解は、誤っていると自分が考える信念を誰かに帰属させる能力において示される」（Glüer and Pagin 2003, 27）。

心の理論が欠けているなら、そのことによって、社会生活上の異常さや言語の困難といった自閉症の症状が説明されることになるだろう。心の理論を欠いた人は、「見たのだから知っている」という概念を理解するのに困難を覚えるだろう。すなわちそのような人にとって、おはじきが箱に入れられた時にサリーはその部屋にいなかったという事実は彼女がおはじきのありかを知らないということを意味する、といったことを理解するのは困難だろう。この理解がなければ、聞き手がすでに何を知っているのか、またその聞き手がまだ何を知らないのかを見出すことが困難となるため、自閉症者はコミュニケーションに困難を覚えるだろう（Baron-Cohen 2000b）。ジル・デ・ヴィリエール（Jill de Villiers 2000）は、行為者が誤った信念を他者に帰属させるためには言語能力が必須だと主張している。誤った信念を理解する上で必要となる概念、例えば「信念」、「思考」といった概念は言語を必要とするが、しかし、言語能力と誤信念の理解のいずれが原因として先立つのかについては、どちらにも有利な証拠がある。ジェイ・L・ガーフィールド、キャンディダ・ピーターソン、およびトリシア・ペリー（Jay L. Garfield, Candida Peterson, and Tricia Perry 2001）は、言語能力と社会性能力がともに合わさって心の理論にとっての因果的な十分条件となり、それぞれは因果的な必要条件である、と主張する。彼らは、手話を用いることのできる両親に育てられた聴覚障害児たちを証拠として引いている。これらの子供たちは心の理論の概念に関して相応の能力を示しており、それは、障害がない（けれども手話はうまくない）両親に育てられた聴覚障害児たちの困難さと対照的である。言語と心の理論の関係の複雑さは、「言語と心の理論の発達面での関係が一方向だけではない」ことを示している（de Villers 2000, 116）。自閉症児と聴覚障害児に関する彼女自身の研究において、デ・ヴィリエールは、言語は誤信念の推論に必要であり、このことはコミュニケーション能力に遅れがあり、誤信念課題の成績が思わしくない聴覚障害児の説明となる、と結論づけている。しかしながらデ・ヴィリエールは、言語の遅れしかない子供たちが心の理論の欠損に関連した他の欠陥は示さないことも観察している。

他者をいささかの神秘と化す、心の理論の欠陥のこうした側面とは逆に、自閉症においては、対象物ははるかに神秘性が少ないどころか、奇妙に魅惑的なものとなるのかもしれない。他者の心が読めないことを引き起こす素朴心理学的欠陥は、「素朴物理学」的能力の向上と歩調を合わせていることが示唆されている（Baron-Cohen 2000a）。人が神秘に見える自閉症者は、自分のエネルギーや注意を対象物に向け、バス路線や天文学やアンティーク時計といった非志向的領域のエキスパートになるかもしれない。誤信念課題と対をなす「誤写真課題」は、多くの自閉症者がこれらの領域で優れた能力をもっていることを実証している。誤写真課題では、被験者は最初にポラロイドカメラがどう働くかを示される。その後、椅子の上に人形が置かれている部屋の写真が撮られる。写真が撮影された後、人形が動かされる。「写真の中のどこに人形はあるでしょう?」という質問に対して、自閉症児は定型発達児より正確に答える。誤った信念は自閉症者を困惑させるが、誤った写真はほとんど問題を生じさせない。誤信念課題では志向性が正解と不正解の違いを染め分けるが、誤写真課題には、志向性に固有の混乱要因は何も含まれていない。

心の理論説をさらに洗練させたものが、システム化/共感化(systematizing/empathizing)説だ(Baron-Cohen 2003)。この説明によれば、典型的な男性脳は、分類の創造や修正といった「体系化」課題の方に適している。典型的な女性脳は、顔の表情という言語、とくに目の言語を読むことや、「情動的に適切な仕方で自発的に」反応する能力によって、他人が何を考え感じているかを学ぶ「共感」課題の方に適している(Lawson 2003, 191)。これらの能力は互いに対照的であり、一方の強みが他方の弱みとなって現れる(Happé 2000, 214)。この説明では、自閉症は男性脳の極端なヴァージョンだと解釈される。自閉症者は建築素材を積み上げたり、バスの時刻表を暗唱するといった体系化課題に熟達する。共感ができないことは社会性の欠如、すなわち自閉症的孤独を引き起こす。自閉症は「極端な男性脳」の一例だという事実は、自閉症者の圧倒的多数が男性だということの説明ともなるかもしれない。自閉症者の五人に四人は男性であり、アスペルガーは女性より男性の方が一〇倍多い(Siegel 1996, 12)。別の説では、アスペルガーの男女比は一五対一だ(Frith 2003, 65)。しかし、この説明は心の理論説と不整合なわけではない。体系化は得意だが共感は得意でない脳をもつということは、素朴物理学にはとくに熟達しているが、素朴心理学には熟達していないということであるかもしれない。極端な男性脳をもつ人は素朴心理学が非常に苦手なので、自分自身のものとは別個の心的生活を他者がもっているという理解を形成することができないのかもしれない。バロン＝コーエンの見るところでは、高機能の自閉症者は対人関係を築くことはできるが、自分のやりたい方式でのみそれを行っている（Baron-Cohen 2003, 140）。他者の心的生活、欲求、好みに対する正しい認識は、この方程式には入ってこないのがふつうだ。

まとめると、自閉症に関する心の理論説は、自閉症者には他者の心的生活を認識することができない、ということを仮定することによって自閉症の診断基準となる症状を説明しようとする。(4) こうした障害は、社会的相互行為における困難とコミュニケーション上の障害を説明するだろう。というのも、両方ともに他者理解に密接に結びついているからだ。心の理論説は自閉症に関連した限定的で反復的な行動パターンの説明基盤としては脆弱であるが、素朴心理学より素朴物理学を好む傾向や、〈体系化脳〉対〈共感化脳〉仮説は、こうした特性をかなり説明することができる。

中心性統合弱化説

中心性統合とはたんに部分を見るのではなく、全体を見る能力、つまり細部をつなぎ合わせて全体像の意味を認識する能力を指す。中心性統合の弱い人は全体を見ることができず、たとえある細部が全体の意味に関連していない場合でもその細部に焦点を当ててしまう。同形異義語の意味や発音を文脈の中で決定する能力は、中心性統合によって説明できる（"Her dress had a big tear in it"「彼女のドレスには大きな〈破れ目〉があった」と"Her eye had a big tear in it"「彼女は目に大きな〈涙〉をためていた」)。自閉症に関して中心性統合弱化説を主張する人たちは、「比較的単純で強力な一つの仮説、つまり中心性統合が弱くなるという傾向性によって自閉症者の能力パターンを説明することができる、と考えている」(Frith 2003, 161)。また、中心性統合の弱化は情報処理における局所的な偏りも説明することができる (Happé and Frith 2006)。一部の理論家の考えでは、サリーとアンの課題ができないのは中心性統合が弱いからだ。おはじきがいまこの箱の中にあるという細部が、自閉症児の心を圧倒したのである。つまり、〈サリーが部屋を出て行き、しかもそのとき彼女はおはじきが特定の場所にあると考えていたが、いまそれは他の場所にある〉というより大きな全体像が、おはじきはいま実際は箱の中にあるという細部に圧倒されてしまったのだ。この仮説は、アラン・W・スナイダー(Allan W. Snyder)が提唱した、自閉症は心的パラダイムの欠如として理解できるという仮説と整合的である。心的パラダイム、あるいはスナイダーの言う「マインドセット」(mindsets) がなければ、世界は連続した驚きの世界であり、そこでは「それぞれの細部を等しく慎重に扱いながら、すべてを新たに調べなければならない」(Snyder 1998, 3)。

自閉症者の強迫観念は細部指向的であることが多いので、中心性統合の弱さはこれらの一部についても説明できるかもしれない。また、中心性統合の弱さは、はめ込まれた絵を見つけたり、分割されたブロックでデザインを創ったりする際に示される自閉症者の長所も説明できるかもしれない (Frith 2003, 152–156)。中心性統合弱化説の一つの利点は、自閉症に関連してはいるがマインドリーディングには関連のない要因を説明できるところにある (Happé 2000)。自閉症児は誤信念課題ができないのになぜ誤写真課題をうまくこなせるのか、ということに対する説明の観点から中心性統合弱化説を検討した哲学者もいる。クレア・オローランとポール・タガード（Claire O'Loughlin and Paul Thagard 2000）は、中心性統合の弱さは「制約満足」（constraint satisfaction）の障害、つまり概念間や命題間の整合性と矛盾の関係を最もうまいやり方で調整する能力の障害として理解できるという立場を主張し、誤信念課題の失敗と同形異義語課題の失敗の両者をこの制約満足の障害と結びつけるモデルを開発した。ディプシ・カマワル、ジェイ・L・ガーフィールドおよびジル・デ・ヴィリエール（Deepthi Kamawar, Jay L. Garfield and Jill de Villers 2002）はクレア・オローランとポール・タガードのモデルおよび中心性統合弱化説に対して、このモデルは自閉症者が誤信念課題と誤写真課題の両方に失敗すると予測するはずだから説明としては強すぎる、と批判する。彼らにおいてはこれらの課題は同型構造となっている、とカマワルらは言う。つまり、どちらの課題にもある場面の変化が含まれており、その変化は現在の場面では見える形で示されていないが、参加者は、その変化がもとの場面にあるのかそれとも新しい場面にのみあるのかを決定しなければならない（Kamawar et al. 2002, 269）。それに対してタガードとオローラン（Thagard and O'Loughlin 2002）は、誤写真課題と誤信念課題は同型構造ではなく、それゆえ誤写真課題に成功することは自閉症の中心性統合弱化説に対する反証とはならないと反論している。

まとめると、中心性統合弱化説は自閉症の三つの特性それぞれを説明しようとしている。つまり、社会的相互行為の障害、コミュニケーション上の欠陥、および反復的行動はすべて、全体を犠牲にして細部に注目することに原因があるのかもしれない。中心性統合弱化説も心の理論説も自閉症の不完全な姿しか提供していないと考える人たちにとっては、三番目の仮説がある。

実行機能弱化説

自閉症者は実行機能が弱い、という自閉症に対する三つ目の説明がある。実行機能は計画立案と組織化（Perner and Lang 2000）ならびに「同時にいくつかの課題を遂行しながらそれらの課題間での切り替え」を可能にするものだ。「同時遂行と切り替えは、競合する反応を解消するための高次レベルの決定、自動行動の克服、ならびに不適切な衝動的行為の抑制に絶対必要である」（Frith 2003, 177–178）。実行機能の弱さは、自閉症者の一部に見られる反復的で常同的な行動を説明するかもしれない。サリーとアンの課題における失敗も、〈おはじきが実際には箱の中に入っている〉という認識から、〈サリーはおはじきがまだかごに入っていると考えるだろう〉という認識への切り替えの失敗によって説明できる可能性がある。ショーン・ニコルズ（Shaun Nichols）とスティーブン・スティッチ（Stephen Stich）は、「おそらく自閉症児は新しい情報に基づいて信念を更新することが困難である。おそらく彼らは第一印象に固執するのだろう……」ということの証拠として、〈見かけ／本物〉の明確な区別を自閉症児は維持することができない、ということを示す実験を行っている（Nichols and Stich 2003, 179）。例えば、自閉症児に花崗岩のように見えるスポンジを見せる実験がある。最初見たところではその物体は岩石のように思われるが、実際はスポンジだ。最終的には、その物体がスポンジであることが子供たちに示される。しかし、そのスポンジは岩石のように見えるだけのスポンジだということを示された後でも、自閉症児は、その物体は岩石であってスポンジではないと質問者に答える。このように、追加の証拠を見せられても子供たちは第一印象を保持し続ける。これらの実験は、新しい証拠に基づいて考えを切り替えることができないということを示しているので、自閉症の実行機能弱化説に対する支持となるかもしれない。誤信念課題をパスできない人でも、誤った信念を他者に帰属させることがどういうことであるかを知っているかもしれないが、実行機能の貧弱さゆえに自分自身の真なる信念を抑えることができないのだ（Glüer and Pagin 2003）。このように実行機能弱化説は、心の理論説の統一意識ヴァージョンと共通するところが多い。

心の理論説の支持者であるバロン＝コーエンは、なぜ定型発達の二歳児においては、他の実行機能の切り替えが極めて困難であるにもかかわらず、ごっこ遊びでは役の交代が簡単にできるのか、という説明に実行機能弱化説は苦慮していると見ている（Baron-Cohen 2000b）。また、誤信念課題における失敗と誤写真課題における成功の両方を、実行機能弱化説がどのように説明するのかも不明である。しかし実行機能弱化説は、社会性や言語面での困難に加え、ロッキング（身体ゆすり）や手をひらひらさせるなどの多くの常同的行動にある種の説明を与えている。

競合する諸説が存在する理由の一つは、どの理論もそれだけでは自閉症のすべての側面を説明することはできないように見えるということだ。「自閉症はどんな単純な説明も拒んできた」（Happé 2000, 203）。一つの理論で自閉症に固有の強みと弱みのすべてを説明しようとするよりは、複数の理論を組み合わせたり、互いに補完させたりするやり方を検討した方が有益かもしれない。例えば、自閉症に関する上記の三つの説明すべてを結びつけることは可能だ。「自閉症における中心性統合の弱さは、実行機能障害のもう一つの側面である（かもしれない）」（Frith 2003, 180）という見方もある。つまり、この二つの仮説は互いに完全に整合的なのかもしれない。フリスとハッペは、実行機能の欠陥が心の理論の損傷を説明するかもしれないと述べている（Frith and Happé 1999, 9；Happé 2000, 215)。例えば、グリュアーとペイジンの示唆によれば、実行機能障害が心の理論による適切な推論をいつも阻害するので、本来は主要な実行機能をもつ人でも他者が行うメンタライジング（mentalizing：心象化）に気づかなくなってしまう。もしも中心性統合の弱さが実行機能の弱さの一つの側面であり、実行機能の弱さが自閉症における心の理論の欠陥を説明するならば、これは、心の理論説に対する反論ではなく、心の理論の欠損の源をさらに詳しく説明しているだけのことである。

三つの競合する仮説は、両立可能かもしれない。オローランとタガードは、心の理論の欠損が自閉症を特徴づける社会性の欠陥を説明し、中心性統合の弱さが自閉症者の直面する他の認知的困難を説明する、という可能性について論じている。これは単一の症候群に対する締まりのない説明のように見えるかもしれないが、この二重の説明には二つの重要な教訓が含まれている。第一に、心の理論説による説明と中心性統合弱化説による説明は両立可能だということ。第二に、個人によって症状もその度合いも異なるというこの症候群の特性に鑑みるなら、もしかすると、説明は複雑であればあるほど堅固である、ということになるのかもしれないということだ。

フリスは、三つの理論すべてが「自己意識と関連する高次の認知プロセスを含意している」と主張する（Frith 2003, 208）。心の理論説、中心性統合弱化説、および実行機能弱化説はすべて、他者の理解に向かう手段としてのメンタライジング、つまり志向的状態の帰属が自閉症者にはできないという結論に至る。自己理解が少なくとも部分的には他者の理解を通して達成され、なおかつ、他者に心的状態を帰属する能力が自閉症者には欠けているとするなら、自己意識に関する自閉症者の理解は、フリスの説明では、可能だとしても気まぐれにしか達成されない。それぞれの仮説は自閉症の特性の一部を説明する一方で、それらの仮説はいずれも、自閉症者における自己反省は他者の内にある自己反省にはつながらない、という同じ特徴を共有している。グリュアーとペイジンは、心の理論の欠陥が自閉症の主な原因だとする心理学者もいれば、主な原因であるのは心の理論の先駆体（precursors）だとする心理学者もいると述べている（Glüer and Pagin 2003）。これら三つの仮説のうち、どれが自閉症についての一番適切な記述であるのか。その議論はまだ続いている。はたしてそれらの仮説の間に、因果的なつながりがあるのだろうか。問題の欠陥の間に因果的な関係があるとしたら、どれが因果的に先立つのだろうか。また、それぞれの欠陥はどう相互作用しているのだろうか（Happé 2000）。議論はまだ終結していないが、自閉症と言語の哲学に関するグリュアーとペイジンの議論は、むしろ次の点をかなり重視している。「われわれの目的にとっては、［心の理論説が］自閉症の行動と心理を正しく記述していればそれで十分である。それは説明である必要はなく、ましてや完全な説明を提供する必要もない」（Glüer and Pagin 2003, 28）。

グリュアーとペイジンは正しい。互いに競合する自閉症の説明の中には、心の理論説による記述的主張と矛盾するものは何もない。もしかすると他の仮説は、自閉症者が心の理論の機能をいかにして失うに至ったのかを説明しているのかもしれない。あるいは心の理論の欠損は、実行機能の弱さ、もしくは中心性統合の弱さによって説明されるのかもしれない。例えばジョン・ローソン（John Lawson）は、心の理論説、実行機能弱化説、中心性統合弱化説、ならびに〈極端な男性脳〉仮説を一つの理論にまとめようとして、自閉症に関する深層接近可能性障害説（Depth Accessibility Difficulty theory）を提起した（Lawson 2003）。ローソンの説明がもつ意味については、その一つを第三章で述べることにしよう。しかし、実行機能弱化説や中心性統合弱化説が自閉症の原因としてより適切な記述であるとしても、自閉症者が他者の心的生活を認識するには多大の困難があるという事実は変わらない。スチュアート・シャンカー（Stuart Shanker 2004）は、自閉症者が経験する感覚上の困難がある種の情動的無関心の基盤となっていると仮定している。自閉症はしばしば極端な感覚的過敏をもたらす。まばゆい光、大きな騒音どころか、ちくちくする衣服ですら自閉症者にとってはたんに迷惑なだけでなく、ひどく苦痛を与えるものである。シャンカーは、自閉症の乳幼児がアイコンタクトのストレスゆえに注視を避けようとして他者を避けるようになる、という可能性について考察している。その結果として、自閉症児は「複雑な社会的相互行為の規則を把握したり、自己感覚を発達させたりすることができないのかもしれない。……それゆえ、後にマインドリーディングの欠陥と見えるものは、実はその子の情動的な交流の欠落が特定の早期の感覚上の困難を増大させ、決定的に重要な社会的情動的コミュニケーション能力や認知能力の発達を歪める、というダイナミックな過程の結果であるかもしれない」（Shanker 2004, 227）。この視点がさらに何を意味しているかについては、第五章で述べる。この時点で重要なことは、感覚上の困難が心の理論における困難の因果的説明として仮定されていることだ。この感覚説が心の理論における困難の原因を真に説明するものであろうとなかろうと、心の理論の問題が存在することに変わりはない。心の理論のテストにパスするごくわずかの自閉症者でさえ、非自閉症者に比べて、より理論に基づいた仕方で他者を扱っていると特徴づけられることが多い（McGeer 2001）。自閉症者がこのように苦労して他者を理解しているということは、彼らが非自閉症者と同じようには他者を理解することができないことを示している。誤信念課題から得られる証拠はこれが正しいことを示しており、他の諸説が心の理論の欠損を説明する広域的な欠陥を指摘するとしても、そのことによって、不完全な心の理論を抱える者として自閉症者を記述しうるという事実が変わるわけではない。心の理論の不完全さは、心理学的視点からすれば疑いなく興味をそそるものだ。しかし、それは哲学的視点からしても極めて興味深いものである。これらの哲学的複雑さのうち最初にわれわれが考察するのは、〈理論説〉対〈シミュレーション説〉の論争において自閉症が果たす独特の役割である。

2　人間の行動を説明する二つの仮説に対する自閉症からの試練
——理論説とシミュレーション説

ジョンは一人で部屋に座って本を読んでいる。彼は立ちあがり、窓のところに行き、窓を閉め、また元に戻って座る。マーシーは彼を見て、なぜジョンは元に戻って座るだけのために、わざわざ読書に集中するのを止めたのだろうか、といぶかしく思う。

人間の行動を説明する理論の一つは「素朴心理学」、つまり人間の行為を説明する〈信念／欲求〉理論だ。素朴心理学は、隙間風から逃れたいという欲求や、窓を閉めるならその効果があるだろうという信念などの志向的状態を帰属させることによって、ジョンの行動を説明する。それゆえ、素朴心理学は人間の行動についての「志向的説明」を提供する。素朴心理学だけが人間の行動を説明する理論であるわけではないし、これには強い異議も唱えられている。しかしさまざまな批判があるにもかかわらず、素朴心理学は、人間の行為を〈信念／欲求〉によって説明する直観的で常識的な魅力のおかげもあって、いまだに消えずに残っている。「日常生活において、われわれは〈信念・欲求〉心理学に訴えて他者の行動を理解する」(Frith and Happé 1999, 2)。素朴心理学のもっともらしさを高める試みとして、人間の行動に関するこうした志向的説明をさらに精緻化するためになしうることが何かあるだろうか？

　より堅固な素朴心理学的説明を提供する一つの方法は、観察者による志向性帰属の背後にあるものを詳しく説明することだ。マーシーはジョンの行動を「ジョンは暖かくしていたかったし、窓が開いているので部屋に隙間風が強く吹き込んでいると思っていたので、立ちあがって窓を閉めに行った」と説明するかもしれない。しかし、〈ジョンは欲していた〉あるいは〈ジョンは考えていた〉というマーシーの主張を、ジョンの行動を説明する基盤として考えるなら、その背後にあるのは何だろうか。二つの可能性が浮かび上がる。[5] 第一は、理論説（theory theory）として知られているものだ。この場合、観察者は、説明されるべき行為者は一連の特定の信念や欲求をもっている、という理論化を行っている。すなわちマーシーは、ジョンの行動を説明する一組の理論を彼に帰属させている。そうするためには、マーシーは心の理論をもっていなければならない。さらに、マーシーがジョンに帰属させた志向的状態は、彼女自身には共有されていないかもしれない。ひょっとすると彼女はとても快適に感じていて、隙間風をいやだとはまったく思っていないかもしれない。しかしマーシーは心の理論を用いて、ジョンは信念（窓を閉めれば、隙間風はこなくなる）と欲求（いま暖かくしていたい）という形での一連の理論をもっているという理論化を行う。ジョンが立ちあがって窓を閉めに行ったことの背後にあるこの説明理論は、ジョン自身が理論化しているという仮定を行う仮説なので、理論説（TT）と呼ばれる。TTを用いる人は、自分が行う志向性帰属の背後に精緻な理論的メカニズムをもっている必要はない。むしろここで用いられる理論は、説明されるべき行為者の側に心的出来事が生じているとたんに仮定するだけである。同様に、TTを用いる人は、それ以外の理論を用いる点では欠陥があるかもしれない。周囲の他者の行動を説明するのにTTを用いる四歳児は、熟達した理論家ではなく、たんに他者に対して志向姿勢をとっているだけだ（Gordon and Barker 1994）。

二つ目の可能性として、マーシーはジョンの志向的状態については懐疑的なままであるが、同時に彼の行動について素朴心理学的な説明を利用しているのかもしれない。ジョンのために一連の志向的状態を仮定するのではなく、マーシーは、仮にジョンの立場にあったら自分はどういう志向的状態にあっただろうかと自問する。その志向的状態は、ジョンに帰属されたなら、彼の行動を説明するだろう。結局、マーシーはジョンの心的状態に直接アクセスしているわけではなく、したがって、直接アクセスしているわけではない志向的状態に基づいて彼の行動を説明することは無謀なことかもしれない。ジョン・A・バーカー（John A. Barker）が述べているように、これは素朴心理学のもつ危険の一つだ。それは、本当に存在したかどうか確実には知りえない志向的状態の存在をマーシーに仮定させることによって、「誤解の生じやすい存在論」に彼女を誘導してしまう（Barker 2002, 34）。しかし、マーシーは自分自身の心的状態には直接アクセスできる。だから、次のような反事実的条件文を用いて、ジョンの状況におかれるということがどういうことかを、シミュレーションすることはできるかもしれない。「もし私がその部屋に初め座っていて、それから立ちあがって窓を閉め、また元の場所に座っただけならば、私は寒かったので隙間風を防ぎたいと思い、そうしたのだろう」。この場合、ジョンの行動を説明するために、マーシーはジョンに代わって一連の志向的状態をシミュレーションしなければならないので、これはシミュレーション説（simulation theory: ST）と言われる。

シミュレーション主義者によれば、それぞれの個人の行動の素朴心理学的解釈は、その個人の意思決定状態の「心的シミュレーション」によって達成される。認知システムが仮想状態もしくはオフライン状態で機能するこれらの見せかけの活動は、理論を必要とすることなく、信頼性のある予測と説明を生み出すと考えられる。（Barker 2002, 3）

STはジョンの行動に関してマーシーも使うことのできる説明であり、その際、彼女は、正しいかどうかが判明しえないような志向性帰属をせずに素朴心理学を用いる。素朴心理学的説明はSTを用いることで保持されるが、これらの説明をするために心の理論を仮定する必要はない。(6)

これらの理論（TTとST）のいずれが、素朴心理学的説明の背後にある志向性帰属を真に記述しているのだろうか？　バーカーは、TTより単純だという理由もあって、STの方が良い説明だと信じている。オッカムのカミソリは「必要以上に存在者を増やすな」と述べる。つまり、より単純で手の込んでいない説明で十分なときに、説明に役立たせようと手の込んだメカニズムの存在を仮定したり、より多くの存在者を仮定したりするな、と述べる。ジョンの心的状態に直接アクセスしていないので、マーシーは、本当には存在するかどうか分からない心的状態がジョンの側に存在すると仮定せざるをえない。しかしSTを用いるなら、彼女はこれらの心的存在者を必要以上に増やすことはない。彼女はたんに自分自身に置き換えて志向性帰属を行っているだけであって、なおも素朴心理学を保持してはいるが、自分が直接にはアクセスできない志向的状態について主張しているのではない。STを用いるなら、ジョンに読みとるべき心があるかどうかが分からなくても、またジョンのいわゆる心の中に住まう志向的状態が分からなくとも、マーシーは「ジョンの心を読む」ことができる。この立場をとる人たちは、TTにおいてはジョンの行為を説明するときにマーシーは心の理論をもっていなければならないが、STはマーシーが心の理論を用いることを必要としない、という事実に訴える。こうして見ると、STはTTに比べて二重に節約的だ。つまり、マーシーは志向的状態や心をジョンに帰属させる必要はないし、また、STが働く際に誰も心の理論をマーシーに帰属させる必要もない。

STがTTより優れている二つ目の理由は、自閉症者がSTを利用できないことが自閉症者におけるマインドリーディングの障害を説明するだけでなく、ごっこ遊びができないことをも説明する、という点にある（Gordon and Barker 1994）。STを用いている定型発達児は、他者の行動を説明するために通常関わるシミュレーションの自然な結果として、ごっこ遊びをとらえるだろう。しかしSTを用いない自閉症者は、想像力を用いた遊びになかなか馴染まない。STを使えないことが自閉症者の直面する困難の多くを説明するので、ST派の人たちは、自閉症から得られる証拠はTT説よりST説を支持すると信じている。

STを考える際に生じる一つの疑問は、シミュレーションを成功させるために、マーシーは自分自身の志向的状態にアクセスする必要があるのか、それとも彼女自身が説明しようとしている行為者についてと同様に、自分自身の志向的状態についても分からなくともよいのか、という点だ。一方でバーカーは、シミュレーションをする人は「内観能力や自己理解を必要としない」と述べる。「……また、マインドリーディングをする人はいま出現していることについていかなる仮定をする必要もないし、シミュレーションの過程全体は自動的に起こり、シミュレーションをする側の意識的自覚も必要ない」(Barker 2002, 36)。ここではバーカーは、シミュレーションをする人は自分自身の心的状態に気づいている必要はないと主張している。しかし後に彼は、「信頼性を達成するためには、マインドリーディングをする人は標的となる人の既知の信念内容を構成する命題に注意を向け、その人自身が行う推論に大まかに一致するようなオフラインの推論において、これらの命題を利用しなければならない」と主張している(Barker 2002, 40)。修正された主張によれば、STをうまく使用するためには、シミュレーションをする人は自分自身の推論に気づいていなければならない。自分自身の志向的状態に気づくことなく、自分自身の推論に気づくことがありうるだろうか? マーシーが自分自身の志向的状態に気づいていない場合、シミュレーション説がどう働くのかは明確でない。さらに、ジョンの志向的状態をシミュレーションするために自分の志向的状態を「オフライン」にするには、自分自身の志向的状態を真に抑制しなければならないが、そのためにマーシーは、自分自身の志向的状態をオフラインにしうるほど十分にそれらに気づいていなければならない。言葉を変えるなら、自分は寒くないという信念を後でオフラインにしてジョンの側の反応をシミュレーションするには、マーシーはまず自分のこの信念に気づいている必要がある。というのも、行動の説明の一部として捉えられるジョンの反応の中には、自分（ジョン）は寒いということが含まれているからである。自分の志向的状態をマーシー自身が認識していないなら、彼女がそれをオフラインにできるはずはないように思われる。こうして見ると、ＳＴの利点の一つは説明を行う側にそれほど深いレベルの自己内省は要求されない点だ、という主張は正しいとは思われない。しかしながら、ＳＴの方が単純だという主張はなお損なわれていない。というのもＳＴにおいては、自分とは別の行為者――すなわち行為説明をする側の人が直接には利用できない志向的状態をもった行為者――の志向的状態を仮定する必要がないからである。

ショーン・ニコルズとスティーヴン・スティッチ（Nichols and Stich 2003）はＴＴの支持者であり、ＳＴがＴＴより単純だという主張に異議を唱えている。[7] 彼らの議論によれば、ＴＴに必要とされる心の理論を仮定することは、ＳＴが仮定するのと同じだけの概念的作業を行為者の側に要求するにすぎない。二つの理論の説明方法を、以下のステップ順にまとめることができる。

理論説

1. マーシーはジョンが窓を閉めるのを見る。
2. マーシーはなぜジョンが窓を閉めたかを説明するために、心理学的原理（心の理論）の、特別なデータベースを用いる。
3. マーシーはジョンの行為についての説明を

シミュレーション説

1. マーシーはジョンが窓を閉めるのを見る。
2. マーシーはなぜジョンが窓を閉めたかをシミュレーションするためにオフライン制御メカニズムを用いて「オフライン」モードに入る。
3. マーシーはジョンの行為についての説明を

手にする。

STのステップ2は、本当にTTのステップ2より簡単だろうか？　どちらのステップも、マーシーの側での同じくらい複雑な操作を仮定しているように見える。というのも、逆に、心の理論をもつことには、オフライン制御メカニズムをもつことに比べて単純さという利点があるのだろうか？「シミュレーション説ではデータベースが意識せずとも働いているのに対して、理論説では「制御メカニズム」が意識せずとも働いているように見える」(Nichols and Stich 2003, 53)。哲学的議論だけでは、これら二つの理論のどちらがより単純であるのかを決定することはできないだろう。[8]

　単純性の主張は別にして、TTとSTの両方のステップ2は、自閉症の行為者にとって試練となる。他者の行動を説明する際にTTは他者に対する志向性帰属を要求するので、TTは、心の理論をもつ者にのみ有効である。マーシーが自閉症であるなら、TT説明を行うことは困難だということになるだろう。心の理論に障害がある行為者は、他の行為者の行為を説明する手段としてTTを用いることはできない。他方、シミュレーションを行う人は他の行為者の志向的状態が分からなくてもかまわないので、STは、心の理論をもつことを行為者に要求しない。かくして自閉症の行為者はSTを用いて、TTとは違う仕方で他者の行動を説明することができる。

　しかし、STは自閉症のマーシーにとって本当にそれほど簡単なのだろうか？　STは、ジョンの行動を説明するために、マーシーにオフライン制御メカニズムを用いて自分の命題的態度を抑制するように要求するだろう。ここで二つの問題が浮かびあがる。一つ目は、自閉症者が想像力を使った遊

手にする。

びやその他のごっこ遊び的行動に対して示す困難さから分かるように、オフライン制御メカニズムに関する彼らの使用能力に関係している。ゴードンとバーカー（Gordon and Barker 1994）が言うように、自閉症児がごっこ遊びのような想像力を使った行動に困難を覚えるということからすると、STは問題を含んでいるだろう。STは、他者の志向的状態について最善のシミュレーションを行うために行為者が自分の志向的状態を抑制することを要求する。他の行為者の志向的状態をシミュレーションする過程で自分自身の志向的状態を抑制する、などということは自閉症者にはできないから、STの遂行は実行機能弱化説によれば困難だろう。統一意識的な見方によれば、シミュレーションは不可能だ。マーシーがジョンの信念は自分の信念と同じだと考えているなら、なぜマーシーは自分の信念をオフラインにして、ジョンの信念をそれと置き換えようとするのだろうか？　ダニエル・D・フット（Daniel D. Hutto）は、「他者には異なる視点があるということにシミュレーションをする人がすでに気づいている」文脈においてSTが用いられる、という見解を示している（Hutto 2003, 353)。これは、自閉症に関する実行機能弱化説でも心の理論説でも問題となる点だ。フットは、自閉症者が他者の人生についての物語を語ることができない理由として、統一意識的な見方に触れている。彼によれば、自分と異なる志向的状態が他者にはあるということを理解できないので、自閉症者は、人間の行動に関する説得力のある説明を構築することができない。アルヴィン・ゴールドマン（Alvin Goldman 2006）も同じように、自閉症に関する三つの見方――〈共感化〉対〈体系化〉説、実行機能弱化説、および中心性統合弱化説――がどれもSTの欠陥と整合的だという見解を示している。このようにSTを利用できないことが一因となって、実行機能弱化説においても心の理論説においても、自閉症者は他の行為者の命題的態度を理解できないということが帰結する。

二つ目の懸念は、STは一見するとマインドリーディングを必要とするようには見えないが、おそらく最初にそう思われる以上に心の理論を必要とするだろうということだ。TTでは、マーシーはジョンに対する志向性帰属を明示的にする必要がある。しかしSTでも、マーシーは少なくとも何らかのタイプの間接的な志向性帰属をする必要がある。先に述べたようにバーカーは、ジョンの行為を理解するためにたとえマーシーがジョンの志向的状態をシミュレーションするとしても、彼女は自分自身の推論を用いる必要がある、という点を明らかにしている。たとえマーシーが自分の命題的態度の多くをオフラインにし（私は、この部屋が寒いとは思わないし、部屋の温度を上げたくもない）、その一部をシミュレーションの形で保持したとしても（もし私が隙間風で困っているなら、自分で窓を閉めるだろう）、同時に彼女はジョンに命題的態度を帰属させるのだ（ジョンは常に部屋の温度を上げたがる。ジョンは開いた窓の近くに座ると風邪をひくと信じている）。心の理論なしにSTをうまく利用できる、というのは間違いである。このため、フットは「シミュレーション・アプローチは理論説の亜種として分類されるべきだ」と考えている（Hutto 2003, 352）。ダイアナ・ラフマン（Diana Raffman）は、「自閉症から得られる証拠は中立的だ。（TTとSTの）どちらの立場にも有利に働いていない」と述べる（Raffman 1999, 30）。TTもSTも自閉症者にとっては問題を孕んでいる。自閉症から得られる証拠は、決してどちらかの仮説を優先するものではない。結論は、素朴心理学的説明をさらに精緻にする有力な二つの仮説、つまりTTとSTは自閉症の行為者に重い困難を強いるということだ。TTは行為者に心の理論をもつことをあからさまに要求する。他方、STは、〈ふりをする〉ことを要請すると同時に、あからさまではないにしろ心の理論を要請するという理由で、自閉症者にとって問題となる。

まとめよう。ＴＴとＳＴは人の行動の素朴心理学的説明を基礎づける二つの方法であるが、どちらも自閉症の行為者にとっては問題である。自閉症は、ＴＴとＳＴのどちらを選ぶべきかについての証拠を提供しない。しかし、自閉症の行為者がＴＴもＳＴも利用できないということは、興味深い倫理的含意をもつ。他の行為者に対する理解、および他者に対する行為者としての理解は、倫理において重要な意味をもつ。他者に対する理解は、道徳的に責任ある行為者になるための学習をする上で極めて貴重なものだ。ヴィクトリア・マクギア（Victoria McGeer）の見解では、人の行動の説明は一般に規範的評価と結びついている。つまり、人は実際に何を行うか、人は何を行うように期待されているか、人は何をなすべきか、ということについてのわれわれの見積もりはすべて結びついている(McGeer 2001)。しかし、他者の理解と同じくらい重要なのが自分の理解だ。そこで次に考察すべきは、自閉症が自己意識についての哲学理論に与える試練である。

3　自閉症と自己意識

例えば、われわれは最初に自分自身の心的状態に気づき、その後この経験を類推によって他者へ拡張する、ということだろうか……？　……しかし、一人称的経験がそれほど重要なら、自閉症児は自らの心的状態を経験していると思われる以上、なぜ彼らに正常なマインドリーディング・システ

> ムが発達しないのかを理解するのは困難である。それに代わる立場として……われわれはこれらの心的状態をもっているだけでなく、それらを内観することもできるし、われわれが他者に帰属させているのはこうした内観の産物である知識だ、という主張がある。これによれば、内観も他者への心的状態の帰属も自閉症児にとっては困難だと予測されるので、この立場は説得力があるように思われる。また、これが正しいとする根拠もある。(Baron-Cohen 1995, 130)

自閉症者が他者に心的状態を帰属させることに困難を覚えるなら、彼らは、自分自身に心的状態を帰属させることにも困難を覚えるのだろうか。ここで主張されていることは、自閉症者が心的状態をもてないということではなく、むしろ自分自身の心的状態に気づいていないということだ。バロン＝コーエンがここで示唆している内観の欠損は、ある特定の命題的態度をもつとはどのようなことか、ということに関する哲学的概念に試練をなげかけるものであろう。典型的には、行為者Aについて〈AはPを信じている〉と主張される場合、〈AはPを信じている〉とAが信じていることもまた真実だ。行為者は、世界に関する他の事実には当てはまらない仕方で、自分自身の心的状態に対して認識上のアクセスをすることが期待されている。例えば、〈AはPを信じている〉というAの信念は、たんにAがそれを信じているという事実によって多くの場合いとも簡単に正当化されるが、他方、〈他の行為者BがPを信じている〉というAの信念に関しては、Aは間違っていることもある。ラフマンは、暗黙の信念あるいは無意識の心的活動のおかげで、実際は常にこれほど明確なわけではないと指摘している。ラフマンの言うような攪乱要因はあるものの、われわれは自分自身の心に直接アクセスできる、という見解はいまでも支持されている。

> 確かに、デカルト的な見解の特定の要素は現在も保持されている。とくに、自分自身の意識された現在の状態（もしかすると、とくにわれわれの現在の感覚）の内容に関して、われわれは認識的に特権的な位置にあるという発想がそうである。ここでの仮定は、自分の意識された現在の状態に対して、われわれはふつう他者よりも良いアクセスをもっているということだ。（この考えは、これらの状態についてわれわれは一人称的権威をもっている、という言い方によってしばしば表現される）。それでも、間違う可能性は常に存在している。（Raffman 1999, 25）

一般に行為者がアクセスするのは自分自身の心の内容であるのにそれでも間違いを犯すことがある、という事実は、自分自身の命題的態度へのアクセスがラフマンの言う認知的達成（cognitive achievement）だということを示している。これを認知的達成だと主張することは、行為者も間違えることがあるのだから、自分自身の心の内容についての知識をもっていると人が主張するためには何らかの正当化が必要だ、ということを認めることである。この観点は、自分自身の心的状態の内容に関しては間違うはずがないという見解、つまり不可謬説とは対照的だ。

　われわれが自分の感覚経験（その光は緑なのか青なのか？）に関して、あるいは志向性の自己帰属（私はリーが信用できると思っているのか？）に関して間違うことがあるならば、正しい答えを可能にする仕掛けが存在していなければならない。これを達成するメカニズムは何なのか。心の理論は行為者が他者に信念を帰属する上で不可欠だ。われわれが他者に信念を帰属させるのと同じメカニズムによって、われわれは自己に信念を帰属させているのだろうか？　もしそうならば、心の理論に欠陥のある人は自分自身の心的状態に気づいていない可能性がある。このことは、心の理論を欠いた人は心的状態をもたないということではない。そうではなく、心の理論に損傷を負った人は、自分自身の心的状態を内省することができないだろうということだ。

自閉症に関する［心の理論］欠損説を論理的に敷衍して言うなら、自閉症者は、他者の心と同じくらいわずかしか自分の心も知らないのかもしれない。だからといって、これは、これらの人が心的状態をもっていないということではなく、ある重要な意味で自分の心的状態を内省することができないということだ。単純に言えば、自分の思考や感情を思考や感情として表象する認知機構が、彼らには欠けているのである。(Frith and Happé 1999, 7)

フリスとハッペが認めるところによれば、これは、「自分のものの見方を提示できない障害者に〈欠陥のある自己意識〉を帰属させることは悪質な解釈となるかもしれないので、われわれが二の足を踏んできた考え方」である (Frith and Happé 1999, 1–2)。さらに、高機能の自閉症者は、〈誤信念課題にパスする能力や心の理論を示す他の指標〉に比例した自己意識をもっているように思われる。しかし心の理論に欠陥がある人については、自己意識のレベルについての疑問がなおも残る。[9]

自閉症者は自分自身の志向的状態を内観するのが困難だという主張に対して、ある興味深い心理学的テストが証拠を与えている。このテストにおいては、子供におもちゃの鉄砲と一組の標的が与えられ、どれが狙いの標的かを言うように求められる。鉄砲を撃った結果を操作することで、その子が最初に言った標的に当たったことにもできれば、「的を外した」ことにもできる。「どの的を狙ったの？」という問いに対して、定型発達の四歳児は正しく答えるが、「自閉症児は実際に起こった結果に引きずられて誤った答えをすることが多い」(Baron-Cohen 2000b,11 ; Phillips et al. 1998)。自閉症児は、自分が何を信じていたといま信じているかを報告するのが困難である。この実験は、自分の思考を内省することは自閉症児にとって困難だということを示すものだと解釈されている。心の理論説、中心性統合弱化説、および実行機能弱化説はすべて、この内観の欠陥について同じようにそれらしい解釈を提供しているが、結果は同じだ。つまり、自閉症児は自分自身の志向的状態に対する内観能力を示すことがない。パーナーとラング(Josef Perner and Birgit Lang 2000)は、心の理論に損傷がない場合にのみ可能な自己モニタリングが実行機能の典型的特徴である衝動制御には必要だ、という説を論じている。このように自己意識についての問いを探っていくと、心の理論と実行機能の弱さとの因果関係が浮かび上がってくる。心の理論の障害が自己意識の障害をもたらし、それがさらには実行機能の弱さをもたらす。

　STをうまく利用するには一定レベルの自己認知が必要となる。「あらゆる形のシミュレーションは、自分の心を外挿することで相手の行動を予測できるという考えに依存している」(Gopnik et al. 2000, 59)。他の行為者の行為を説明する方法としてSTを用いる行為者は、自分の心的状態をまずオフラインにし、その次に反事実的条件文(もし私があの寒い部屋にいたなら、窓を閉めることで隙間風を防ぎたいと思っただろう）から関連する命題的態度を抽出し、最後にその命題的態度を説明されるべき行為者に帰属させようとするだろうが、そのために彼は、それが可能なくらい十分に自分の心的状態に気づいていなければならない。先に述べたように、マーシーが自分自身の心的状態に気づいていなかったならば、それをうまくオフラインにして、ジョンの心的状態がこうだったなら彼はどうしただろうかということを判断することはできないだろう。このような具合に、自己意識の問題はTTとSTの論争に影響を与えるのである。(10)

自閉症者における自己意識の欠損に関するフリスとハッペの議論は、行為者が他者の心的状態を理解するために用いるメカニズムは行為者が自分自身の心的状態を理解するために用いるメカニズムと同じだ、という主張に基づいている。だから自閉症の行為者も、「自分の行動に対して明示的な心の理論を適用することによってのみ、自分の心に発生するものを知る」（Raffman 1999, 23）。フリスとハッペは、これら二つのメカニズムが同一のものだという主張を支持する三つの根拠を示している。まず、人間の発達に関する文献では、ある種の心的状態に関する限り、行為者が自分自身にそれを帰属させうるようになるまでは他者にもそれを帰属させない、ということが示唆されている。第二に、また別の心的状態に関しては、行為者がそれを他者に帰属させられないのならば、自分自身にも帰属させることはない（Frith and Happé 1999）。第三に、フリスとハッペは、彼らの見るところ自分自身の心的状態に関する自己意識の欠損を示すと思われる自閉症者の自己報告を引用している。

ニコルズとスティッチは、TTがたんに他者の心的状態を説明するだけでなく、行為者に彼自身の心的状態の説明も提供する、という主張を考察している。「自己認知に関するTTによる説明の核心は、自分自身の心を読むプロセスが大部分、または完全に他者の心を読むプロセスと並行している、という考えだ」（Nichols and Stich 2003, 106）。なぜ、そうでなければならないのか？　行為者にとって他の志向的行為者を理解する方法が彼らに理論を帰属させることであるなら、行為者が自分自身に理論を帰属させることによって初めて自分自身を理解するようになる、ということはまさに理にかなっている（Gopnik et al. 2000）。あるいはひょっとすると、行為者はまず自分自身を志向的行為者として理解するようになって初めて、自分と他の行為者との類似性を認識するようになるのかもしれない。その場合、行為者は、最初に自分自身に適用したのと同じ理論を他者にも適用する。しかしながら、いずれの場合でも、行為者は自分自身と他者の両方を理解するために、心の理論を含むＴＴを用いる。

内観能力が欠損していることの意味は、意識と自己意識のつながりを調べるとさらに重要になってくる。自分の意識を意識していないとするなら、その行為者に意識があるとはどういうことなのか？　例えばサルトル（Jean-Paul Sartre）は、意識とは常に何ものかについての意識であり、行為者が自分の意識を完全な意味で意識していない限りその行為者に意識があるとは言えない、と信じていた。このように、心の理論に欠陥のある人に内観が欠けているなら、その人の意識そのものについてのより深刻な問題が生じてくるだろう。

人は明示的な心の理論によって他者の心を知るようになるのと同じ方法で自分自身の心も知るようになる、という結論に対しては、ラフマンが反論している。アスペルガー症候群の人たちの自己報告から得られる証拠のほとんどは、自閉症者が命題的態度をもてないという意味で自己認知を欠いている、ということを示しているのではなく、〈心の言語を流暢に操れる人でさえ志向的状態を概念化するためには必要となる概念〉を彼らが欠いている、ということを示している。これは、ラフマンが「概念的不能」(Conceptual Incompetence) 説と呼んでいる立場だ (Raffman 1999, 24)。われわれが自分自身を理解するようになるメカニズムと他者を理解するようになるメカニズムは同一のものだ、という結論は性急である。もし自分自身の命題的態度を理解する場合と他者の心的状態を理解する場合とで、別個のメカニズムが働いているならば、自閉症の行為者が他者の心を理解するのに困難を覚えようとも、自分自身の心を理解することはできるだろう。

マクギアは、行為者が自分自身を知るようになる手段としてはＴＴは不適切だと考える。行為者が自分自身を効果的に自分の探索対象とするにはＴＴはあまりに理論負荷的なので、行為者が自分自身に対して異質なものとなってしまう。理論的専門知識は「一般に、知る人と知られる対象の間に同調の気持ちを生み出さないが、知られる対象が（ある意味で）われわれ自身であってもそれは変わらない」、と彼女は論じる (McGeer 2001, 116)。理論的専門知識は「眺めている外部観察者」の専門知識にとどまり、「他者の中に自分自身の存在のあり方を見る」ということを解明しない (McGeer 2001, 116)。別のところでマクギア (McGeer 2004) は、自閉症者の自己報告に関するフリスとハッペの議論は内観的な自己認知の欠損を証拠立てるものではないと論じている。マクギアによれば、デカルト的な「新知覚モデル――すなわち信念、欲求、知覚経験などといった心的生活の真の岩盤を構成する第一階の心的状態と心的過程にアクセスしそれを追跡できる程度に応じて、われわれは自己意識をもつというモデル」(McGeer 2004, 243) に、フリスとハッペが依存しすぎているところに誤りがある。[11]

この新知覚モデルによれば、われわれは、心的状態に関する第二階の判断に基づいてそれらについての報告を行う。このモデルに対してマクギアは、第二階の説明を達成するために必要となる知識は、「第二階の内容に関する主体の知識を反映した第三階の心的状態」(McGeer 2004, 245) の形成を必要とすると反論した。ここでの問題は、無限退行というよりも、それによって自閉症者の自己報告が概念的に矛盾したものになるということだ。自閉症者は第一階の心的状態をもっているだろうが、これらの第一階の心的状態を的確に捕捉するのに必要な第二階の判断をもっておらず、しかも、これらの第二階の心的状態を的確に捕捉するのに必要な第三階のメカニズムはもっていることになるだろう。すると「例えば、自閉症者は、自分の正常な感覚経験に対する不的確な感覚認知に対して、的確な言語表現を与えていると考えられる」(McGeer 2004, 245)。この理由からマクギアは新知覚モデルを捨てて、その代わりに、感覚経験や志向的状態の自己報告はいずれも端的にその人の感覚経験もしくは志向的状態に他ならない、という「自己認知の直接表出モデル」を提案している (McGeer 2005)。一方で、このような立場は不可謬説を受け入れる。これを短所だと見る人もいるだろう (Goldman 2006, 225)。マクギアはこれを長所だと見ている。なぜわれわれは、自分の現在の感覚について不可謬であってはならないのか？　他方、このモデルは、「自閉症者の報告を、正常な様態の経験についての不正確な準知覚報告としてではなく、異常な様態の経験についての詳細な表現として解釈することを可能にする」(McGeer 2004, 449)。これは、マクギアの評価ではまぎれもない長所である。

心的状態を他者に帰属させるためにたとえＴＴがうまく利用できるとしても、ニコルズとスティッチは、われわれ自身の心的状態を理解するようになるための手段としては、最終的にＴＴを却下する。

むしろ彼らは、命題的態度の帰属によって他者の行動を説明するために使う独立したメカニズム、つまり心の理論に加えて、自分自身の命題的態度をモニターするのに使う自己モニタリングのメカニズム（MM）を行為者はもっている、と主張する。彼らの見るところでは、「定型発達の成人がpを信じている場合、〈私はpを信じている〉という信念を彼らは迅速かつ正確に形成することができる。定型発達の成人がpを欲している場合、〈私はpを欲している〉という信念を彼らは迅速かつ正確に形成することができる。これは残りの命題的態度についても同じだ。この能力を実行するためには洗練された「心の理論」は必要でない」（Nichols and Stich 2003, 170）。志向的状態を自己同定する際の速度と精度からすると、こうした自己帰属を行う手段がそれ専用のメカニズムMMである可能性は高いと思われる。他者に対する志向性帰属が自己帰属より正確さを欠いているという事実は、後者において別のメカニズムが用いられているという主張を支持する。心の理論に加えてMMを仮定するに際して、ニコルズとスティッチはマクギアとは逆に、自己を理解するためには他の行為者の理解が必須だということを否定する。さらに彼らの主張によれば、アスペルガー症候群のような一部の高機能自閉症者が自分自身の心的状態に対する自己認知をもっている、ということを、自閉症者の自己報告に基づく経験的証拠が示している。

自閉症と自己意識についての議論から生じてくる可能性のある一つの倫理的問題は、人格と良き人生に関して意識や自己意識を強調する理論に関するものだ。意識と自意識が人格や良き人生にとって本質的であり、心の理論が自己意識にとって本質的であるなら、心の理論を欠いた人はこうした領域から排除されるかもしれない。第二章で示されるように、こうした理論のいくつかは意識や自己意識という概念に訴えている。哲学者がこれらの特性に与えてきた重要性を考えるなら、自己意識を欠いた人がいるという主張の悪しき結果に、フリスとハッペが警告を発しているのは正しい。

自閉症者の自己意識に関する議論から生じるもう一つの懸念は、自分自身の現在の意識状態を認知している非自閉症者には、〈自分自身の心的状態に直接アクセスができない〉ということがどういうことなのかを想像できない、という点に関わっている。自分の命題的態度に直接アクセスできる人は、〈Pを信じる際、自分がPを信じていると信じていることに自分は気づいている〉ということを端的に当然だと思っている。自分の意識状態に直接気づいている人は、このアクセスがない状態を想像できず、そのために自閉症的であることがどういうことなのかを想像できないかもしれない。自閉症者と非自閉症者の間の溝は、自閉症者には非自閉症者が理解できず、非自閉症者には自閉症であることがどういうことなのかを理解できない、ということが明らかになればなるほど広がっていくように思われる。マクギアの次の言葉はそれをうまく言い表している。「自閉症者に欠けているものをどれだけ特定しても、それは、彼らが私たちを理解できないのと同様、私たちも彼らを理解できないということを意味しているだけだ、ということをわれわれはしっかりと心に刻まなければならない」（McGeer 2001, 116）。自閉症と自己意識がもつ哲学的意味を検討して得られた教訓の一つは、自閉症者と非自閉症者はこれまで考えられてきた以上に隔たりのある人生を生きているかもしれない、ということである。

4 自閉症と言語の哲学——意味理論と心の理論

言語の哲学にずっとまとわりついている問題の一つは、発話の意味に関するものだ。話し手が言語を用いるとき、彼は何を意味しているのか？ そして聞き手が発話を聞くとき、彼はそれらの発話が何を意味していると考えているのか？ 大まかに言えば、発話が何かを意味するとはどういうことかに関して、二つの異なる説明がある。第一のタイプの理論は、「コミュニケーション意図の理論」と呼ばれるアプローチを用いる（Strawson 1970）。ポール・グライス（Paul Grice）の非自然的意味の理論を含め、この種の理論では、「文の意味は話し手の意味に依存するものとされるので、心の哲学と話し手の意図の理論が言語の哲学の基盤を形成する」（Evnine 1991, 74, 邦訳一六五頁）。第二のタイプの理論は、ドナルド・デイヴィドソン（Donald Davidson）の意味理論のように形式意味論を強調するものだ。デイヴィドソンの理論は、「心的状態がいかにその内容を獲得するのかということと、文がいかにその意味を獲得するのかということは相互依存の関係にある」という見解を受け入れる（Evnine 1991, 74, 邦訳一六五頁）。この違いにもかかわらず、グライスとデイヴィドソンの理論はどちらも、〈言語運用能力はあるが心の理論の課題はパスできない自閉症の話し手〉という概念によって試練を受ける。これらの哲学者の意味理論は、自閉症の言語使用者によってそれぞれ少しずつ違った形で試練を受けるのだ。

言語を使用できない自閉症者は、いかなる意味理論に対する反証でもない。運用能力のある言語使用者でなおかつ誤信念課題にパスする自閉症者もまた、ここに示される理論に対する反証ではない。誤信念課題のほとんどは高いレベルの言語能力を必要とするので、ある人が誤信念課題にパスしたと主張しうるという事実そのものが、ある興味深い意味において、その人にも言語運用能力があったに違いないということを要求する。言語運用能力は、誤った信念の理解や心の理論の他の側面に貢献しており（Tager-Flusberg and Joseph 2005）、そのおかげで、自閉症者の中にも誤信念課題にパスする人もいる。しかし、誤信念課題にパスできず、そのせいで心の理論も疑問視されるが、同時に言語運用能力をもっている人というのは、ここで論じられている意味理論に困難をもたらすのだ。

　誤信念課題にはパスできないが言語は用いる自閉症者は、嫌みや皮肉の理解、また一般的には語用論の理解など、言語使用の多くの面で困難をもっていることが多い。言語使用のこれらの側面は、言語使用における他者の役割の認知を話し手に要求するので、心の理論ととくに結びついている。[12]「語用論が文脈使用にも関連することに注目することは重要であるが、語用論のほとんどすべての側面は、話し手と聞き手の心的状態に対する感受性、したがってマインドリーディングに関連している」（Baron-Cohen 2000b, 13）。この理由からバロン＝コーエンは、心の理論の欠陥か中心性統合の弱さかのいずれかが、自閉症者の語用論における障害の一因となっている可能性がある、と述べている。

　自閉症者は無関係な単語のリストの想起に関しても、意味論的関係や文法的関係でつながれた単語の想起に関して同じようにうまくやれる、ということを示した研究をハッペが論評している（Happé 2000, 210）。これは、ほとんどの言語使用者にとって直観に反する結果である。「ライオン、トラ、クーガー、ピューマ、チーター、ジャガー」などの単語は、「ライオン、手押し車、謎、油、苦しめる、分かれ道」の単語群より覚えやすいが、それはまさしく、最初の六つの単語の意味につながりがあるのに対し、二番目のリストの単語には直接のつながりがないからだ[13]。自閉症の言語使用者にとってどちらのリストも同じように覚えるのがやさしい、もしくは同じように難しいと思われるのなら、このことは、言葉の意味が非自閉症者の話し手に対して意味することを自閉症の話し手に対しては意味しない、ということを示しているのかもしれない。したがって、自閉症者は言語使用者のように見えるけれども、彼らの言葉は非自閉症の言語使用者が意味することを意味していない、ということを示す何らかの経験的根拠が存在するかもしれない。二つの意味理論のうち、自閉症の言語使用者からの試練を最初に受けるのはグライスの理論である。

非自然的意味についてのポール・グライスの説明

グライスは、「非自然的意味」あるいは〈意味NN〉をもつ発話の意味と、「自然的意味」、すなわち、冬が来ればそれは春が遠くないことを意味するといった推論を可能にする意味とを区別した。〈意味NN〉は、自分の発話およびその発話が聞き手の信念に与える影響に関して、話し手が信念をもつことを要求する。話し手が発話によって何かを〈意味NN〉するのは、話し手が、その発話をすることにおいて、ある結果をもたらそうという「意図を聞き手が知ることによって、聞き手にその結果をもたらそうと」意図する場合であり、その場合に限られる (Grice 1957, 385)。話し手Sが聞き手Hに発話uを伝えるとき話し手SがPを意味する、とはどういうことかに関する以下の説明に示されれているように、〈意味NN〉に関するグライスの説明によれば、話し手は第四階の志向性（意図）をもっていなければならない。

Sがuを発話するとき、HがPを信じることをSが意図している、とHが信じることをSは意図している。

おそらくSはPを信じている。これは第一階の志向性（信念）だ（たった一つの志向性帰属しか存在しない）。もしHがPを信じることをSが意図するならば、これはSの側での第二階の志向性（意図）を記述したものとなろう。〈意味NN〉に関するグライス的な説明は、第四階の志向性（意図）を呼び出す。SがHに「窓が開いているので寒い」と言うとき、uを発話することによってSがHに何かを信じさせようと意図する場合、そしてその場合に限り、Sの発話は意味をもつ。つまり、この例では、窓が開いているので寒いとHに信じさせようとSが意図している、とHに信じさせようとSが意図している場合、そしてその場合に限り、Sの発話は意味をもつのだ。

〈意味NN〉に関するグライス的な説明では、話し手は、第四階の志向性（意図）を明確な仕方でもつ必要はないが、振り返ってみた場合には、これらの志向性が発話の背後にあることを認知できなければならない。心の理論に損傷を受け、誤信念課題にパスできない人にとっては、この意味理論は独特の問題をもたらす。誤った信念を聞き手に帰属させられない話し手は、どんなタイプの信念も聞き手に帰属させられないかもしれない。「〈真実であること〉と〈真実であると信じられていること〉との違いを理解するためには、人は信念が誤りうるということを理解しなければならず、この理解は、誤っていると自分が考える信念を誰かに帰属させる能力において示される」、というグリュアーとペイジンの考察を思い出そう（Glüer and Pagin 2003, 27）。「信念」という概念を理解するには、「誤った信念」という概念の理解が必要だ。そうであるならば、自閉症の話し手は、自分の発話に関する第四階の志向性（意図）を明確な仕方でもつことができないばかりか、発話がそもそも意味をもつために必要とされる第四階の暗黙の志向性（意図）さえもつことができない。

もちろん、グライス的な説明では、話し手は、誤った信念を聞き手に帰属させる必要はなく、ただ、聞き手が（おそらくこれまでもっていなかった）ある信念をもつように意図するだけである。しかし繰り返すが、問題は、誤った信念の帰属に関してだけ問題があるわけではないという点だ。問題は、誤った信念をもつとはどういうことかについての理解が、そもそも信念をもつとはどういうことかについての理解の本質的部分を占めている、ということである。（Glüer and Pagin 2003, 37）

第一階の誤信念課題をパスできる自閉症者ですらも、第二階、もしくはより高階の誤信念課題はパスできない、ということはよくある。グライスの観点で何かを〈意味NN〉するために必要とされる第四階の志向性（意図）は、自閉症のほとんどの話し手の能力を超えている。したがって、言語能力のある自閉症の話し手から得られる証拠は、グライスの意味理論が間違っていることを示している。話し手が第四階の志向性（意図）をもつことを要求する意味理論は、〈心の理論はもたないが言語能力をもつ話し手〉という可能性を排除する。しかし、そうした話し手——言語運用において有能であるが心の理論はもたない自閉症の話し手——が存在するのだから、この意味理論は間違っているに違いない。説得力のある別の意味理論の候補を見つけなければならない。

デイヴィド・ルイス（David Lewis）は、〈意味NN〉が言語的規約（conventions）に結びついていること、すなわち「〈意味NN〉が規約的な記号伝達の結果である」（Lewis 1969, 154）ことを示すことによって、グライスの説明を洗練させようとしている。規約は、集団において共通知識として保持されているものを利用する（Lewis 1969）。ルイスの説明においては共通知識も規約も意図に大きく依存しているが、心の理論に損傷を受けた人にとって意図は混乱の元なのである。例えばルイスは、「共通知識」について以下のような分析をする。

以下のような事態Aが成立している場合、そしてその場合にのみ、〈……〉ということが集団Pにおける共通知識だと言うことにしよう。

(1) Pのすべての人にAが成立していると信じる理由がある、
(2) Pのすべての人にAが成立していると信じる理由がある、ということをPのすべての人にAは示している、
(3) AはPのすべての人に〈……〉ということを示している。（Lewis 1969, 56）

一致、顕著さ、および先例が共通知識に対する集団の基盤にとって極めて重要であることを、ルイスは詳しく述べている(14)（Lewis 1969, 57）。心の理論を欠いた人にとってこれが何を意味するかは明白だ。

心の理論に欠陥があると、何が知識条件と見なされるかに関して疑念が生じるかもしれない（Baron-Cohen 1995)。その場合、上の⑴が問題となる。さらに、Aを信じる理由がPのすべての人にあるということを示す指標がどのようなものなのかを、自閉症者は知らないかもしれないので、⑵も問題となる。⑴と⑵がなくとも、AはPのすべての人に対して〈……〉ということを示すかもしれないが、自閉症者は、Aを信ずる理由をもっていないかもしれない。最後に、Aの知識条件が問題だということに加えて、共通知識が〈他の行為者も一連の信念をもっているという認識〉に関するものだという事実もまた、自閉症の行為者にとって問題をもたらすものとなる。このように、心の理論が欠けているせいで、自閉症の話し手は集団の他の人たちとの共通知識をもつことができない。ルイスにとって、共通知識は集団の規約の本質的部分なので、心の理論を欠いた人でも集団の規約に従う、と主張することはできないことになる。「高次の期待が規約の核である。そしてその高次の期待こそ、われわれの想定する自閉症の話し手に欠けているものだ」(Glüer and Pagin 2003, 42)。かくして、言語的規約による意味の説明も、自閉症の話し手には無効である。

以下に示されているように、ルイスはこの点を予期していたのかもしれない。

> どんなものでもよいから、言語の規約を何か考えてみよ。集団Pのメンバーであり、その言語規約に関与している人は誰でも、それらの規約がどういうものかを知っていなければならない。もし何らかの規則性Rが実際にPにおける言語規約であるなら、Pのいかなる正常なメンバーも、Rが規約の定義的条件を満足すると信じる理由をもっているはずだ。(Lewis 1969, 62)

ルイスはここに脚注をつけ、「正常な」という用語について詳しく述べている。「Rの順守を自らは求めず、また他者の順守を条件として順守しようとも望まないけれどもRを順守してしまうかもしれない子供や知的障害者は、ここには数えない」(Lewis 1969, 62, n. 1)。ルイスの側から見て言語かどうか疑わしいような場合を除いたとしても、彼の論点は、言語規約についての共通知識を共有しておらず、そのためにその言語規約に関与していないような人がいるかもしれないということだ。グリュアーとペイジンは次のように述べている。「規約は、必要とされる高次の思考能力を共同体のすべてのメンバーが一人残らずもっていることを要求しない、と反論されるかもしれない。中核となるメンバーはなおもその能力を必要とするだろうが、なかには、一種の寄生のような仕方でメンバーであることを許されている人もいるだろう」(Glüer and Pagin 2003, 43, n. 29)。その言語規約に参加し始めたばかりだという理由で、あるいは、心の理論が欠けている人のように集団の他の人と共通知識を共有することが決してないという理由で共通知識をもたない人には、どのような地位が残されているのだろうか？

　グライス説では、話し手は第四階の志向性（意図）、すなわち心の理論を欠いた人の能力をはるかに超えた条件を満たすことが必要とされる。規約や共通知識といった概念を導入することによってグライス的な〈意味NN〉を洗練しようとするルイスの試みは、自閉症の話し手にとってこの理論を救済するものではない。十分に包括的な別の意味理論を見つける必要がある。

ドナルド・デイヴィドソンの根元的解釈の理論

デイヴィドソンは、信念と意味が相互依存的だと考えているので、話し手の側の信念によって意味を説明することはしない。信念によって意味を説明することは、信念が因果的な優先性をもっと仮定することだろう。それに代わって、デイヴィドソンによる意味の説明は、ある特定の文を真となす条件から始まる（Andrews 2002）。「ある文の意味を知るためには、その文の真理条件を知らなければならない、つまり、その文が真であるなら世界はどのような状態であるのかを知らなければならない」（Evnine 1991, 81, 邦訳一八一頁）。文の真理条件は、文に意味を与えるものだ（Tarski 1956）。対象言語Lにおける文ｓは、メタ言語Mにおける文ｐがｓを真となす条件を与える場合、そしてその場合に限り真だと言われる。「ｓが真であるのはｐである場合であり、そしてその場合に限られる」という双条件法の文は、タルスキのT文である。規約Tにおける双条件法がいったん満足されたなら、メタ言語Mにおけるｐが真だということを示すことによって、言語Lにおける文ｓは真だと言うことができる。「規約Tは、ｐがｓによって名指された文の翻訳であることを要求する」（Ramberg 1989, 57）。タルスキの理論は、真理が特定の言語もしくは特定の話し手に対して相対的である可能性を認めていない。デイヴィドソンの解釈のモデルを確立するには、複数の話し手にまたがった真理の「同一性」が必須である。

すべての話し手は他の話し手の解釈者である（Davidson 1984a, 邦訳一四六頁）。話し手の話すことは真であろうという期待のもとに、話し手は他の話し手の発話を解釈する。こうして、すべての話し手は根元的解釈（radical interpretation）のプロセスをたどり、互いの発話を解釈しあい、また、ある話し手の他のそれぞれの発話に照らしてその人のそれぞれの発話を解釈する。根元的解釈は、デイヴィドソンの寛大の原理（principle of charity）、すなわち〈一般に話し手は真であることを話し、その発話が真であるという期待のもとに寛大に解釈されるべきだ〉、という原理を採用することによって始められる。いかなる言語の話し手であっても真であることを話していると仮定され、彼らの信念には矛盾がないと仮定される。寛大の原理は、曖昧に受け入れられている信念や話し手がもっているように見えるが正当化されていない信念を、話し手に帰属させないように働く。最終的には、話し手と聞き手は、お互いの発話の真理性を保持することに心を配りながら寛大の原理を適用することによってお互いを解釈しあい、この基盤に基づいて互いの発話の意味を確立していくようになる。

> 信念と意味は重なり合って発話を説明する……。ある場面である文を真だと見なす話し手は、一部は、その文の発話によって自分が意味している、あるいは意味しようとしていることのために、また一部は、自分が信じていることのために、そうしているのである。（Davidson 1984a, 142, 邦訳一四六頁）

要約すると、他者の発話を解釈する人はみな、寛大の原理を用いて、話し手が真であることを語っていると解釈できるような仕方で文を根元的に解釈するのである。

エヴニンの見るところでは、信念を個人に帰属させることに加えて、解釈者は誤った信念を他者に帰属させることができなければならない、ということがデイヴィドソンの意味理論の一部をなしている。話し手が自分の信念について誤っている可能性もあり、解釈者は、話し手の話していることを正しく解釈するためには話し手の誤った信念を認知できなければならない。この説明によれば、信念という概念をもつことは、同時に誤った信念という概念をもつことだ。そうでなければ、そもそも信念をもったり、それを帰属させたりすることに意味はない（Andrews 2002, 320)。同じ話し手の他の発話や他の話し手から得られる証拠と規約Tを根拠に、解釈者は話し手が誤った信念をもっているのか、それとも真なる信念をもっているのかを推論することができる。解釈者は相互に寛大の原理と規約Tを用いて、意味を互いに帰属させあう。文の真理条件と意味は、文を真となす事態によって構成される。こうして、デイヴィドソンの三角形の三つの部分——話し手、解釈者、文を真となす条件——が一緒になって、語を有意味なものとする状況を与える。

自閉症の話し手にとっては、話し手の発話を解釈するために根元的解釈と寛大の原理の両方を用いようとするときに、困難が生じてくる。根元的解釈、したがって意味自体が、他者の信念を徹底して用いることを言語使用者に要求する。

われわれが発話の字義通りの意味について語るときに興味を向けるような特殊な意味での「意味」もまた、自分の使う言葉が特定の仕方で理解されるだろうと誰かが意図（または前提、期待）し、かつ実際にそう理解されるような場面から、その命脈を得ているのである。われわれはそうしたケースについてはためらいなく次のように言うことができる。すなわち、話し手がそこで理解されることを意図し、かつ実際に理解されたその仕方こそ、その場面で彼が、そして彼の言葉が字義通り

意味していたことである、と。(Davidson 2005, 120, 邦訳一九二頁)

心の理論がなければ、根元的解釈は不可能だ。真なる信念ばかりか誤った信念をうまく帰属させる能力がなければ、寛大の原理も役に立たない。根元的解釈は、解釈者が話し手に志向性を帰属させる場合にのみ可能である。「それどころか、寛大の原理は素朴心理学理論の骨格と考えられる」(Evnine 1991, 112, 邦訳二四七頁)。心の理論をもたないけれども運用能力のある言語使用者が存在するなら、その話し手は、デイヴィドソンの意味理論に対する反証となるだろう。

グリュアーとペイジンは、デイヴィドソンの根元的解釈と寛大の原理は自閉症の言語使用者からの試練は受けないと論じている。その一方で、彼らは、「心の理論のテストに合格せず、高次の思考能力を欠いていると思われる自閉症の話し手は、方法論的に適切な根元的解釈に入ることができない」と認めている。「寛大の原理を適用することが信念の妥当性を判断することを含むのは明らかであるが、それには高次の思考能力が必要である」(Glüer and Pagin 2003, 44)。しかしながら、グリュアーとペイジンは、自閉症の話し手はデイヴィドソンの説明に対する反証とはならないと信じている。なぜなら「言語や話し手に関する明示的な意味理論の形式としてのデイヴィドソンの理論も、また、適切な根元的解釈について彼が提案している原理も、現実の解釈者の心理学的モデルを提供しようとは意図していない」からである(Glüer and Pagin 2003, 45)。ハニ・ボウマ(Hanni Bouma)も同じような指摘を行い、デイヴィドソンの理論は〈心の理論を欠きながらも他の話し手を解釈する能力をもつ自閉症の話し手〉といった経験的反例による攻撃を受けつけない、と論じている(Bouma 2006b)。

これは正しいかもしれないが、この点だけでデイヴィドソンの理論を救うのに十分であるかどうかは明確でない。デイヴィドソンは、解釈者の心理学的モデルを提供しようとはしていない。高次の思考を帰属させる能力は、言語使用者であるという事実から直ちに導かれるはずのものではない。むしろデイヴィドソンによれば、これは言語使用者であるための前提条件である。彼の解釈によれば、信念と言語の相互依存性は、いずれか一方が因果的優先性をもつようなことはないが、一方がなければ他方も存在しえないということを示している。

グリュアーとペイジンは、自閉症の話し手が提供する反証に対してデイヴィドソンの意味理論を救済するために、もう一つの試みをしている。自閉症の話し手は「自分たちの解釈が極めて機械的で常同的だという仮定と寛大さに従って解釈しており、これは、言語学習の場合、自閉症の学習者は教師の言うことをすべて単純に、自動的に、恒久的に受け入れているということを示している」(Glüer and Pagin 2003, 46)。おそらく自閉症の話し手も解釈者ではあろうが、自分自身を解釈するという実際の作業はしていない。自閉症の話し手は初めて言語を学んでいる人に似ているかもしれない。彼らは有能な解釈者ではないかもしれないが、それでもその発話には意味がある。彼らは寛大の原理を十分には用いていないかもしれないが、しかしそれでも言語使用者である。このことはデイヴィドソンの理論を救うのだろうか？　アンドリューズはそう信じてはいない。クリスティン・アンドリューズ (Kristin Andrews) は、意味のある発話をしているように見える子供と自閉症者を比べることができるのだろうか、と問うている。なぜなら、自閉症者と違って子供の場合には、「われわれは彼らがいつか［デイヴィドソンのいう］三角形への完全な参加者になると信じているからである」(Andrews

2002, 320)。運用能力に長けたとは言えない解釈者は完全な言語熟達への途上にあるので、根元的解釈に入る可能性によって、彼らの発話も意味あるものとなる。しかし問題は、心の理論を欠いた自閉症者は最後までその三角形には入らないであろうし、そのために運用能力のある言語使用者とはならないであろうということだ。かくしてアンドリューズは、デイヴィドソンの意味理論は言語運用能力のある自閉症者を収容することができず、そのことによってデイヴィドソンの理論の誤りが示される、と結論する。

ボウマはデイヴィドソンの意味理論の救済を試みている。彼女は、デイヴィドソンの理論は心の理論を欠く自閉症の話し手によって試練を受ける、というアンドリューズ (Andrews 2002) の主張に対して両面攻撃を展開する。まず、心の理論が欠けているということについての自閉症者の側の経験的証拠は、せいぜいのところ玉石混淆である、と彼女は論じる。第二に、前にも言われていたように、デイヴィドソンの理論は「経験的反例による攻撃を受けつけない」(Bouma 2006b, 639)。これは、デイヴィドソンの説明図式において寛大の原理は分析的だからである。つまりこの原理は、「信念、欲求、意図といった概念を構成する」(Bouma 2006b, 659)。寛大の原理は、そのようなものであるから、自閉症の言語使用者といった仕方で考えられる反証を含めて、どんな経験的反証に対しても脆弱ではない。アンドリューズとジルジャナ・ラデノヴィッチ (Ljiljana Radenovic) は、解釈者ではない自閉症の言語使用者が存在していることを現に臨床的証拠は示しているかもしれないと応答し、その証拠として、自閉症の生徒とセラピストの対話を提示している (Andrews and Radenovic 2006)。これに対してボウマは、引用された会話の記録はその自閉症の男子生徒が実際はアンドリューズとラデノヴィッチが主張するよりはるかに高度な解釈者であることを証明している、と答えている（Bouma 2006a）。自閉症の言語使用者が他者の行為理由に関する質問に間違った答えをする場合でも——いくつかのケースでは致命的なまでに間違っているが——なお彼らは何が理由と見なされるかを知っている。彼らは接続詞や、「指標的な文」（ある文脈では正しいが別の文脈では誤っている文）を正しく用いている（Bouma 2006a, 681）。これだけでも、彼らが解釈者であること、すなわちデイヴィドソンの言う意味で言語を用いているということを示すのに十分なはずである。しかし逆に、自閉症の話し手はグリュアーとペイジンの造語による「寄生的」解釈者ではない、ということを示すのにボウマが十分な論証を行ったかどうかは明らかでない。ボウマがいまだ答えていない問題は、言語の熟達への道を歩んでいる人と同じように自閉症の話し手が互いの発話の根元的解釈者になれるのかどうか、という点だ。(15) ボウマと、アンドリューズとラデノヴィッチの間で争点となった証拠は、自閉症の少年と非自閉症である彼のセラピストの間のやりとりに関するものである。自閉症者だけを含んだデイヴィドソンの三角形は、言語使用に関してわれわれに何を伝えているのだろうか？

もちろん、ここで述べたもの以外にも意味理論はある。しかしながら、最もよく知られた理論のうちの二つに対して、〈運用能力のある言語使用者でありながらも心の理論を欠いた自閉症者の存在〉がいかに試練を与えているか、ということを見るのは興味深い。自閉症の話し手はその発話によって何かを意味しているように見えるけれども、優れた理論ですらこれを説明できない場合がある、ということを考えると、いくつかの倫理的な疑問が湧いてくる。いかなる形のものであれコミュニケーションは、人間の生活を人間特有なものとするものの一部としてしばしば言及されるが、言語がなければ、どのようにしてそれが可能になるか分からない。言語はしばしば、共同体や文化の本質的な部分である。最後に、自閉症者と非自閉症者が異なる意味理論を用いて活動しているならば、倫理的ジレンマを解決しようとする際にこの二つの集団の話が互いに文字通りかみ合わない、という可能性が残る。この分断が倫理的に何を意味しているかについては、後の章で明らかになるだろう。

5　自閉症と心のモジュール性
――心の理論、心的モジュール、ならびに自閉症の存在論

プラトンは著書『国家』の中で、城壁の外で死体に囲まれた死刑執行人を見たレオンティウスについての逸話を語っている（Plato 1974, 439e-440a, 邦訳二三六～二三七頁）。一方で、彼はその光景に嫌悪感をもよおし、目をそらしたくなった。しかし他方で、彼はそれに心を奪われ、見ずにはいられなかった。最後にレオンティウスは誘惑に負けて、死体のほうに歩みながら自らの眼に対してこう言った。「ほら、お前たち、悪魔ども、この立派な眺めを堪能しろ」（Plato 1974, 440a, 邦訳二三七頁）。プラトンがこのよく知られた物語から引き出した教訓は、魂／精神／心にはいくつかの部分があるということだ。ある部分は忌まわしい場面からわれわれの目をそらせさせるかもしれないが、ある部分はそれに目を向けさせる。二〇〇〇年以上も前に、心はたんに均質な「考えるもの」ではなく、心のさまざまな活動は相互に独立した独自なものであり、「考えるもの」を特徴づける多くの下位システムを区別することができる、という考えに哲学者たちは魅了されていた。それでも疑問は残る。心の一

部であるとはどういうことか？ 心の異なった諸部分とは正確には何であるのか？

ジェリー・フォーダー（Jerry Fodor）はその著書『精神のモジュール形式』の中で、心の下位システムはモジュールだと論じている。心のモジュール的構成要素は、比較的自律した仕方で機能しながら入力と出力を行っている。元来がモジュール的な心的活動の一例は知覚であり、もう一つは言語能力である。フォーダーは、これらのモジュール的下位システムを心の中枢処理機構と対比している。例えば科学的確証は、特定のモジュール的プロセスなしでは不可能であっても、モジュール的プロセスではないだろう（Fodor 1983, 104, 邦訳一七九頁）。それに対して、知覚などの入力系はモジュールである（Fodor 1983, 46, 邦訳七八頁）。

モジュール性と自閉症について考察するとき、いくつかの問いが湧いてくる。まず、心の理論はモジュール的プロセスなのか否か？ 第二に、心の理論がモジュールでないという可能性は、自閉症の本性について何を語っているのか？ モジュール性の論争から生じてくる第三の問いは、自閉症のようなスペクトル症状の本性に関するものだ——つまり自閉症という一つの障害が存在するのか？ これらの問いに答えるためには、モジュール性そのものをもっとよく理解しなければならない。

モジュール的下位システムには、以下の九つの特性がある。[16]

(1) 領域特定性：各モジュールは特定の活動を担っている——「特殊な任務のための特殊なシステム」が存在する（Fodor 1983, 52, 邦訳七九頁）。例えば人の発話は、視覚知覚同様、領域特定的な心の側面により調整されている。

(2)強制性：行為者は、入力を受け取ったり解釈したりする選択権をもっていない。フォーダーは、モジュールからの入力は強制的だと主張する。対象物は、われわれが望もうと望むまいと、われわれの視知覚に現れる。われわれは、たとえその単語を単語として聞きたくないと思う場合であっても、母国語で発話されたその単語を理解するかどうかの選択はできない（Fodor 1983, 53, 邦訳八八頁）。

(3)モジュールの処理過程中の心的表象に対する中枢からのアクセスの欠如：行為者はモジュールに入れられた入力とモジュールが生成した出力に気づいているが、最初の入力と最後の出力の間に起きている中間の心的表象には気づいていない。「主体は、これらの上行レベルの表象のすべてに等しくアクセスすることはできない」（Fodor 1983, 56, 邦訳九二頁）。

(4)速度：モジュール的プロセスは極めて速い。行為者は知覚について考えたり、知覚が生ずるのを待ったりする必要はない。速度と強制性は互いに手を取り合っている（Fodor 1983, 63–64, 邦訳一〇一頁）。

(5)情報閉鎖：モジュールからの入力は他に対して閉鎖されている。つまり「各認知モジュールは、認知システムの他の部分からの情報にアクセスできない（もちろん、出力システムへの最初の入力を除いて）」（Guttenplan 1995, 443）。フォーダーは、同じ長さの二本の線がミュラー＝リヤーの錯視においては違った長さに見える、といった知覚上の錯覚を例に挙げて情報閉鎖を説明している。二本の線が同じ長さであることを行為者が知っている場合でも、彼の視知覚は、一方の線が他方の線より長いという考えに彼を導くこともある（Fodor 1983, 66, 邦訳一〇六頁）。

(6)浅い出力：フォーダーは観察（モジュールが行うこと）と、観察内容に関する推論との対比を用いている。モジュールは観察するが、推論しない。
(7)固定された神経アーキテクチャ：モジュール的活動は脳の特定部位に局在している。この主張は、モジュール的活動が領域特定的だという主張とうまく整合する。
(8)特徴的で特定的な故障パターン：この特性は前の特性の結果として理解できる。各モジュールが局在化しているならば、一つが単独で故障し、他のモジュールが無傷のままということがありうる。
(9)特徴的な歩調と順序を示す個体発生系：経験的探求は、知覚や言語能力のような心の下位システムがこの特性を共有していることを示しているように思われる。

モジュール説の欠点の一つは、「こうした知覚および準知覚的な入出力モジュールのみで構成された心は極めて硬直的で、刺激に制約され、オンライン上の第一階の表象能力を超えた新規の状況に対処することができない」という点にある、とフィリップ・ゲラン（Philip Gerrans）は指摘する（Gerrans 2002, 305）。しかし、人間はより柔軟な心をもっており、モジュール性によって身動きが取れなくなることはない。心がある点でモジュール的だとしても、心のすべての能力がモジュール的だと信じているモジュール説論者はいない。フォーダーによれば、モジュール的な認知システムは生得的に特定されており、「何らかの学習プロセス」によって形成されるものとは異なる（Fodor 1983, 37, 邦訳五六頁）。確かに、科学的方法や美術史などのように、学習プロセスによって情報を得る心の活動、すなわちモジュール的なプロセスではなく中枢プロセスに依存する心的活動が存在する余地はある。モジュール性についてのこの理解を前提しても、心の理論が本質的にモジュール的であるのか否か、そしてもしそうであるならこれがどのような違いをもたらすのか、ということに関する問題が残る。バロン＝コーエンは、モジュール的な下位システムが心の理論を説明するかもしれないと示唆している（Baron-Cohen 1995, 57）。ブライアン・J・スコルとアラン・M・レスリー（Brian J. Scholl and Alan M. Leslie 1999）は、心の理論のメタ表象的側面が経験によって獲得されるとは思われないので、心の理論はモジュール的プロセスの優れた候補だと論じている。むしろ「［心の理論を］獲得する能力には、特定の生得的な基盤がある」（Scholl and Leslie 1999, 133）。この論争の対極には、心の理論はシミュレーションや、理論獲得と理論構築のための一般化されたメカニズム、などといった他のプロセスで説明できると主張する人たちがいる。

心の理論が領域特定的で、情報的に閉鎖されており、人間の認知アーキテクチャの生得的部分から生じているという事実は、心の理論が本質的にモジュール的だという仮説を支持する。もし自閉症が心の理論だけに選択的な欠陥が生じた状態に他ならないなら、モジュール説が強化される。心の理論の発達可能性と環境要因によって影響を受ける可能性を理由に心の理論がモジュール的プロセスであることを疑う人たちに対して、スコルとレスリーは反論している。心の理論は定型発達の子供たちにおいては幼年期に発達する、ということには議論の余地はない。心の理論が三歳前に成熟することはないが、たいていの子供たちは四歳までには、心の理論の能力を示す誤信念課題についてかなり熟達する。しかし、モジュール説の中には発達の可能性を除外するものは何もないので、この能力の発達をもって心の理論のモジュール性が成り立たないとすべきではない。「モジュールがしばしば中間状態を経由して『オンライン化される』という可能性」は、正規のモジュール説と完全に整合的である(Scholl and Leslie 1999, 136)。成熟したモジュールでさえも、さらに発達する可能性をもっている。[17]

環境は心の理論の発達に影響を与えうるが、スコルとレスリーは、このことによっては心の理論のモジュール性は掘り崩されないと論ずる。兄弟のいる子供は兄弟のいない子供よりも早く心の理論の能力を示すのが典型的だが、環境要因によって発達経路が短くなろうが長くなろうが、心の理論の成果には均質性があるということが重要な教訓なのだ。「兄弟の多い子供が異なる［心の理論を］発達させるわけではない。彼らは少し早いだけである」(Scholl and Leslie 1999, 139)。ガーフィールドらは、心の理論は「情報閉鎖されておらず、また生得的に決定されてもいない」がモジュール的だ、と主張している(Garfield et al. 2001, 534)。心の理論というモジュールが存在するか否かを決定する上での困難の一部は、モジュールの適切な特徴づけに関して一般的な合意が存在しないことにある。

ゲランは、自閉症から得られる証拠は心の理論というモジュールが存在することを実証していない、と論じている。代わりに彼は、「［心の理論の］モジュール性と言われているものは、自閉症に特徴的な発達障害の症状を高すぎるレベルの認知的抽象度で解釈した結果だ」と主張する(Gerrans 2002, 305)。ゲランは心的モジュールの存在については反論していない。むしろ自閉症は、心の理論のモジュール以外のモジュールが障害を受けた結果である。自閉症は「マインドリーディングのモジュールが損なわれた結果ではなく、マインドリーディングの発達にとって適切に機能することが必要ないくつかの初期段階の認知メカニズムが神経学的に損傷を受けた結果である」(Gerrans 2002, 314)。この主張の証拠には、マインドリーディングにおける困難は自閉症者が直面する唯一の障害ではなく、しかも、これらの障害の中には心の理論の欠損だけでは説明できないものがあるという事実も含まれている。ガーフィールドらはゲランと見解を同じくしており、経験的根拠が支持しているのは、「関連する社会的環境的パラメーターの相対的均質性と一緒になって［心の理論を］支えるプロセスや構造の生得性であって、［心の理論］それ自体の生得性ではない……」と主張する（Gartfield et al. 2002, 499）。ゲランは自説を支持するために自閉症者が直面するその他の問題に言及しているが、そこには、感覚運動上の問題、反響言語（エコラリア）、風変わりな身体的過敏性などが含まれている。ここでゲランは、前述のシャンカー（Shanker 2004）の仮説を先取りしている。ゲランの見るところでは、心の理論の欠損は一部の自閉症者が示す長所、例えば優れた記憶や他の知的能力の〈島〉といったものを十分には説明していない（Gerrans 2002, 315–316）。ゲランは、心の理論という単一のモジュールの欠損より、より深い原因を探すほうが理にかなっているだろうと結論づけている。中心性統合弱化説や実行機能弱化説を採用せずに、ゲランは、心の理論のモジュールに基づく説明より、社会性処理のモジュールにおける欠陥の方が説明としては強力だと論ずる。(18) ゲランは、自閉症者が実効的な心の理論をもてるようになるとは論じていない。むしろ彼らの心の理論の障害はマインドリーディングを可能とする認知機能の前提条件に由来するものであり、こちらの方がモジュールの存在としては可能性がある（Gerrans 2002, 318）。したがって、ゲランは心の理論というモジュールは存在しないと結論している。

アリソン・ゴプニク（Alison Gopnik）らは一部ゲランと同意見であり、心の理論には生得的な基盤があるが、心の理論に関するモジュール説は誤っていると主張する（Gopnik et al. 2000）。心の理論自体が生得的だと主張する代わりに、彼らはある種の証拠に訴えて、いくつもの心の理論が連続的に形成され、修正され、置き換えられるのだと主張する。かくして、理論形成が生得的なのであって、一つの特定の心の理論が生得的なのではない。ガーフィールドら（Garfield et al. 2001）は、あまりにも低い年齢において理論のあまりにも高い洗練が要求されるという理由から、ゴプニクらの立場を拒否している。ゴプニクらの見解では、自閉症者は理論形成に一般に弱く、それがＴＴやＳＴの利用に関する彼らの困難も説明する。ゴプニクらの立場は自閉症に関する中心性統合弱化説とうまく合致する。つまり理論展開や機能実行一般に困難があれば、その人が一貫性のある全体より表面や細部に興味をもつことも理にかなっているだろう（Gopnik et al. 2000, 66）。

中心性統合弱化説や実行機能弱化説が真であったとしても、それは必ずしも心の理論のモジュール性について何かを示すわけではない。ひょっとすると実行機能の弱さや中心性統合の弱さが、心の理論のモジュールにその人がアクセスするのを妨げているのかもしれない。したがって自閉症の場合には、心の理論のモジュールは存在するが適切に作用していない、ということかもしれない。他方、実行機能や中心性統合が心の理論を生み出す前駆体であるなら、実行機能の弱さや中心性統合の弱さが原因で心の理論が弱体化するかもしれない。この種の仮説は、心の理論専用のモジュールが存在するという可能性に疑問を投げかける（Glüer and Pagin 2003）。自閉症から得られる証拠は決定的なものではない。

ゲランは二つの点で誤っている可能性がある。第一に、心の理論の欠陥はこれまで考えられていた以上の説明力をもつかもしれない。例えば、自閉症者は素朴心理学的課題の遂行が苦手なのと同程度に素朴物理学に優れているという仮説は、心の理論説がたんに社会性の欠陥やコミュニケーション上の欠陥のみならず儀式的あるいは強迫的行動の説明をも与える、ということを可能にする効率の良い方法である。第二に、心の理論の欠陥が自閉症のすべての側面を説明しないとしても、その事実だけでは、心の理論というモジュールはそもそも存在しないと結論するには十分でない。自閉症は心の理論のモジュールとそれ以外の心の下位システムの両方の損傷によって説明できる、といった主張のような、さほど野心的でない結論も成り立つかもしれない。先に述べたように、中心性統合弱化説も実行機能弱化説も心の理論説を排除するものではない。

モジュール性論争において見ておくべき最後の立場は、マックス・コルサート（Max Coltheart）とロビン・ラングドン（Robyn Langdon）の主張だ。彼らは、心的モジュールが存在する可能性を否定しないが、自閉症から得られる証拠は「自閉症が一つの均質な疾患ではなく、それゆえ一つの原因によるものではない」という可能性を示していると主張する（Coltheart and Langdon 1998, 139）。自閉症のすべての症状が単一の異常によって引き起こされるという仮定は、自閉症者のすべてに同じ認知的異常があるという仮定と同様に誤っている（Coltheart and Langdon 1998, 139）。むしろ自閉症は、「独立に同時発生する症状の多面的なスペクトラム」として理解すべきだ（Coltheart and Langdon 1998, 139）。彼らは自閉症とブローカ失語症や統合失調症といった他の認知障害との類似性に訴えているが、後者の疾患においては、当の障害に関連するすべての症状がすべての症例で同時発生するわけではない。さらに、機能的モジュール性と解剖学的モジュール性は必ずしも互いに手を携えているわけではない。つまり個人間においては、異なった脳領域が損傷されているにもかかわらず、非常に異なった仕方で脳が損傷された結果として同一の症状を示すこともある。したがって、モジュールには固定した神経的アーキテクチャがある、という主張は疑問に付されている。自閉症者が示す幅広い多様な症状や、異なる自閉症者におけるさまざまな症状の出現の相違は、彼らの結論を支持するものだ。コルサートとラングドンによれば、引き出されるべき教訓は、「症候群を避けよ」——最も機能の低い自閉症者と最も機能の高いアスペルガーの人が同じ障害をもっていると信じられようか——と同時に局在化を避けよ、ということだ。コルサートとラングドンは、単一の症候群は存在しないかもしれないので、症候群（syndrome）を研究対象とするより、症状（symptom）を研究対象としなければならないと強く主張する。彼らはモジュール説を放棄しているわけではなく、たんに「認知の神経基盤をマッピングするいかなる試みに対しても、認知システムの構造に関する十分に肌理の細かい抽象的理論の開発が先行しなければならない」と警告しているだけなのだ（Clotheart and Langdon 1998, 151）。

モジュール性論争から、重要な教訓が三つ引き出される。第一に、自閉症や心一般についていまだ未知の部分が多いということは明白である。心理学者や哲学者は城壁の外での遠征においてはレオンティウスより勝っているが、なお踏破すべき道のりがある。第二に、自閉症の症例群全体にまたがって均質性が存在するという仮定は、おそらく間違っているだろう。症候群ではなく症状に焦点を当てよ、というコルサートとラングドンの結論は正しい。この重要な点を念頭に置き、本書では主として、心の理論の欠損が意味することと、心の理論を欠いた自閉症者とに焦点を当てる。

自閉症者のすべてが心の理論を欠いているわけでもなく、また、心の理論を欠いたすべての人が自閉症なのでもない。アスペルガー症候群を含む高機能自閉症の人の中には、心の理論をもつ人もいる[19]。前に述べたように、確かに第一階ではなく第二階の誤信念課題を与えるとその数値は大幅に減少するが、自閉症者の二〇〜三五％は誤信念課題にパスする。心の理論の欠損と合致する相互承認的理解の障害を別のある集団も示すが、その集団の人々こそサイコパス（精神病質者）である。サイコパシーの特徴は「過去、未来、そして人間的なものすべてに対する深い感情の鈍麻である。……サイコパスの肖像を描くなら、操作的で、大げさで、表面的な寄生者で、世界との情動的なつながりを奪われて、無責任かつ利己的に人生をただよい、その瞬間の欲望を無神経に、衝動的に、そして攻撃的に満たすのに必要なだけしか立ち止まらない、という人物像が常に与えられる」（Hervé 2007, 45）。サイコパスは実行機能の欠陥によって特徴づけられると主張する人もいるが（Herba et al. 2007, 260）、自閉症者とサイコパスの間には重要な違いがある。フリスはこの二つの集団を次のように区別している。どちらの集団もある場合には共感性の欠落を示すが、サイコパスの方がはるかにメンタライジングに長けている。さらに、自閉症者は道徳と慣習的規則の区別をつけることができるが[20]、サイコパスにはできない（Frith 2003, 114）。自閉症者が他者の利害関心を〈理由を与えるもの〉として認識できるのに対して、サイコパスはそうした利害関心に無関心である。これが両者の違いだ、とジャネット・ケネットは主張する。

自閉症者は、共感能力を欠いているが、深い道徳的配慮を示すことができるように思われる。他者の利害関心が何であるかを識別することに彼らは多大の困難を覚えるかもしれないが、彼らは、サイコパスとは異なり、他者の利害関心が自分のそれと同じ仕方で〈理由を与えるもの〉だということを主観的に認識することができる。サイコパスにおける道徳的無関心を（いずれにせよ、それ自身において）説明するものは、彼らにおける共感性の欠如ではない。それはより具体的には気遣いの欠如、あるいは自分が何をしているかを理解する能力の欠如、自分に与えられている理由を考慮しそれに従って行為する能力の欠如、と言った方がよいだろう。（Kennett 2002, 354）

これは、自閉症者がTTやSTを利用できない、という以前の主張を損なうものではない。人は、ある事実が〈理由を与えるもの〉であることを、その事実が何であるかを知るための手段をもっていなくとも、認識することができる。自分は寒いし、窓を閉めれば隙間風が止むと思っている、という事実をジョンがいったんマーシーにはっきりと伝えるなら、このことを理解するのにジョンの意図の明示的提示の代わりにTTやSTを使うことができなくても、なぜ彼が窓を閉めたかをマーシーは理解するだろう。サイコパスは、ある特定の仕方で人と接する理由が何かを判定するための手段——つまり心の理論——をもっているが、その理由には無関心である。マーシーがサイコパスであるなら、ジョンの不快感に十分気づいており、また自分が窓のすぐ近くにいることにも十分気づいていたとしても、これらの事実を何かをするための理由として見ることは決してないだろう。自閉症者における内省の欠如に関するフリスとハッペの議論からすると、サイコパスは「自分が何をしているかを理解する能力に欠けている」という主張によって自閉症者とサイコパスを分けるケネットは、しっかりした地盤に立脚していないかもしれない。しかし、サイコパスは他者の側の〈理由を与える〉態度に無関心だ、というケネットの論点には異論の余地がない。

こうした例外はあるものの、心の理論と心の理論の欠陥が、自閉症者を見舞っている複雑な症状の組み合わせを最も良く記述するものの一つだ、ということには変わりがない。モジュール性論争の三番目の教訓は、最初の二つから導かれる。すなわち、自閉症者を「完治」させるということの意味は、今日理解されているかもしれないものより、はるかに複雑なのだ。心についてまだまだ多くのことがこれから理解されねばならない。自閉症についても、まだ多くのことが理解されねばならない。倫理学が自閉症の終息を予告することはないだろう。それだけは分かっている。しかし、自閉症の倫理学を理解することは、自閉症者と非自閉症者の共同体から生じてくる道徳的問題にどう答えるのが最善かを知る上で、測り知れない価値をもつ。自閉症者とは何者であり、われわれは彼に何を負っているのだろうか？　この問いをよりよく理解すること、そしてその答えが複雑であることについては、次章で述べることにしよう。

第2章　自閉症的人生の価値

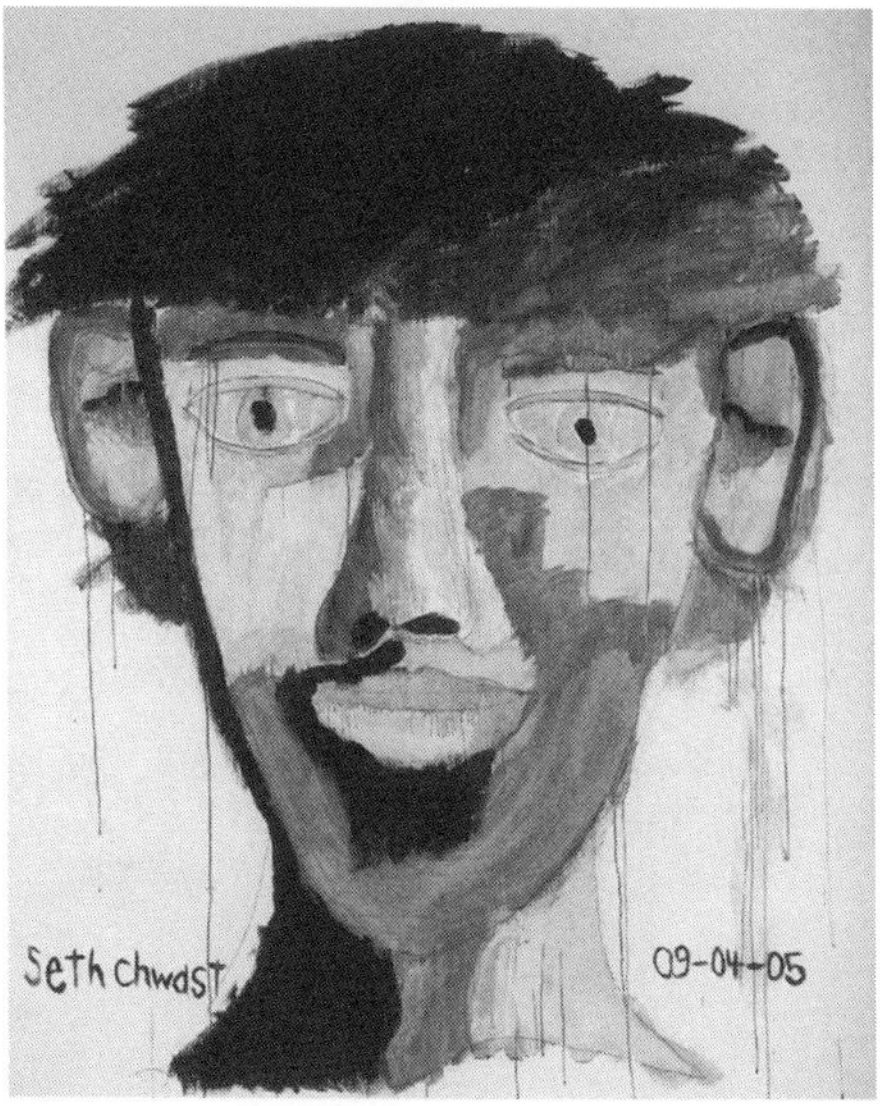

Seth Chwast　青緑の自己観察

自閉症者の声——ウェンディ・ローソン

ウェンディ・ローソン（Wendy Lawson）はその自伝『ガラスの背後の生』（*Life Behind Glass*）の中で四二年間の人生を物語っている。ローソンは、人生の大半を統合失調症という誤った診断を受けたまま過ごした。成人になってアスペルガー症候群と診断されるまでに、彼女は、幼い弟の死、片脚のほぼすべての切断、それに付随する手術と理学療法、学校での苦難、両親の離婚、二度にわたる短期の施設入所、そして自らの離婚を経験している。これらの挫折にもかかわらず、ローソンは人生において個人としての勝利を収めている。短期ではあったが充実した看護師としての経歴、四人の子供の養育、オーストラリアへの移住の成功、そしていくつかの大学学位取得。

自閉症はローソンの人生にさまざまな障害を生み出した。大人になってからはそうでもなくなったが、彼女は子供時代に過敏な感覚で苦しんだ。人間関係の謎は、彼女の著作に広く見られるテーマである。自閉症者と友達になろうとする人に対して、「自閉症者は、環境をコントロールしているという感じを維持するために、自分の周囲を操作する必要があり、この操作は自閉症者が関係をもとうとする相手にも及ぶことがある」（Lawson 1998, 19）と彼女は忠告している。相互関係は可能であるが、決して容易にはうまくいかない。ローソンはその人生において友人をもち、結婚もした。彼女の最初の親友はレスリーという名の女性で、ありのままのローソンを価値ある存在として認識してくれた人物として、ローソンは彼女を称賛している（Lawson 1998, 49）。しかし、結婚を含めた多くの人間関係は一過性のものであった。過去を振り返りながらローソンは、二〇年間の結婚生活と四年間の離婚生活の後初めて、「成人のコミュニケーション関係が本当は何を意味するのかを理解し始めた」と言っている（Lawson 1998, 68）。

ローソンは、他人との自分の付き合い方が、テレビや本で知った他の人たちの付き合い方と違っていることを認識している（Lawson 1998, 8）。他人と関わるのが自分に難しいのは、一つには、「突飛で相手をまごつかせる」ように見える自分の行動に原因がある、と彼女は考えている（Lawson 1998, 110）。自伝の終わり近くで、彼女は、「『他人の立場』に立って考えるのがいまも自分にはとても難しい」（Lawson 1998, 113）という事実が他人との関係を阻んできた、と認めている。

二〇〇七年の私への私信の中で、彼女は、『ガラスの背後の生』の中で示した自分の洞察に以下の考察を加えている。

私の著作『ガラスの背後の生』の中で、私は、他者と「つながっている」という感覚の体験について述べました。「太陽は私たちの身体の上に暖かく降り注ぎ、私たちが一緒に笑うと、顔の上には近くの木の影がまだらに揺れる。他の人とともに笑い、受け入れられていると感じることは素晴らしい」。そのころ私は、家族や友人から深く受け入れられ、愛されることを経験しました。私の特別な学習スタイルを受け入れてもらえるほど大事にされたということが、現在の人生に感謝の念をもつ上でとても重要になっています。同時にいま私は、自分の経験を他者と共有し、私の自閉症の世界の多くに光を当てることができます。私は、他の人たちには多分これまで見えていなかったものが「見え」てくるように、その人たちを教えたり、助けたりするのが好きです。言葉は、経験や理解や日々の「正常さ」と繋がりをもつために私が用いている道具です。私は、言葉がより包容力のある社会への足がかりとなって、今日の自閉症児たちにより良い未来をもたらすよう役立ってくれることを願っています。

次のような問いに多大の哲学的エネルギーが費やされてきた。人を「人格」(person) にするものは何か？　人の人生を「良き人生」、うまくいった人生にするものは何か？　人を「道徳共同体のメンバー」にするものは何か？　それぞれにおける二者の違いが、われわれの道徳的義務を精確に描き出す上で助けとなる。「人間」というのは生物学的な分類概念だ。〈生物学的存在としての人〉からすると、「良き人生」とは充実した人間の生、あるいは人間が繁栄することのできるような生である。「人（人格）」とは、道徳的権利など特定の道徳的身分を与えられるべき個人だ。「人格」の集合は、「人間」の集合と同じ広がりをもっていないかもしれない。この二つの集合は同じ広がりをもっていないと主張される場合、人間以外の存在で特別な道徳的配慮に値するものがいるとか、あるいは逆に、生物学的人間の中には他の人間と同じ道徳的配慮には値しないものがいる、といった主張がなされるかもしれない。「道徳共同体のメンバー」とは、他の人格と道徳的義務を共有する人格のことである。これらの用語それぞれの内包（意味内容）を決定することには困難はないが、その外延（広がり）を精確に決めるのが困難なのだ。これらの用語のそれぞれによって捕捉される人の集団とは何だろうか？

こうした問いに苛立つ人もいる。こうした問いに答えようとすると、排除、差別、抑圧を誘い出してしまうかもしれない。マーサ・ヌスバウムは、この種の企てに対する三つの反論に言及している。第一に、支配者集団は歴史的に自分たちのイメージによって「人間」(human) を定義してきており、そのことによって被抑圧者をさらに辺境へと追いやっている。第二に、事細かな定義は、個人が自分の人生計画を自律的に遂行することを阻害するかもしれない。例えば、ある特定の集団においては生きる価値のある人生を追求するために教育は実際に必要でない、という結論が下されると、教育を施さないことは道徳的に許される、という結論がそこからさらに引き出される可能性がある。最後に、「人間」の概念がどれだけ公正に定義されたとしても、なお弱者が排除される可能性は残る（Nussbaum 1995）。ヌスバウムは、こうした企てから実際に生じた歴史上の不正義を認めているが、これらの反論を受け入れて人間の本性に対する自分の探究を中断することには納得していない。「合理性や自律性のような生来の心理的能力は正義や、質の高い人生や、人格に対する道徳的配慮を要求するための前提条件だ」と主張する人は、身体障害や人種を根拠として排除をよしとする議論と同じくらい道徳的に不快な議論をしている、とエヴァ・フェダー・キテイ（Eva Feder Kittay）は主張する（Kittay 2005, 100）。この種の問題に対して、例えば知能指数（ＩＱ）などの単一の要因のみに基づいて区別を試みようとする貧弱な分析は、哲学的に弱い議論であると同時に、ヌスバウムの反論に出合うことになる（1）。

この種の探究は、被抑圧者や弱者に対して害をなす可能性がある一方で、人々の生活を改善するために企てられる行動の先駆けともなりうる。良い人生をつくり上げるものが何なのかを少しも理解していないとするなら、人間の生活の改善に必要な行動にどうやって取りかかったらいいのか？　例えばロバート・M・ヴィーチ（Veatch 1999）は、良い人生の本性に関する問いを投げかけることと、一時的な能力喪失状態にある患者のために代理意思決定をすることとの間の関連性を認識している。患者または代理人からのインフォームド・コンセントがなければ、医師は、患者にとって最善の利益だと思われるものに基づいて医学的判断を下さざるをえないかもしれない。しかし、良い人生を送るとはどういう意味なのかが分かっていなければ、医師は、患者の最善の利益のためにどのような行動をとればよいのかを判断することができない。このようにこの種の問いに対する答えは、極めて大きな価値にも、また同時に差別や抑圧の元にもなりうる。問い自体は有害ではない。有害なのは、その答えに基づいてわれわれがなすことなのだ。

本章の残りの部分は、これらの問いに対する哲学者たちの解答を余すところなく説明したものではない。余すところなく説明しようとすれば、少なくともそれだけで一冊の本になるだろう。むしろ以下の部分は、これらの問いに対して試みられた解答のサンプルである。これらの説明の中にはかなり重複した部分をもつものもあるが、逆に、共通点の少ないものもある。目標は、哲学的説明を貫く共通の糸を明らかにし、これらの共通の糸から何を織り上げることができるかを示すことだ。提示される最後の説明には反対論も付けることにしたが、ある説明が別の説明より優れているという議論はしていない。ここでの目的は、これらの説明のどれが正しいかを決定することではない。むしろ議論の焦点は共通の糸の方に当てられ、この共通の糸が心の理論を欠いた自閉症者に対して何を主張しているのかが主に論じられる。

本章の議論は、すべてを網羅的に取り上げるのではなく、重複する共通点に目を向けながらさまざまな論点を紹介することを意図したものだ。最初に、道徳理論（スキャンロン、ヌスバウム、パーフィット）と生命倫理（ウォレン、ヴィーチ）の両方の文脈における立場を提示する。ヌスバウムは自分の立場がアスペルガーの人々にどういう含意をもつかを考察してはいるが（Nussbaum 2006）、自閉症者を念頭において考え抜かれた立場は二つ（ホブソン、ベン）しかない。すべての論者は現代の哲学者であるが、彼らの論点のいくつかが歴史的な洞察から示唆を得ているのも明らかだ。ウォレン、ホブソン、ベンは一つの問いに焦点を当てる。人間を人格にするのは何か、つまり道徳的権利をもつとか、他者からの道徳的配慮に値するといった特性をもつ人格にするのは何か？　ヌスバウム、スキャンロン、ヴィーチ、パーフィットは二つ目の問いに焦点を当てる。人生を良き人生にするのは何か？

最終的に、これらの問いに対する答えは、自閉症の共同体と非自閉症の共同体が共有する道徳的義務に関する問いに答えを与えようとする際に助けとなるだろう。第三章の議論は、自閉症者と非自閉症者の間において行為の道徳的身分を最もうまく決定するような理論に関連している。この種の理論の必要性は、自閉症者が道徳共同体のメンバーであることを仮定している。このように、ここでの結論は重要な影響を残りの章に与えることになる。遺伝学的技術の使用と自閉症に関する第四章の議論は、自閉症者の人生が実際に良い人生なのかどうかに基づいて結論が下される。最後に、自閉症の成人をある種の生物医学研究に利用することの是非に関する第五章の議論もまた、良き人生に関する同じ問いにその結論がかかっている。

疑いもなく、極めて多くのことがここでの議論に左右されるのだ。

1　道徳共同体のメンバーに関するウォレンの立場

メアリ・アン・ウォレンは、「人格たること、もしくは道徳的意味での人間性という概念にとって最も核心的」な一組の条件を考察している（Warren 1996, 67)。ウォレンは、人工中絶が道徳的に許されるということを確立するためにこれらの基準を提示する。もしも胎児が人（人格）ではないこと、すなわち胎児は中絶に関する女性の道徳的権利と同等の〈殺されない〉道徳的権利をもってはいない、ということが確立されれば、中絶が道徳的に許されうるということを示すことができる。ウォレンは、中絶の問題は生物学的な人間としての胎児の状態を調べることによってではなく、人格であるか否か、つまり道徳共同体のメンバーであるか否かに基づいて答えが与えられる、と考える。「胎児は、道徳共同体、すなわち道徳的権利を完全かつ同等にもった存在者たちの集団のメンバーとは見なされえない。というのも、胎児は人（人格）ではなく、また、この共同体のメンバーであることとの根拠は人格にあり、例えばヌーナンが定義したような遺伝的な人間性にはない、という単純な理由からである[2]」(Warren 1996, 62)。

生物学的人間性ではなく、人格であるか否かが中絶の許容可能性を決定するというウォレンの主張に反論したり、彼女の中絶擁護論の企てに他の根拠から反論したりすることは可能だ。しかし、それは目下の探究の目的ではない。むしろ目的は、人格であることや道徳共同体のメンバーであることについてのウォレンの発言を検討し、彼女の主張から興味ある教訓が得られるかどうかを見ることにある。胎児は人（人格）ではない、すなわち人生に関する完全な権利をもった道徳共同体のメンバーではない、という前提を擁護するために、ウォレンは、道徳的人格となるためにはどんな特性を個人はもつ必要があるのかを素描している。ウォレンが示しているのは以下の五つの基準だ（Warren 1996, 67)。

(1)意識（当の存在者の外部および／あるいは内部の対象や出来事についての意識）、ならびにとくに痛みを感ずる能力。
(2)推論（新たな問題や関連する複雑な問題を解決する発達した能力）。
(3)自己動機づけされた活動（遺伝学的もしくは直接の外的コントロールから比較的独立した活動）。
(4)どのような手段であれ、無制限の種類のメッセージを伝達する能力。すなわち無制限の数の内容をもちうるだけでなく、無制限に多くの話題に関するものでもありうる無制限に多くの種類のメッセージ。
(5)個人もしくは人種、あるいはその両方の自己概念や自己認識の存在。

ウォレンはこれらの基準それぞれを導く議論は示していないが、思考実験は行っている。もし人間が異星人を発見するならば、その異星人がウォレンの言う単なる「食糧源」ではなく道徳的配慮に値する、と主張するための根拠は何だろうか？　人間ではないその異星人たちが上の特性の多くをもっていると分かれば、われわれは彼らに道徳的身分を認めるだろう。ウォレンは、上の五つの基準すべてを一緒にしたものが道徳的人格のために必要だとか、十分だとかは主張していない。彼女は、(1)と(2)の基準がそろうだけでひょっとすると道徳的人格にとって十分であり、「(1)から(3)があれば極めてありそうな話として十分だろう」と主張している（Warren 1996, 67）。ウォレンはまた、(1)と(2)の基準は人格の必要条件の候補であり、(3)が「推論活動」を含むと解釈されるなら(3)もまた人格の必要条件かもしれない、と主張する。

基準⑵と⑶も興味深いが、最も好奇心をそそる問いが生じてくるのはウォレンの第一の基準に関してである。〈意識の有無が問われている当の存在者〉の内部および外部の対象や出来事についての意識ということによって、ウォレンは正確には何を意味しているのか？　第一章では、自閉症者の意識と非自閉症者の意識は根本的に異なっているのかという問いが提起された。ほとんどの場合、行為者がPを信じているならばその行為者は自分がPを信じていると信じている、ということは当然だと見なされている。自分の意識状態に対する内観は、その内面の状態に関する意識の一部だ。自閉症者は意識をもっているが、自分の志向的状態についての意識はもっていない、という可能性がすでに指摘されていた。第一章で紹介したラフマンの用語を借りて、行為者の自己認識は認知の達成だと言うならば、これは、心の理論を欠いた人がなぜ自分の意識状態を内観できないかという理由の説明となるだろう。ウォレンは、道徳共同体のメンバーは自分の内部の出来事に関する意識をもっていなければならないと主張している。そうすると、道徳共同体のメンバーは、自分の意識状態を内観できなければならないのだろうか、それとも自分の意識についての意識はなくとも、意識があるだけで十分なのだろうか？　この懸念に対する一つの解答は、意識は人格の必要条件もしくは十分条件であるが、自己意識は人格の必要条件でも十分条件でもない独立した特性だと主張して、意識と自己意識の間に一線を画することである。ウォレンの五番目の基準は自己意識に関するものであり、自己意識と意識が別物であることを意味している。ウォレンの見解では、道徳的人格の有無を決定するに当たって、自己意識は意識そのものほど重要ではない。もしかすると、フリスやハッペが言う自閉症者における内観の欠如は、人格に関するウォレンの基準を用いるならそれほど問題ではなくなるかもしれない。

しかしながら、行為者の内的な意識状態に関する懸念に終止符を打つ前に、痛みを感ずる能力についてのウォレンの主張を検討するのは意味がある。第一章で指摘したように、行為者は〈自分に意識された現在の感覚〉に対しては特権的な位置にある、とラフマンは主張している。痛みは確かに、〈自分に意識された現在の感覚〉の候補である。道徳共同体のメンバーは、意識をもつために自己意識をもつ必要はあるだけで十分なのだろうか？　道徳共同体のメンバーは、意識をもつために自己意識をもつ必要はおそらくないだろうが、痛みの状態にあるためには痛みに気づかなければならないかもしれない。ほとんどの場合、痛みに気づくことは痛みの状態にあるための必要十分条件だ。痛みに気づいているならば、あなたは痛みの状態にある。同様に、痛みに気づいていないならば、その行為者は痛みの状態にはない。マクギアなら、自閉症者の一人称的報告を額面通りに受けとる、こうした単純明快な立場を採用するだろう。しかしながら、自閉症者における内観の欠如の結果の一つは、痛みのような現在の感覚にさえ彼らは気づいていないかもしれないということだ。したがって痛みの状態にあるためには痛みの気づきが必要だという主張は、自閉症者には当てはまらないかもしれない。[3]　フリスとハッペは彼らの議論の中で、「急性盲腸炎になっていることが分かったが、それまでまったく痛みを訴えておらず、気分はどうかと聞かれても何も不具合を言わなかった幼い自閉症の女児」の例を引いている（Frith and Happé 1999, 10）。これは一つの例にすぎない。一人の女児の経験をもとに広い一般化をするのは軽率であろう。しかし、この女児の経験は、自閉症者の意識に関するフリスとハッペの興味深い研究と合わせると、重要な問題を浮かび上がらせる。

内部の対象や出来事に関する意識について生ずる問題に加えて、外部の対象や出来事に関する意識をも探究されなければならない。道徳共同体のメンバーは自分の外部の対象や出来事に関する意識をもっているというウォレンの主張を理解するには、意識の概念をより完全に理解する必要がある。「意識」とは内在的な性質、つまりある存在がそれ自体において単独でもつ性質だ。「意識」は、世界の他の何かがたまたまある仕方で存在するがゆえに当の存在がもったり失ったりするような性質ではない。性質の中には、内在的性質としてではなく、関係的性質として理解するのが最も適切なものがある。そのような性質はそれ自身が、その性質をもつ事物と他の事物との関係に依存するのだ。「餌食」は、他の何かとの特別な関係においてのみ成立する性質である。Aを狩る何かが存在しなければ、Aに関してそれが餌食だと言うことは大して意味をなさない。「意識」は関係ではないが、「餌食」は確かに関係である。自閉症者が他者に関する意識をもっていることは誰も疑っていない。しかし問題は、自閉症者は他の人格としての他者に関する意識をもっているのかということだ。ウォレンの第一の基準はこの問いに答えるものではない。意識は、一見したところ、道徳共同体のメンバーが他の道徳的人格と関係をもつことばかりか、そのための能力をもつことすら要求しない。道徳共同体のメンバーは、そこに何かが存在するという事実に関する意識をただもたねばならない、ということなのだろうか？　それとも、自分たちの意識が特定の種類のものに関する意識だということが分かるような仕方で彼らは反応しなければならない、ということなのだろうか？　もしも意識がある種の対象に向けられるものならば、人格としての他者に対する意識をもつことは、志向的行為者である人格に対して志向姿勢をとることを意味する。志向姿勢をとることができないならば、ある堅固な意味において意識をもっている、という趣旨の当人の主張は疑念に晒されることになるだろう。

キャサリン・P・ビールス（Katharine P. Beals）は、自分の自閉症の息子ジェイソンとのやり取りを記述することによって、この種の相互関係の生き生きとした実例をわれわれに伝えている。

私たちはいつもあの子を見失い、もう一度摑まえようといつも追いかけていました。あの子が何の反応も示さないということから、あの子が何を忘れてしまったのかがいつも全部分かったのです。私はあの子が走り去ろうとするとき遠くからあの子を褒めてあげようとして「ねえ、ジェイソン、さっき自分でお皿をどんなに速く回していたか、知ってる?」とよく言ったものです。私の言葉をあの子が一つも理解しないことや、私は考えや感情をもった人間であってネジを巻かれた玩具じゃないのに、と考えるだけで私の声はかすれ、涙があふれてきます。私があの子をくすぐると、あの子はよく私の手を見ます。あの子を追いかけると、今度は私の足を見ます。私が懐中電灯で口の中を照らすと、あの子は懐中電灯を見るんです。（Beals 2003, 36）

ジェイソンは、まるで母親がいないかのように彼女の方に歩いていくわけでもないし、彼女が見えないかのように彼女を扱ったりするわけでもない。しかし、彼は母親に対して志向姿勢をとっていないのだから、彼女を人（人格）として意識しているのだろうか？　他人に対して志向姿勢をとっていないということは実に甚だしい誤りであり、人に関する他の誤りとは異なる。例えば、部屋の中にいる他人に志向姿勢をとっていたけれども、その人がどの棚にジュースがあるのかを知らないよそ者であることは知らなかった、ということはありうる。このような場合、その人の一部の事実に関する意識は存在していないが、他人に関する意識は適切な意味で存在していると言えるだろう。人は、他人とある関係をもつためにその人のすべてに関する意識をもつ必要はない。とはいえ、この他なる存在が信念や、意図や、欲求や、願望を実際にもつ人格だという事実に関する意識はもたねばならない。その意識がなければ、関係性の重要な部分が損なわれるだろう。

もちろん、ウォレンが述べている意識は、何かをそれ本来の種類のものとして意識するような意識ではないかもしれない。ジェイソンが自分なりに何かに関する意識、例えば人間の形や懐中電灯に関する意識をもっている限り、それはそれで十分だ。しかし意識のあの部分こそが決定的だと考える人にとっては、あまりにも重大であるがゆえにあまりにも痛ましいジェイソンの間違いは、重要な問いを生じさせる。

まとめよう。ウォレンは意識の本質がどこにあるのかをはっきりとはさせずに、意識という基準を設定した。このことが次の問題を生じさせる。心の理論を欠いた人は、心の理論をまさに欠いているのだから、他人を人格として意識していると言えるのだろうか？　他人に気づいている人が人格の本性について完全に間違っているとしても、他人に関する意識にとって本質的なことはそこに何かが存在するということに気づくことだ、と論じる人もいるかもしれない。ＴＴやＳＴや、その他の素朴心理学的に利用可能な戦略を用いて他人を説明する代わりに、自閉症者は、他人を素朴物理学の高度なパズルとして考えているのかもしれない。おそらく、他人に対するこの浅い気づきだけで「意識」の資格を得るのに十分なのだろう。しかしもっと強い立場をとる人もいるかもしれない。彼らはこう問いかける。人を人格として意識していないならば、そもそもどのような意味で人に関する意識をもっているというのだろうか？

2　人間の能力に関するヌスバウムの立場

マーサ・ヌスバウムの人間の能力に関する議論は、ここでは、女性に害をなす相対主義的思考に対するフェミニストの反応として（Nussbaum 1995）、また障害者、グローバルな正義、および動物の権利の問題を考える際に欠陥を露呈する社会契約論の修正の試みとして（Nussbaum 2006）示される。ヌスバウムは、文化の違いによって一部の女性が男性より乏しい機会しか与えられないこと、読み書きの能力を許さない制度に女性が耐えねばならないこと、あるいは不十分な栄養に苦しむことも道徳的に許される、と主張する道徳的相対主義に戦いを挑んでいる（Nussbaum 1995）。こうした慣行は人間が共有している普遍的能力や、この共有の能力から導かれる良き人生についての普遍的概念を考慮に入れていないので、文化の違いをこの種の慣行の正当化として引き合いに出すことはできない、とヌスバウムは主張する。女性も男性も人間であり、同じ能力を共有し、これらの共有の能力によって自分の人生が良い人生や悪い人生になるということも共有している。抑圧を導く文化相対主義に対する反論の第一ステップとして、彼女はこう問いかける。「人類に特徴的な活動とは何か？　人類は、例えば特定の集団のメンバーや特定の地域共同体のメンバーとしてではなく、人類そのものとしてとくに何をしているのか?」(Nussbaum 1995, 72)。ヌスバウムは、自分の探究が本質主義的であることを認識している。彼女は人類に普遍的だと思われる性質について主張する。こうした能力の剝奪はいかなる人間にも危害を与える。

ヌスバウムは、自分の探究の結果がたんに記述的なだけでなく、規範的でもあると見ている。これらの能力がなければ人類は繁栄することができず、実際、「ここで追究されているような能力を欠いた人生を想像するなら、そのような人生は人間の尊厳にふさわしい人生ではないと論ずることができる」(Nussbaum 2006, 78)。「人間」は一般には生物学的な名称だと理解されているが、ヌスバウムの探究は、生物学そのものに関するものではなく、むしろ倫理的な問いである。この探究に乗り出す哲学者の中には、人格(person)であるとは何を意味するのか、ということを理解しようという目的でそうする者もいることを彼女は知っているが、男性性を意味する法律上の先例があるという理由から彼女は「人格」という用語を避け、人間の能力に関するジェンダー中立的な理解を模索する(Nussbaum 1995)。以下は人間の中心的能力に関するヌスバウムの要約だ(4)(Nussbaum 2006)。

(1)人生：人間には、生きる価値のある人生を送ることが許されるべき通常の寿命がある。
(2)身体的健康：人間は良好な健康状態、十分な栄養と住居をもつことができなければならない。
(3)身体的十全性：人間は自由に場所の移動ができ、暴行から保護され、性的満足と生殖における選択の機会が与えられるべきである。
(4)感覚、想像、思考：人間は、さまざまな問題について「真に人間的な仕方で」感覚を用い、思考し、想像し、推論する自由と、自己表現する自由をもつ。

(5)情動：「自分の外部の対象や人間に愛着をもちうること。われわれを愛し思いやる人を愛し、その人の喪失を深く悲しむことができること。一般に愛し、悲しみ、切望と感謝と正しい怒りを経験しうること」(Nussbaum 2006, 76–77)。

(6)実践的理性：人間は善の概念を形成し、自分の人生を計画・管理することに参加（もしくは、参加しようと）することができる。

(7)他の人間との連帯：人間は他の人間との間で連帯感を感じ、それを認識する。これは自尊心や尊厳の社会的基盤でもある。

(8)人間は他の種や自然との関連性を経験する。

(9)人間はユーモアや遊びを経験する。

(10)自分の生活環境の制御：政治的選択の自由、および所有権や就労についての物質的選択の自由。

ヌスバウムは、このリストを次の問いに答えるための出発点としている。すなわち、人生が人間の人生とは言えなくなるほど貧弱となる境界線はどこか、また、人生が良い人生ではなくともなお人間の人生だと言いうる境界線はどこか（Nussbaum 1995）。ヌスバウムは、持続的な植物状態の人や、重度の認知症の人や、重度の障害をもった乳幼児の地位について触れているが、最初の問いにはあまり時間をかけていない。このリストは、人間である人々にわれわれが何を負っているかを語っているが、彼女のリストに載っていない個人にわれわれが道徳的に何を負っているかは明らかにしていない。しかしながら、二番目の問いに関して彼女は、「これらの能力のいずれか一つでも欠けた人生は、他に何があろうと、良い人生とはならない」と述べている（Nussbaum 1995）。他のところで彼女は、これらの能力のいくつかが欠けていれば「その人生は人間の尊厳に値する人生ではなく」（Nussbaum 2006, 78）、どうひいき目に見ても「花開く」良き人生ではない（Nussbaum 2006, 86）と述べる。これらの能力のどれかが欠けているだけで決定的というわけではないが、いくつかが欠けるなら、人生が人間の人生、もしくは生きる価値のある人間の人生でなくなることが十分にありうる（Nussbaum 2006, 181）。

五番目と七番目の基準も、自閉症者に関する議論にとって重要だ。ヌスバウムは、次のように述べている。乳児期の一般的な依存体験が、「悲しみ・愛・怒りなどの複雑な感情や欲求の形成にとって中心的となる多くの重なり合った経験を生じさせる。すると今度はその経験が一つの能力の主要な源泉となり、そのおかげでわれわれは、自分とまったく違った人生の側面をもつ人たちの情動的な経験の中に自らを認識することができるようになる」（Nussbaum 1995, 78）。他者の情動経験を認識することは、人間の人生において重要だ。他の人間との連帯の重要性を考えるとき、それはたんに何かとの連帯なのではなく、人間の本質的な能力である特別な何かとの連帯だという暗黙の認識がある。貧弱な心の理論をもった自閉症者が直面する試練の一つは、他者の情動経験を認識できないことだ[5]。ウタ・フリスは、心の理論を欠き、それゆえ「メンタライジング」を行ったり、他者に志向姿勢をとったりすることができない自閉症者の困難について論じている。

> しかしながら、志向的共感はメンタライジングの能力を必要とし、それゆえ他者の心的状態への本能的方向性に依存する。これは、バロン＝コーエンが自閉症における社会性の障害を特徴づける際に用いた「共感」という用語の使い方である。この種の共感は、他者の悲しみや恐怖の理由を理解するだけでなく、それらに適切に反応することにつながっている。適切な反応は状況に依存し、そこでまさに心の理論が本領を発揮する。これは固定された規則が解決を与える場面ではない。ある場合には、適切な共感的反応は、その場を離れ、苦しんでいる人を一人にしておくことかもしれない。またある場合には、言葉や行いによってその人を慰めることかもしれない。また別の状況においては、適切な反応は怒りを共有することかもしれない。(Frith 2003, 112)

フリスの見解とヌスバウムの見解との並行性は印象的だ。

> かくして、他の人々が能力の不足に苦しんでいる時、私が想像する市民は、道徳的公平さが求める感情、つまり自分の自己利益の追求に対する制約と見なされた感情をたんに感ずるだけではない。むしろ、その人は自分自身の善の一部として相手に対する思いやりを感じるのだ。(Nussbaum 2006, 91)

フリスとヌスバウムのつながりは一目瞭然である。この共感能力を欠いた人は、良い人生とは言えない人生、すなわちある種の共感的つながりをもてないがゆえに良さが損なわれてしまった人生を送るだけではない。その人は、特定の状況において道徳的に正しい行為を行う能力も失っているかもしれないのだ。この論点は、ヌスバウムの七番目の基準において述べられている論点と合致する。自閉症者は共感、メンタライジングの能力、あるいは心の理論が制限されているのだから、ヌスバウムが要求する連帯感をもつことができるのだろうか？　マクギアが第一章で述べたように、これは自閉症者だけの問題ではなく、非自閉症者にとっての問題でもある。共感の共有体験がなければ、どちらの集団も他方を理解することができない。この二者の間の溝は見かけ上のものではない。

ヌスバウムは、六番目の能力をさらに説明して、「何が善であり、人はどのように生きるべきかを含めて」自分の人生計画を選び、評価する能力を「まったく欠いている」人は「……どの社会においても、人間性の点で十全だとは見なされないだろう」と述べる（Nussbaum 1995, 78）。ウォレンとヌスバウムの違いは明らかだ。ウォレンは次のように主張する。もしSが道徳的な人格という性質をもっていないなら、Sは完全な道徳的権利はもたない。胎児は生物学的には人間であっても中絶によって命を奪われることがあるのだが、この論点は、特定の状況においては胎児の命を奪うことも許されるかもしれない、という彼女の主張の基盤となっている。人格に関するウォレンの基準を満たさない人は、道徳共同体のメンバーではなく、したがって完全な道徳的権利はもたない。道徳共同体のメンバーは、人格性の基準を満たしていない人に対しては、道徳共同体のメンバーに対するのと同じ義務を負ってはいない。ヌスバウムはこれに同意しているのだろうか？　六番目の基準に関する彼女の議論は行為者能力、自発的意志、および道徳的義務の間のつながりに触れている。ヌスバウムは、実践的理性に合致して行為することのできない人、つまりこの意味で行為者能力を欠く人は「人間性の点で十全だとは見なされえないだろう」と述べる。しかし同時にヌスバウムは、ある人が「人間性の点で十全」ではないとしても、われわれがその人に何を負っているかがそれによって示されたわけではない、ともはっきり述べている。このように、個人の道徳的人格性とその個人に対する他者の義務とのつながりに関するウォレンの強い主張を、ヌスバウムは否定している。ヌスバウムによれば、ある人が人間性の点で十全だと見なされないこともありうるが、それでもその人に対してわれわれは道徳的義務を負うのだ。ウォレンの立場の方がヌスバウムの立場よりも強く、より排他主義的である。

ヌスバウムの六番目の基準のもう一つの側面は、実践的理性の一部は善——しかもその人にとっての善だけでなく、善そのもの——に調和する形で選択する能力にある、という主張だ。実践的理性とは、自らが欲するもの、あるいは自らの欲求を満たすものを選ぶことだけに関わるのではなく、善であるものを選ぶことにも関わる。ヌスバウムは、何が善であるかについては客観的事実があると示唆している。では、それはいかなるものなのか？　トマス・スキャンロンがこの問いへの解答を試みている。

3　幸せの要素に関するスキャンロン、ヴィーチ、パーフィットの立場

デレク・パーフィットは、主として人格の時間的な同一性に関する問いに焦点を当てながら、人格についての詳細かつ影響力のある議論を展開した（Parfit 1984）。トマス・スキャンロンは、何が人

格を人格たらしめるのかという問いを直接には取り上げていないが、何が人の人生を良き人生にするのかというヌスバウムの二番目の問いを考察している。スキャンロンは、デレク・パーフィットからの大きな影響のもとで、何が人の人生を良いものにするのかという問いに答える三つの異なった説を取り上げている（Scanlon 1998 ; Parfit 1984）。第一は、スキャンロンが「経験説」（experiential theories）と呼ぶもので、人がもつ経験、またはもっと思われる経験が人生の良さを決定するという説だ。スキャンロンは、この種の説明に従うと行為者の人生は、忠誠心があるように見えるが偽りの友人に囲まれていても、誠実な友人に囲まれているのと同じように良いものとなるため、人を誤解に導くという理由でこの経験説を退ける。直観的には、たとえ当の行為者がその違いに決して気づかなくとも、忠誠心があるように見えるが偽りの友人に囲まれた生活は、真の友人に囲まれた人生ほど良いものではない。二番目は、人の欲求が満たされている度合いに応じてその人の人生の良さが決定されるという説であり、スキャンロンはこれを「欲求説」（desire theories）と名づけている。スキャンロンはこの説明を経験説ほど手早く退けはしなかったが、最終的には拒絶している。一つには、喫煙の欲求など、人は自分の幸せ（well-being）とは何の関係もないか、あるいはむしろ自分の幸せを進んで妨げるような欲求をもつことがあるように思われる。第二に、この説明によれば、人は任意に自分の欲求リストに項目を追加することができるが（「この食料品屋に卵があればいいのに」「明日が火曜日であればいいのに」）、いったんそれが満たされれば、その人の幸せは増すことになる。これはバカげているように思われる。これらの問題を回避しようとすると、多くの場合、「知識に基づく欲求」説に辿り着く。しかし人が「知識に基づく欲求」をもつとしても、問題は残る。特定の欲求あるいは特定の種類の欲求の満足は、なぜ他の欲求の満足より幸せを多くもたらすのか？　スキャンロンは、合理的な目的というものを導入することでこの問いに答えられると信じている。良き人生が良き人生であるのは、やりがいのある、価値あるものがそこで追求されるからだ。やりがいのある良きものについての客観的主張という概念がいったん導入されると、欲求説は、スキャンロンが「実質的善」（substantive good）とか「客観的リスト」（objective list）説と呼ぶ第三の説へと進化していく。これらの説によれば、「人生の質を評価するための基準であるが、当の人生を営む人の欲求に完全には依存していないような基準」が存在する（Scanlon 1998, 115）。欲求が合理的な人は、「卵が七番通路にあればいいのに」とか「時間よ、何があろうと前に進んでくれ」といった、ごくつまらないことをたんに欲するわけではなく、実質的な善を望むだろう。実践的理性はたんに行為者がたまたま欲するものではなく、客観的に良いものへとわれわれを導く、という点に、ヌスバウムと同じくスキャンロンも照準を合わせている。

スキャンロンは、これらの実質的な善のリストを提供しているわけではなく、それどころか、この種の説明においては一定の柔軟性が求められると主張する（Scanlon 1998）。しかし、それと同時に、彼の「理性的な目標」基準は、もしそれがないとすると素朴な欲求説を損なってしまう〈主観性の弊害〉から彼を救っている。スキャンロンは、詳細な説明は彼の議論の抽象度をはるかに超えるかもしれないと主張する。良き人生の実質的目標を描くことに彼が不安を覚えていたせいで、読者は、そのような人生が何によって成り立っているのかについての手掛かりをほとんど手にすることができない。

あるところで彼は、たいていの人は「経歴、友情、結婚と家族関係、それに政治および宗教への関与によって定義されるかなり控えめな包括的目標」をもっていると主張している（Scanlon 1998, 122）。スキャンロンの友情に関する論考は詳細に引用する価値がある。

自分自身が誰かの友人でなければ、人は友情がもたらす内在的恩恵に与ることはない。友人であることは、友情に価値を置くことを含む。すなわちそれは、良い友人であることを、私が用いる「目標」という語の広い意味での、人の目標の一つとすることを含む。友人について気にも留めていないが、それでも他人が構ってくれる厭世家は、友人が提供する支援といった友情の手段的恩恵を幾分かは得るかもしれないが、他人との特別な関係に入ることによる恩恵を得ることない。なぜなら、彼は誰ともそうした関係をもたないからである。……要点は一般的なものだ。人生は、その人のもつ計画や価値観が意味あるものなら、自分の計画を成功させ自分の価値観に従って生きることでより良いものとなる。しかしこれらの目標が意味あるものであるなら、それに成功することは他の点でもその人生をより良いものとするだろう。このことは友情に関して正しい。というのも、誰かとこの関係に入ることはそれ自体が良いことだからである（たとえそれが、特定の目的をもつことに依存する関係だとしても）。そして私は、例えばさまざまな形の卓越さの達成に関しても同じことが言えると信じている。（Scanlon 1998, 123–124）

友情は、すべての人ではなくともほとんどの人が共有する包括的目標の一つだ。スキャンロンによれば、友情の恩恵は、誰かと友人関係をもつことのできる人だけに生ずるものである。このように、ほとんどの人が共有する包括的目標の一つは、他者との相互承認的関係を含む。アルヴィン・ゴールドマンは、彼の言う「人生の質に影響を与える社会的な心的交流」について同じようなことを指摘している(Goldman 2006, 298)。多くの社交的イベント(パーティ、パレード、パフォーマンス)は、たんに実体験(カクテルや食べ物、勝利、音楽)によってのみならず、それらが他の行為者と共有されるというまさにその理由で、われわれの人生の質に対して有益な貢献をする。人とともにいることは、そうでないことよりも良いことだ。

スキャンロンの議論においては、いくつかの主張が際立っている。第一は、たんに自分の願望が満たされるだけでは良い人生にはならないという主張だ。第二はヌスバウムの主張と一致しているが、それによれば、〈ある人生が良き人生となるために満たされねばならない理性的目標〉というものが存在する。彼の説明は主観主義的ではなく、特定の客観的な目標が満たされるかどうかに従って良くなったり悪くなったりする人生の記述を与えている。第三にスキャンロンは、かなり控え目ではあるが、それらの客観的基準がどういうものであるかについての手掛かりを与えている。こうした基準は主として関係性に基づくものであり、結婚、家族、宗教への関与、そして最もはっきりしたものとして友情がある。

スキャンロンの議論は、何が道徳共同体のメンバーであることをもたらすのかということばかりでなく、何が良い人生をもたらすのかということも論じている点で、ウォレンの先を歩んでいる。このことを論ずる中で、スキャンロンは、人が他者との間にもつ関係について重要な主張をなした。人間にとっての良き人生には、相互承認的な関係が含まれているのだ。

心の理論に障害がある人にとってこのことが何を意味するのかが、ここで問題となってくる。しかし、スキャンロンの「理性的な目標についての知識に基づく欲求」説のより完全な説明が、ヴィーチによって与えられている。ヴィーチは、インフォームド・コンセントや、患者による直接同意に代わる代理同意に関する問題に取り組んでいる生命倫理学者だ。大事故の後で緊急手術が必要になった場合など、これまで決定能力のあった患者が自分の医療に関して情報に基づく決定ができなくなるようなケースがある。もしその患者自身が選択できるならば、どのような治療を選ぶだろうか？　この問題の解決には、望ましい順で以下の三つの基準が一般に引き合いに出される。第一に決定は、患者がそれまでにはっきりと示していた願望に基づいてなされるべきだ。患者がそのような事態において何を望むかを文書にしている場合には、その指示に従うべきである。あらかじめなされた明示的な指示が利用できない場合には、その状況において患者が同意能力をもっていたとすれば何に同意したであろうか、ということを根拠とした代理判断に基づいて、代理意思決定者が決定を下すべきだ。この反事実的想定は、患者自身の考え方や好みを考慮して確定されなければならない。最後に、これらのいずれの選択肢も存在しない場合、代理意思決定者は、最善の利益（best interest）という基準に基づいて選択をしなければならない。それは、患者の幸せを最大限に推進するであろう行為を選ぶことだ。患者にとっての最善の利益は、健康はもちろん、より良き人生に寄与するであろう多種多様な結果に関しても、患者の幸せを含んだものでなければならない。患者が緊急事態にありながら、何をすべきかについての明確な文書も存在せず、代理判断を下せるほど患者の考え方や好みを知る代理人も存在しないようなケースが多いので、医療の専門職はしばしば、患者に何をすべきかを決定するのに最善の利益という基準を用いざるをえない立場に立たされる。かくして、患者の最善の利益とは何なのかについてのより完全な理解が、ヴィーチにとっての重要な関心事となる。

最善の利益という基準の複雑さを理解するために、ヴィーチは、幸せとは何に存するのかを論ずる。ヴィーチは、幸せを説明するいくつかの説をスキャンロンと極めてよく似た仕方で分類している(Veatch 1999)。ヴィーチもスキャンロン同様、その議論をパーフィットに負うところが大きい。これらの説の第一は快楽説である。つまり、行為者を最も楽しませるものが幸せに貢献するものだ。第二は、先に論じたものに似た欲求充足説である。第三は客観的リスト説だ。このように、スキャンロンとヴィーチは、同じようにパーフィットに頼っているので、互いに共通するところが多い。客観的リスト説についてヴィーチは、「患者にとっての善は客観的であり患者にとって外在的なものである、という考え方が確かに働いている」と述べる(Veatch 1999, 526)。頭部外傷を受けた被害者が代理人を伴わず緊急治療室に運ばれてきて、外科医は二つの手術のうちどちらを行うべきかを決断しなければならない、という場面を想像してみよう。この場合、それぞれの手術の結果がどうなるかは明らかでも、患者自身は何を望むのだろうか? 快楽説に基づいて「何であれ患者が最も幸福になるようなことをせよ」と言われたら、外科医は、真実ではあるが極めて非現実的なアドバイスを受けたことになるだろう。欲求充足説も同様に、何も教えてくれない。「患者が欲求を満たすのに助けとなるような行為を選べ」は正しいかもしれないが、この状況においてはまったく役に立たない。それに対して客観的リスト説は、患者の幸せに貢献するであろうものについて事実に基づく主張を提供する。「結婚、家族、宗教への関与、そして最もはっきりしたものとして友情に関わる患者の能力に貢献できる手術を選べ！」とスキャンロン医師は命ずる。ここで言われている行為方針とは、知識を踏まえた欲求に基づくならすべての行為者が客観的な意味において共有するはずの、理性的目的に従うことだ。このアドバイスを受けて、外科医はどの行為を行わなければならないかを知る。患者の同意がない場合、客観的リスト説のみが、患者は何を望んでいるのかまた医師は患者に何をなすべきなのか、という疑問に答える実質的な方法として役立つのである。

ヴィーチは、この研究を行っているパーフィット、バーナード・ガート（Bernard Gert）、デイヴィド・デグラチア（David DeGrazia）といった人々を引用しているが、幸せに貢献する善についての彼自身のリストは提示していない。ヴィーチは、彼らの研究からいくつかの教訓を引き出している。すなわち、ガートによれば、客観的善に関する哲学者たちのリストにはかなり共通するものがある。デグラチアによれば、精神的な幸せ、自由、ならびに「深い個人的関係」が人々にとっての善である（Veatch 1999）。パーフィットによれば、これらの善のいくつかは「道徳的善、理性的活動、自己の能力開発、子供をもつこと、良き親であること、知識、真の美に対する認識を含むかもしれず」、悪いことのいくつかは「裏切られること、操られること、中傷されること、だまされること、自由や尊厳を奪われること、サディスティックな喜びを楽しんだり、実際には醜いものの中に美的な喜びを見いだしたりすることを含むかもしれない」（Parfit 1984, 499, 邦訳六七五頁）。これらの客観的リストに何が含まれるかについては完全な合意はなく、ある程度、主観性が入っている。患者からの情報がなければ、医師は、客観的善のリストに載っているものに対するそれぞれの患者の好みや、好みの間での優先順位を正確に知ることができない。しかし、最終的にヴィーチは、臨床判断において最善の利益という基準を用いるための手段としては、客観的リスト説は満足のいくものではないと考える。なぜなら、臨床家が患者について知っていることと、実際に客観的に見て患者の最善の利益となっているものとの間にはギャップが存在するからだ。

パーフィットも同様に客観的リスト説を進んで支持しようとはしてはいないが、その理由は異なっている。パーフィットは幸せについての彼の論考の最後で、客観的リストなき快楽説は誤りであるが、快楽なき客観的リストはいわゆる客観的善を経験する人にとってむなしいものだ、と締めくくっている。それゆえ、善きことを経験し、そこから真の喜びを得ることが人にとって最高のことなのだ(Parfit 1984)。

以上をまとめると、スキャンロン、ヴィーチ、パーフィットが提供している議論から、いくつかの興味ある結論を引き出すことができる。第一に善に関しては、道徳理論と応用倫理学の両方の観点から見て、客観的リスト説は、経験説／快楽説や、知識を踏まえない欲求説より推奨できる部分が多い。パーフィットは客観的リストのみを採用しているわけではないが、客観的リストなき快楽説は説得力に欠けると考えている。第二に、哲学者は(a)客観的善の正確なリストを作るのが嫌いであるか、あるいは(b)客観的善のリストを作る際に極めて曖昧であるので、リストはほとんど――本当にほとんど――使い物にならない。客観的リストは有益かもしれないが、何が「患者にとって客観的に最善の利益なのか」は、治療に当たる医師の知識を超えたものであるかもしれない。これがヴィーチの立場だ(Veatch 1999, 526)。人は結婚しなければならないのか？　子供をもたなければならないのか？　職業や友人をもたなければならないのか？　哲学者が一方の側を強く非難することはめったになく、仮にそうしたとしても、他の哲学者がその結論に直ちに反論することになるだろう。第三の結論は、客観的リストの曖昧さにも関わらず、それらが共通して支持している何かがありそうだということである。それは、他の人間との関係が人の幸せに本質的な貢献をなしているという点だ。他の人間との交流は非常に重要であり、それなしに人の幸せがあるとはとても言えない。この交流が例えば子供をもつという形態でなければならない、とは誰も主張しない。しかし、幸せには他者との関係が必要である。悪い事態についてのパーフィットのリストが、裏切りや欺きや個人的関係の悪化など、圧倒的に関係構築の失敗に関するものであることは教訓的だ。したがって、こうした関係性のより徹底的な吟味が行われなければならない。

4　人間的形態をした社会生活に関するホブソンの立場

ピーター・ホブソンは次のような問いを取り上げている。「人間的形態をした社会生活を送るとはどういうことなのか？」(Hobson 1993, 1)。ホブソンの関心は人間らしさ、あるいは人格を構成する内在的性質ではなく、人間らしい生活を送るために持たなければならないような相互関係についての問いにある。ホブソンの立場は、「人格の形而上学においては内在的性質だけが用いられている」ことに異議を唱えたキテイの立場に似ている（Kittay 2005, 107–108)。

ホブソンは、人間に本質的な性質の中には、他の人間が心をもつことを認識し、この理解を反映する仕方で他の人間との関係をもつことが含まれると信じている。人間は「相互的な対人関係」に参加し、「〈世界に向けられた各々自身の心理的方向性をもった意識〉の個別化された中心、という他者に対する理解」だけでなく、そうした他者を受け入れる「感情的な準備」をも示す（Hobson 1993, 1）。

ホブソンによれば、社会生活は「自分自身と他者を人格として理解する人格同士の関係によって成り立っている（Hobson 1993, 1）。したがって、心の理論を欠いた人は、ホブソンが「人間的形態をした社会生活」に参加する上で不可欠と考える条件の一つを満たせない。この時点で、「人間的形態をした社会生活」から人格間の相互関係にホブソンの話が移行していることに注目すべきである。何が他者を人格にしているのかを知るためには、われわれは人格をたんなる事物として扱ってはいない、ということを知る必要がある。したがって、人々の間の相互関係は、実際に他の人々が存在することを知る上での本質的部分なのだ。

人格とは何かを知るためには、自分自身と他者の間に存在するような関係――とくに感情に基づく相互承認的関係（reciprocal relation）――を経験し、理解する必要がある。例えば、人々を常に事物として経験し扱うことができるわけではないということを知らなければ、その人は、人格についての十全な概念をもつことはできないだろう。（Hobson 1993, 2）

他者と特定の関係を結ぶことがどういうことかの概念をもたない人は、ウィトゲンシュタインの言う人間の「生活形式」を失っており、そのために十全な人生を送ることができない人である。ホブソンは、自らがある時期ケアをしたアスペルガー症候群の男性を例に挙げて、友人であるとはどういうことかを知るためには誰かの友人とならなければならない、と論じている。悲しいことにこの若い男性は、他者との相互承認的関係に入れなかったので、他者との関係に無感覚であり、友人であることも、友人をもつことも、それどころか友人という概念をつかむことすらできなかった。同様に、人格という概念をもつことがどういうことかを理解するためには、人は他者と人格相互の関係をもたねばならない。ホブソンの主張はローソンによって引き継がれているが、ローソンは、心の理論を欠いた人には使うことのできない共感の働きを、「人間社会を可能にする要因とさえ考えられる」特質だと捉えている（Lawson 2003, 191）。

ホブソンはウォレンよりもさらに議論を進める。まずホブソンは、ある個人を道徳共同体のメンバーにするものは何かということにだけ関心があるのではなく、人格性（personhood）にも関心をもっている。第二に、人格性にとって本質的なのは、たんなる意識ではなく、他の人格についての意識である。相手が事物であるかのように他者と関係を結ぶことは、他者が人格であるとはどういうことかを認識できていないことを示している。人格を人格のように扱うという振る舞いは、個人を人格として認識することに成功したということの一部だ。相手が事物であるかのように人格と付き合うのは十分ではない。むしろ人格は、特別な仕方で扱われねばならないのだ。他の人格と付き合いながらも、彼らを人格のようにはまったく扱わないならば、その人は、彼らを人格であるとは認識していないということになるだろう。

ホブソンが焦点を当てているのは、人格であるとはどういうことか、とくに他の人格と接触するとはどういうことかに関する認知的性質ではなく、それらに関する身体的、情動的、感情的側面である。他者に対してこれらの段階を踏んでいくとき、われわれはホブソンの言う「相互承認的行為」に加わっていることになる。これらの行為は感情的で道徳的なものだが、ホブソンは同時に、他者に向かうこうした動きが認識の面でも重要だと考える。相手が人格だと知ること、そして他者を人格として認識することがどういうことかと言えば、それは、このような仕方で相互承認することなのだ。この感情面での相互承認はまた、他の人格の身体的現前を重要なものとする。人格の相互承認的本性は、受肉した経験のうちにある。この相互承認によって行動の方向性を他者に帰属することが可能となるが、この方向性のうちには、命題的態度として一部は理解することのできる志向性を他者がもっているという主張、そしてまた、彼らの外界に対する反応が部分的には彼らの命題的態度の内容を条件づけるという主張が含まれている。ホブソンは、人格が他の人格と取り結ぶ関係性をマルチン・ブーバー (Martin Buber) の「われ－汝」関係になぞらえ、「われ－それ」関係にも似た、人と対象との関係と対比させている (Hobson 1993, 5; Buber 2002)。人は家具との間に「われ－それ」の関係をもつことができるが、他の人格は「われ－汝」関係を要求するのだ。

最終的には、われわれが自己知を獲得する方法は、他者に関する知識を介することである。つまり、他者の命題的態度についての知識は、「他者が他者本人に対するときの立場に立つ」ことをわれわれに可能にする (Hobson 1993, 5)。他者を知ることによってわれわれは自分自身を知る、というホブソンの立場は、第一章で考察したTTとSTの議論を思い起こさせる。心の理論はわれわれが他者を知るためのメカニズムであるが、またそれは、われわれがわれわれ自身を知るのと同じメカニズムなのだろうか？　たとえそれらのメカニズムが同一でなくとも、ホブソンは、われわれは他者を知らずしては自分自身を真に知ることはできず、その逆もまた真だ、という主張にコミットしている。ホブソンの次の主張には、自閉症の内観に関するフリスとハッペの論点が反響している。すなわち、他人をメンタライジングする存在として認めることができなければ、自分自身をメンタライジングする存在として認めることもできない。

　ホブソンの問いはウォレンの問いと同じである。ある者を、人格、つまり道徳共同体のメンバーとするものは何か？　ホブソンの答えは、良き人生と幸せに関するヌスバウム、スキャンロン、ヴィーチ、パーフィットの主張と多くを共有している。人格であるということは、内在的な性質ではなく関係的な性質、とくにその者が他の人格との間にもつ関係に根ざすものだ。ヌスバウム、スキャンロン、ヴィーチ、パーフィットは、これらの関係は人生がうまくいくということの一部をなすと考えているが、しかしホブソンによれば、それらは人生がうまくいくということに関わっているだけのものではなく、ある人がそもそも人格であるということ、つまり道徳共同体のメンバーであるということにも関わっている。ホブソンの説明によれば、自閉症者は心の理論が欠けているために、道徳共同体のメンバーにはなれない。ホブソンにとって自閉症者は道徳共同体の外に存在し、生物学的には人間であっても、道徳的意味においては人格でない。マクギアはホブソンのアプローチに警告を発している。「……われわれは、ホブソンの説明を含めて、認知のみに偏った見方でこうした逸脱を概念化するいかなる説明に対しても、すなわち、自閉症児は心の理論を欠いているがゆえにわれわれをある仕方で見ることができないのだ、ということを強調するいかなる説明に対しても警戒する必要がある……」

(McGeer 2001, 124)。マクギアの論点は、自閉症者は非自閉症者にとって謎なのだが、しかし同様に、非自閉症者も自閉症者にとって謎なのだということである。「何らかの方法論的謙虚さが必要である」と彼女は警告している (McGeer 2001, 127)。

マクギアの警告の言葉が聞き入れられなかったとすれば、自閉症者はどこに置き去りにされるのだろうか？　この問いに対する一つの過激な答えが、ピアーズ・ベンによって示されている。

5　過激な見解――道徳共同体のメンバーの資格をある人たちには認めないことに関するベンの立場

ここまでの議論は、道徳的な人格、良き人生、あるいは道徳共同体のメンバーとなる条件を構成するものは何か、ということに関する一連の見解を分類するものであった。しかし、これらの主張を進めて、ある人々を道徳共同体から排除するという極端な段階にまで至った哲学者はほとんどいない。ホブソンはこの種の主張をしている。そして、この方向に動いたもう一人の哲学者が、ピアーズ・ベンだ。

ベンはホブソン同様、人格というものを構成する関係的性質を考察する。ベンの主張は、人格の関係的および感情的側面に関するホブソンの主張を反映しているが、それは、自閉症者を含むある人々を道徳的考慮の対象から排除するためである (Benn 1999)。ベンの研究はP・F・ストローソン (P. F. Strawson) の論考、とくにストローソンの「自由と怒り」(Strawson 1974) から影響を受けている。以下は、ベンによるストローソンの議論の焼き直しだ。


⑴反応的態度（reactive attitude）をもつことのできる者だけが、反応的態度の対象となることができる。

⑵自閉症者は反応的態度をもつことができない。

⑶ゆえに、自閉症者は反応的態度の対象となることができない。

⑷反応的態度をもち、反応的態度の対象となることができる人々だけが道徳共同体のメンバーである。

⑸したがって、自閉症者は道徳共同体のメンバーではない。


ベンは、反応的態度をもたないものが反応的態度の対象となった場合の間違いを例証することによって、第一の前提の証明を試みている。ストローソンにならって、ベンは反応的態度を怒り、欲求不満、誇りといった感情と同一視する。怒りは、それに対して逆に怒ることのできる人に向けられたときにのみ適切だ、とベンは考える。もし台風があなたの家を壊したとしても、台風に怒ることは意味をなさない。台風自身は、怒ることができないからだ。たとえ台風に怒ったとしても、理性ある行為者はそうすることが不毛でバカげたことであるのを知っている。怒りは、その感情を自らがもつことのできる相手に向けられたときにのみ適切である。そうでない怒りは、反応的態度の対象に関して存在論的過ちを犯しているのだ。この前提に対するベンの正当化はホブソンのとは異なっているが、類似性も示されている。ホブソンも反応的態度に焦点を当てているが、彼によれば、それはたんに理性や意識だけではなく感情的関係の基盤でもある。ホブソンもベンも、スキャンロン、ヴィーチ、パーフィットが考察した客観的リストの一部としての関係性に着目し、こうした関係性がもつ一層深い意味を解明しようとしている。例えば、ベンは、相手が「真に関わりうる」ような人でないなら、われわれはその人に対して反応的態度をとることを止めるのだ、と述べる（Benn 1999, 31）。

二番目の前提は、自閉症者に関する実証的研究によって支持されている。先に引いたフリスからの長い引用に沿って言うなら、心の理論とメンタライジング能力の両方の欠陥は、情動的状況における適切な反応を妨げる。DSM－Ⅳの基準によれば、自閉症者は「相互承認的な社会的相互行為において質的障害」を示す（アメリカ精神医学会 1994, 70）。心の理論を欠き、それゆえ他者に志向的態度を完全には帰属させることができないような人は、他者が反応的態度をもっているとは見なさない。自閉症者にとって、他者が反応的態度をもっていないならば、他者は反応的態度の適切な対象とはならない。同様に、自閉症者は、他者に反応的態度を帰属させることができないので、自分自身が反応的態度をもつことがない。

第三の主張は最初の二つの前提から導かれる。

続いてベンは、第四の前提を弁護するにあたり、再びストローソンを引用する。われわれにとって、「通常の対人関係」に参加することは「人間生活の普遍的枠組み」の一部であるから、そうしないことは考えられない（Benn 1999, 30）。こうした関係に参加しない人たちは道徳共同体のメンバーではない。ここには客観的リストの主張が反映されているが、ベンは、客観的リストに関する以前の議論よりさらに強い主張をしている。以前の議論では、何が人生を良き人生にするのかが考察されていた。その人の幸せにどんな活動や特質が寄与しているのか？　ベンの関心事は少し違っている。それは、そもそも道徳的行為者の人生に貢献する活動や特質とは何なのか、というものだ。これらの特質がなければ、その人は悪しき人生を生きている人だというだけでなく、その人は道徳的な意味でそもそも人（人格）ではない。理性はわれわれの道徳的人格性に重要な役割を果たしているかもしれないが、ベンの論点は理性についてのものではない。理性ではなく、反応的態度が最も重要な役割を果たしているのだ。「誇りや罪悪感といった、どんな反応的態度を自分自身について形成しようとも、それは、行為者であるという私自身の感覚の切り離しえない一部なのである」（Benn 1999, 31）。これらの反応的態度をもたない人たち、子供やサイコパスや自閉症者は、道徳共同体のメンバーではない。とはいえ、「これらの態度を形成する能力」を現にもっている子供はもちろん、「正常な発達過程を通してそれらを形成するという潜在的可能性」しか現在もっていない定型発達の子供ですらも、道徳共同体のメンバーとして扱うことができる。そのような扱いを通して、子供たちは、自分の反応的態度に対する大人の反応を経験しながら道徳共同体の中に入り込む（Benn 1999, 35）。ベンは精神病理にも程度があること、そしてその限りで、道徳共同体のメンバー資格にも程度がありうることを認めている。同じ理屈で、心の理論をもっているおかげで他者に対する反応的態度をもつことのできる高機能自閉症者は、おそらく、道徳共同体のメンバーである。しかし、心の理論が損なわれているせいで他者に対する反応的態度をもつことのできない人は、そこから排除される。反応的態度をもたないがゆえに台風が道徳的行為者でないのと同様に、反応的態度をもたない人たちもまた道徳的行為者ではない。

心の理論が欠けている人は他人に反応的態度を帰属させることができないので、反応的態度の対象ではありえない。したがって、彼は道徳共同体の外側に存在する。

この議論に対する反論は、前提(1)、(2)および(4)に対してなすのが最も効果的である。前提(1)は、反応的態度を自分自身でもたない人に反応的態度をとるのは誤りだと述べる。しかしこれは本当に誤りなのだろうか？　これが誤りであるなら、一見して理性的な行為者も、あまりにしばしば誤りを犯していることになる。台風もコンピュータも見事なまでに無関心のままなのに、人は台風に怒ったり、コンピュータに欲求不満を感じたりする。「感傷的誤謬」（pathetic fallacy）は、自然の静けさや喧騒のうちに、登場人物の内面の静けさや混乱を映し出す文学上の表現手段である。嵐の中のリア王や、陰鬱な湿地に立つヒースクリフを考えてみるとよい。しかし志向性を欠いた天候や周囲環境の他の要素が感情的状態を反映していると示唆することは、有用な文学上の表現手段ではあるが、誤謬であることには変わりはない。他の点では理性的である行為者が自分の反応的態度においてしばしば過ちを犯すという事実は、前提(1)を否定する理由にはならない。

前提(2)に対する反論は、最近、デイヴィド・シューメイカー（David Shoemaker）によって明確に述べられた（Shoemaker 2007）。シューメイカーは、道徳的行為者であるための一連の必要十分条件を提案している。彼の立場は、道徳的理由を把握し適用する能力と、その理由に従って行動する力が道徳的行為者であるための基盤だ、というP・F・ストローソンやR・ジェイ・ウォラス（R. Jay Wallace）の説明から展開されたものであり、この立場をシューメイカーは、道徳的行為者であることに関する道徳的理由基盤説（ＭＲＢＴ）と呼んでいる。シューメイカーはサイコパス、道徳的フェティシスト、高機能自閉症者、および知的障害者といった、道徳的行為者であるか否かの境界にいる人々について考察しており、彼らの事例はすべてMRBTを洗練させるきっかけとなっている。シューメイカーによれば、サイコパスと道徳的フェティシストは道徳的行為者ではないが、高機能自閉症者と知的障害者はそうである。こうした事例を踏まえてMRBTを洗練させた結果、シューメイカーは、道徳的行為者であることについて以下のような説明を与えるに至った。彼の信じるところでは、それは最終的で完全な説明である。

MRBT第5版：道徳的振る舞いは理由に基づく側面と情動的側面の両方に現れる反応的態度によって表現されるが、人は、その道徳的振る舞いを通して、二人称の道徳的理由の源泉——すなわち、自分の行動の影響を受ける（場合によっては複数の）相手やその適切な代表者——に対する共感に身を委ねるようになる限りにおいて、以下の(a)、(b)をともに満たす場合、そしてその場合に限り、道徳共同体のメンバー、すなわち〈道徳的責任と対人関係に関して適格な道徳的行為者〉である。(a)自分の行動によって影響を受ける（場合によっては複数の）相手やその適切な代表者に対する自分の共感に（どのようなやり方であれ）身を委ねることによって発見できる二人称の道徳的理由を認識し、説明に用いることができる。(b)そうした二人称の道徳的理由の源泉を思いやることが可能であるがゆえに、その道徳的理由が自分の行為の動機となりうる。(Shoemaker 2007, 107)

シューメイカーはこの分析の中で二つの重要な点を提示している。第一は、他者への配慮によって適切に動機づけられることを道徳的行為者に要求する、彼の二番目の必要条件に関するものだ。この点では、自閉症の行為者は合格するが、サイコパスは合格しない。自閉症者は他者への配慮を動機づけの要素として見ることができるが、サイコパスはこのような配慮には無関心なままである。しかし、シューメイカーの第一の必要条件、つまり道徳的行為者は、そのやり方はどうあれ、共感に身を委ねることによって発見した二人称の道徳的理由を認識し、それを説明に用いることができなければならない、という必要条件の方はどうだろうか? この主張を理解するためには、「共感に身を委ねる」ということの説明が必要だ。シューメイカーは、「共感に身を委ねること」(identifying empathy) は「他者との一体化 (identifying with others) を人が語る際に関連してくるものだ」と主張する。「われわれは、彼らにとって世界がどのようなものであるかを理解できるだけでなく、彼らが感じているものを彼らが感じる仕方で感じることができる。一般に、対人関係の中心にあるのがこの種の情動的関与であり、それは私が『共感に身を委ねること』と呼んでいるものだ」(Shoemaker 2007, 98-99)。サイコパスは共感に身を委ねることができないが、高機能自閉症者にはそれができる、とシューメイカーは主張する。自閉症者は他者の情動的状態を理解する上で必要となるシミュレーションを行うことはできないかもしれないが、「それでも、道徳的行為者というものを基本的に構成する情動的交流はできる」とシューメイカーは認めている。「ただその交流に至るまでのプロセスが、非自閉症者よりはるかに間接的だというにすぎない」(Shoemaker 2007, 100)。道徳的行為者は、そのやり方はどうあれ、共感に身を委ねることによって理由を発見できなければならない、というMRBT第5版(a)として一部が表現されているシューメイカーの主張は、これによって理解できるものとなる。自閉症者はこれらのシミュレーションを自分で行うことができないかもしれない（なぜジョンは寒さに震えているの？）が、いったん他者の志向的状態の内容が明らかになれば（マーシー、ぼくは風邪をひくのが心配なんだけど、いまは立って窓を閉めにいけないんだ）、それを行為（窓を閉める）の理由として見ることができる。これが、ベンの論証の第二の前提に対するシューメイカーの反論の根拠である。すなわち自閉症者は、そのやり方が回りくどくなったとしても、共感に身を委ねることによって反応的態度をもつことができるのだ。

しかし、この見解には二つの問題がある。第一にシューメイカーは、他者の志向的状態に対して間接的なアクセスしかもっていない、ということに関連した困難を過小評価しているかもしれない。もちろん、われわれの誰もが他者の志向的状態に対して間接的なアクセスしかもっていない、ということはある意味で正しいが、心の理論の欠陥から生ずる自閉症者の困難はことのほか大きい。自閉症者にとってこうしたシミュレーションは多くの場合まったくできないし、できても多大の苦労を要するようなものであるにもかかわらず、道徳的行為者として振る舞い続けるよう彼に求めるのは、「〈ねばならない〉は〈できる〉を含意する」という道徳的原理に反する。マーシーが自閉症であったとしよう。彼女が目にしたのはジョンが震えて歯をガチガチいわせている有様だけだったとしたら、そのとき窓を閉めなかったことに彼女の道徳的責任があるのだろうか？　窓を閉めてほしいとジョンがはっきり頼んだわけではないのだから、責任があると言うなら、われわれは彼女に多くを期待しすぎているのかもしれない。さらに、共感に身を委ねることがそもそも必要なのかどうかも明らかではない。人が何かを感じている時に〈その感じられている何かを感じるよう心を動かされること〉が、道徳的行為者であるための要件だとするならば、この敷居は自閉症者にとっても非自閉症者にとっても高すぎる。第二の問題は、シューメイカーが統一意識的な見方を予期してもいなければ説明もしていない、という点である。その見方は心の理論の欠陥のせいで自閉症者に生ずることがあるが、その見方に囚われれば、彼らは自分以外の誰もが自分と同じ志向的状態をもっていると誤って信じてしまう。この場合、その自閉症者は二人称の道徳的理由を適用するが、それは共感に身を委ねることによって発見されたものではない。したがって、先の第二の前提に応答しようとするシューメイカーの試みは、自閉症者が直面している心の理論の欠陥の重要性を、十分には考慮していないということになるだろう。

ベンの論証の第四の前提も問題を孕んでいる。反応的態度をもつことと、反応的態度の対象であることと、道徳的行為者であることとの間に、どのようなつながりがあるのだろうか？　反応的態度は「行為者であるというわれわれ自身の感覚の一部である」、とベンは主張する（Benn 1999, 31）。不正を見て行為者が怒りをもつという事実、あるいは彼が不正にずっと染まっているのを見て他人は正しくも彼に怒りをもつという事実、そして彼がこれら両方の事実を認識しているという事実は、彼が自分自身を道徳的行為者として認識しているということの一部だ。これは、行為者が自分自身を道徳的行為者として認識することに関する認識論的主張であって、ある人が現に道徳的行為者であるための性質に関する形而上学的主張ではない。ベンは、道徳的行為者でありながらも道徳的行為者であるという事実に気づいていない、ということは不可能だと主張しているのだろうか？　おそらく認識論的論点と形而上学的論点は、分かちがたく結びついているだろう。例えば、自分の道徳的義務に関する信念はその人が道徳的行為者であるのに十分であり、たとえその行為者がそれらの道徳的義務について間違っていたとしても、その行為者が道徳的義務に関する信念をもっているというまさにその事実が、彼の道徳的行為者性を立証している。

この筋の議論に対する反論は、道徳的責任がありながらも行為者はそれを知らないことがありうる、という事実から出てくる。行為者が自分の認識していない道徳的義務を負っているということもありうるのだ。同様に、自分が行為者であることとそのことに、行為者が気づかないということがありうるだろうか？　この反論はあまり説得力があるようには見えない。行為者が自分の認識していない道徳的義務をもつこともありうる、というのは本当だ。しかし、「私には道徳的義務があるのだろうか？」と自問するという事実そのものが、その行為者に道徳的義務をもたせるのに十分であるように思われる。道徳的義務の可能性に関する内省は、道徳的義務をもつための十分条件である。

この点で、第一章で述べた内観の欠如が重要となってくる。心の理論の欠陥は、たんに他の行為者を理解する自閉症者の能力を損なうだけでなく、自分自身を理解する能力を損なう可能性もある。つまり自閉症者はまさに、「私には道徳的義務があるのか？」という疑問がわかないような人であるかもしれない。自分に道徳的義務があるという考えがまったく生じず、反応的態度をもたず、また他者の反応的態度の対象でもないとすれば、その人は、一体どういう意味で道徳的行為者であるのだろうか？　これがベンの論点だ。つまり、反応的態度の欠如のせいで、道徳的義務に無感覚な人々が存在するのだ。

しかし、反応的態度をその人に帰属させるのがこのような意味で適切でないとしても、それは、その人を道徳的行為者でないとする一見して十分な条件とはならないように思われる。例えば、アリストテレスは怒りの道徳的重要性を知っていた。不正が発生したならば、怒ること、しかも然るべき仕方で怒ることが重要だとアリストテレスは主張する。つまり然るべき人に対して、然るべき程度で、然るべき時に、然るべき理由によって、怒ることが（Aristotle 1955, 1109a27, 邦訳八〇頁）。この主張は、われわれが然るべき仕方で怒ることに失敗するかもしれないという可能性を暗示している。これらの失敗の一つは、まったく怒らないことであろう。エリンが不正に対して怒らないからといって、彼女は、道徳的行為者であることを免除されるわけではない。むしろアリストテレスにとっては、エリンはたんに自分の義務を果たさなかった道徳的行為者というにすぎないだろう。ある人が他者に対して反応的態度をもっていないとしても、その人は、道徳的行為者であることから逃れられるわけではない。おそらく、人を道徳的行為者にするのは他者に対する反応的態度の帰属ではなく、他者がその人に反応的態度をもつのも当然だという事実が、その人を道徳的行為者にするのであろう。エリンが反応的態度の適切な対象になることは可能だ。エリンが道徳的に行為するのに失敗したとき彼女に怒ることが正当でありうるならば、つまり彼女がそのような反応的態度の適切な対象であるならば、彼女は道徳的行為者としての資格をもっている。エリンは道徳的行為者であるが、台風はそうではない。それはまさしく、エリンが他者の怒りの適切な対象でありうるのに対して、台風はそうではないからだ。これが正しく聞こえる理由はそれが正しいからだが、これはまた論点先取でもある。ある人に道徳的責任がありうると主張することが正しいならば、その人は道徳的責任をもちうるような人である。ベンは、われわれがまだ知らない何かを語ったのだろうか？

おそらく、ベンはその何かを語ったのだ。それは、彼が、反応的態度をもてない自閉症者は道徳的責任をもたないと主張しただけでなく、非自閉症者も彼らに対して道徳的責任をもたないと主張した点においてである。エリンが反応的態度をもち、かつ反応的態度の対象でありうる限りにおいて、道徳的行為者は彼女に何かを負っている。台風は反応的態度をもっていないのだから、台風に何かを負っている人は誰もいない。ウォレンは、道徳共同体の外側にいる人々は完全な道徳的権利をもつわけではないと主張する。ベンはウォレンより一歩進めて、自閉症者は道徳共同体の外側にいるのだから、道徳的行為者は自閉症者に道徳的義務を負っていない、と述べる。ベンの主張は、自閉症者がわれわれに負っているものと、われわれが自閉症者に負っているものの両方に関わっている。相互承認が欠落しているがゆえに、どちらの答えも同じになる。すなわち、どちらもまったく何も負っていないのだ。

6　この過激な見解に対する反駁
——他者が排除されるとき、何が失われるか

> 精神障害とは、個人と症候群が最も混乱した状態で絡み合っているものだ。臨床上の課題は、症候群の中から道徳的行為者を探し出しそれを育むこと、すなわち患者の自律的な人格を保全することである。それゆえ精神科は他に還元しようのない道徳的企てであり、「真の」人格とは何であるのかに関する見解の相違が、多くの専門的な論争を巻き起こしている。(Scheurich 2002, 15)

相互承認は両刃の剣だ。ベンのように道徳的配慮から自閉症者を排除すれば、自閉症者を非自閉症者から切り離すだけでなく、非自閉症者をも自閉症者から切り離すことになる。もしこの相互承認の欠落が自閉症者にとって破壊的であるならば、非自閉症者にとっても破壊的である（Adashead 1999）。道徳的配慮から外すことによって人が他者を遠ざけるとき、何が失われるだろうか？　排除による害悪は二つのレベルで現れてくる。第一に、この態度から道徳的に誤った行為が生まれてくる可能性がある。第二に、自閉症者であれ非自閉症者であれ、誰かが道徳的配慮から除外されるなら、自閉症者と非自閉症者の道徳的地位はどちらも等しく蝕まれる。

歴史的に見れば、一部の人間が他の連中は人格以下だとか、道徳的配慮に値しないとかと主張した際には、莫大な数の不正が行われた。二つのよく知られた事例は、ナチスのホロコーストと米国の優生学運動である。前者では、完全な道徳的配慮には値しないという信念から、ユダヤ人やジプシーや他の人々が大量虐殺された。後者では、「精神薄弱」や他の欠陥があるという思い込みから、何万人もの人が強制的に不妊手術を受けさせられた。一部の人間は道徳共同体において〈不完全な地位〉にしか値しないという思い込みは、恐ろしい結果をもたらす行為へと人々を導きかねない。

しかし、これらの不正がどれも行われず、道徳共同体のメンバーでないと見なされた人は別のパラレル・ワールドで生きることを許されるにすぎない、としたらどうだろうか？　何も恐ろしい結果は生ずる必要がなく、それに代わって、温和な道徳的無関心が支配するだろう。この場合、道徳共同体の一部だと見なされない人も、道徳共同体の外部だという彼らの地位が他の人々によって是認されるのと同時に、他の人々からの世話を受けることもあるだろう。とくに結果主義の観点からは、こうした状況において失われるものは何もないだろう。

しかし、温和な道徳的無関心の枠組みの中にも、道徳的排除による第二の害悪が生じてくる。他者からメンバー資格を剝奪すれば、行為者は自らの道徳的立場、つまり道徳共同体のメンバー資格に関する彼ら自身の主張を損なうことになる。第一章で、非自閉症者が自閉症者を「理解」できないことは自閉症者が非自閉症者を「理解」できないことと同じだ、というマクギアの主張に言及した。自閉症者を締め出すことによって、非自閉症者自身も同様に締め出されてしまう。他の人間は道徳的配慮を受ける資格がない、と誰かが認めればいつでも、認めた当人の道徳的身分が傷を受ける。相互承認的関係に入る能力が欠けているという認識に基づいて自閉症者を排除する非自閉症者は、自閉症者との相互承認的関係を初めから排除している。非自閉症者が自閉症者を排除する根拠そのものが、非自閉症者が結局は自らを排除するための根拠となるのだ。誰が道徳共同体のメンバーであるべきか否かを決定する際には、間違った場合の犠牲があまりにも大きいのだから、われわれはできるだけ包括的であり続けなければならない。

この立場に対しては、〈道徳共同体への取り込み〉をあまりに利己的に正当化しているという反論があるかもしれない。他者を取り込め、さもなければ自分自身が道徳的危険にさらされる。これが取り込みを擁護する利己的な議論であるのは事実であるが、なぜそのことが反論になるのか？　利己的な動機は、最も扱いにくいものの一つかもしれない。利己性は、他者の道徳的身分に関する主張を基づけるのに最も魅力的な基盤とは言えないかもしれないが、それ以上に強固なものは何もない。動機については、トマス・H・マーレイ（Thomas H. Murray）が行った一つの検討がある。なぜ親は子供をもつのかという議論の中で、マーレイはその動機を利己的なもの、利他主義に基づくもの、および彼が「相互主義」(mutualism) と呼ぶものに区別している (Murray 1996)。利己的動機は「一般に道徳的に中立または悪いが、堅固で信頼性があると見なされており」、他方、利他主義は「道徳的により優れているが、前者ほど堅固ではない」(Murray 1996, 62)。相互主義は親と子供の間の充足を促進するものであり、マーレイが最も受け入れやすいと考えている第三の方法だ。しかし自閉症者を考える場合には、相互主義は利用できない。したがって相互主義は、道徳共同体に自閉症者を取り込む動機としては利用できない。「相互性が特徴づける関係性は、適切な社会制度や慣習に支えられるなら存在しうるし、また実際に存在している」(Murray 1996, 62) といった、相互主義の背景にある仮定は、自閉症者にはあてはまらない。しかしマーレイは正しい。利他主義は、人の道徳的地位に関する主張のような重要なものを築くにはあまりに不安定な基盤だ。したがって利己主義が、利用可能な最善の選択肢である。

この立場は、一般によく主張される次のような見解からは区別されねばならない。それは、障害をもたない健康な人には障害者から「学ぶべきとても多くのものがある」とか、障害者は障害をもたない人に愛情や、思いやりや、人生で本当に大事なものが何かを教えることができる、といった見解だ。ジョン・ヒック (John Hick) の神義論に見かけが似ているという点から言うと、この見解は「魂の形成」(soul making) 説の一種だ。ヒックは、悪が人間をより良いものにするのを助けているので、万物に慈悲深き神の住む世界には悪がはびこる、と主張する。つまり、悪はわれわれの魂をより良いものにする (Hick 1977, 261)。その魂の形成説と同じような意味で、自閉症などの障害は自閉症者の世話をする人をより良い人間にする。魂の形成説の問題は、障害者をより低い地位に貶めていることだ。魂の形成説の観点に立てば、自分たちの人生に自閉症者が参加してくれたおかげでこの世界のより豊かな理解を得るようになった〈健康な主人公たち〉の人生の物語において、自閉症者は取るに足りない脇役となっている。疑いもなく、これは、自閉症者を道徳的に平等に扱うことではない。自閉症者は、非自閉症者の人格形成のたんなる手段として用いられるべきではない。むしろ自閉症者と非自閉症者の両方が、道徳共同体の完全なメンバーとして認められなければならない。なぜなら一方を排除することは、他方の道徳的地位を損なうからである。

　自閉症者に完全な道徳的地位が与えられなければ非自閉症者に害悪が生ずるゆえに自閉症者は完全な道徳的地位をもつべきだ、という主張に対して、第二の反論が考えられる。非自閉症者は特定の仕方で自閉症者を扱うことによって害を受けるという事実を根拠に自閉症者に完全な道徳的地位を認めることは、実際は、魂の形成説とそれほど変わらない。というのも魂の形成説は、非自閉症者は特定の仕方で自閉症者を扱うことによって益を得ると主張しているからだ。非自閉症者に対する害悪のゆえに自閉症者には完全な道徳的地位が与えられるべきだという見解は、魂の形成説とまったく同様に屈辱的ではなかろうか。しかし、二つの理由からそうではない。第一に、魂の形成説によれば、ヌスバウムの言う人間の能力、あるいはスキャンロン、パーフィット、ヴィーチの言う幸せに必要な性質をもっていない人々が存在するがゆえに、非自閉症者はより良い人生を送ることができる。魂の形成説においては、非自閉症者の人生をより良くするための代価は、自閉症者の犠牲によって支払われる。しかし、道徳的地位から他者を排除しないことによる害悪は、それがあるとしても、誰も犠牲にすることなく回避できる。第二に、ここで擁護されている見解はすべての人が完全な道徳的地位をもつという主張につながるので、二つの見解は同じではない。魂の形成説においては、勝者と敗者、完全な道徳的地位をもつスター選手とスターを良く（見えるように）するための裏方が存在する。自閉症者を道徳共同体に取り込もうとする非自閉症者の動機は利己的なものかもしれないが、しかしだからといって、自閉症者の共同体に道徳的犠牲を支払わせるようなことはない。

道徳共同体から他者を排除することはわれわれの取りうる選択肢ではないが、自閉症者と非自閉症者の両方の経験にまたがってわれわれが共有しうるような道徳説の可能性は高くない。次章では、行為の道徳的地位を決定するための道徳説であり、しかも、〈われわれを隔てている分水嶺を超えて共有しうるような道徳説〉を見出すことの複雑さを検討しよう。

第3章　自閉症と道徳理論

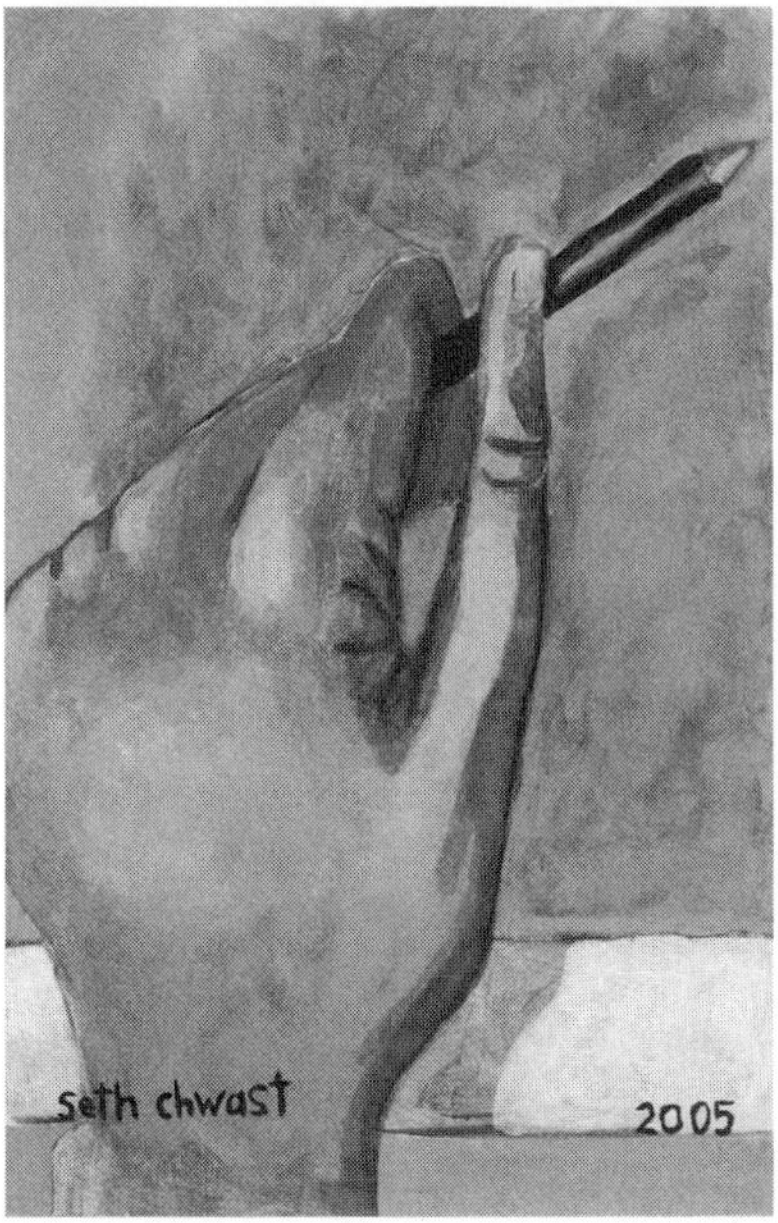

Seth Chwast　鉛筆をもつ手

自閉症者の声——グニラ・ガーランド

グニラ・ガーランド（Gunilla Gerland）の自伝、『ずっと「普通」になりたかった』（*A Real Person*）の内容は、スウェーデンにおける彼女の子供時代と成人になってからすぐの時期がもっぱら中心となっている。成人になって初めて、彼女は最終的に自閉症と診断された。子供時代に周囲に適応できなかったことは、彼女の直面した深い困難というよりは「果敢な反抗」のせいだと思われていた。彼女は自分が他の子供たちと違っているということに気づいて悩み、他のみんなと同じようでありたいという深い願望を抱いていた。彼女の姉のケルステンとグニラがするゲームの基本は規則、儀式、一貫性から構成されていたので、ケルステンは、グニラが幼いころ遊ぶことのできた数少ない子供の一人であった。グニラは周りの人の言うことをすべて言葉通りにとらえ、例えば、他の人が「あなたは学校に行くのが好きになるわよ」と断言した時には、その人たちは将来を見通すことができるのだと思っていた。しかし学校はガーランドにとっては、たまにしか思い出せないどころか、理解したためしなどほとんどない、多くの「空虚な顔」をした子供たちで満ちていた。彼女の思春期は、父親が家族を捨てたことと母親がアルコール中毒と精神疾患に転落したことで台無しになった。

ガーランドは、自分の回りの行為や出来事の道徳的意味合いに気づかなかったことについても述べている。さまざまな物語がこの混乱を捉えている。一つの逸話の中で、彼女は姉のケルステンが「車」遊びに興味がなく、遊びに誘うために彼女を買収したことについて語っている。ガーランドは母親から盗んでそのお金を払ったのだが、「盗むのは少しも気にならなかった」と彼女は述べている(Gerland 1996, 38)。また別のエピソードでは、彼女が四歳半の時に父親が初めて家族を捨てたことを語っている。彼女の母親は彼が去った後に下宿人を置き、その結果、部屋の配置換えが必要になった。ガーランドは父親がいなくなったことには冷静であって、彼が家を出たことを、ある日テーブルの上に載っていたのに次の日にはなくなっていた果物入りのボールに喩えている。「それにくらべて、家具の配置が変わったときのショックはひどかった」と彼女は書いている(Gerland 1996, 42-43)。

学校もまた、行為の道徳的評価をガーランドが行うのに困難な場所であった。学校で彼女はいつも決まってトイレに連れて行かれ、一部の男の子たちからお腹を殴られた。これは、他の生徒がこのいじめを先生に告げ、先生が男の子たちを止めるまでの間しばらく続いた。ガーランドはその男の子たちに操られていたことに動転し、先生がこの虐待に終止符を打ったことにも動転した。「私はそれまでだまされていたらしいということがはっきり分かって、自分がバカみたいに思えた。男の子たちがぶつのを忘れたときなんか、ちゃんと自分でその子たちを見つけに行ったのに」（Gerland 1996, 92）。

ガーランドは成人になっても同じような試練に直面し続ける。非自閉症者とは違い、「……相手が私に好意をもっているのか、悪意をもっているのか、私には見抜けない。しかたなく頭で計算するのだけれど、結果はあまり当てにならない」とガーランドは述べている（Gerland 1996, 244）。自閉症は、他者との関係を複雑にさせるだけでなく、道徳的見通しをつけようとするガーランドの能力にも影響を与えている。

前章では自閉症者の道徳的地位について考察した。根本的な形で他者から切り離されていると考えるならば、道徳共同体において自閉症者はどのような役割を果たしているのか、また、良き人生についてのさまざまな理論は自閉症者の人生について何をわれわれに語っているのか？　これらは、非自閉症者が自閉症者に道徳的に何を負っているのか、そして自閉症者は非自閉症者に何を負っていると考えるのが妥当なのか、という問いに先立って問われたものだ。われわれは他者に何を負っているのか、そして彼らはわれわれに何を負っているのかという問いは、行為の正／不正を考察する道徳理論によって答えが与えられる。したがって、自閉症者に対するさまざまな道徳理論の適用可能性について探究することが、自閉症の倫理への問いかけの次のステップとなる。

自閉症者はそもそも道徳感覚（moral sense）をもてるものなのか？　道徳的ジレンマを認識しておらず、道徳に関する問いを他の種類の問いと区別することのできない人に対して、道徳理論の適用可能性を語るべきなのだろうか？　「すべし」は「できる」を含意するのだから、自閉症者が道徳的問いに直面した時にそれを認識することができないならば、いかなる道徳理論であっても自閉症者がそれに従って行為する必要はあろうはずがない。自閉症者の中には道徳感覚をもつ人がいる、という主張を支持する二種類の証拠がある。第一は個人の実話による証拠だ。多くの自閉症者が道徳的関心を示している。実話による証拠は――つまるところ実話であるがゆえに――体系的に分類するには幅が広すぎる。例えばフリスは、強い道徳感覚をもっているだけでなく、あるときには道徳の見本だと見なされた自閉症者の例をいくつか引用している。フリスは一二世紀のフランシスコ会の修道士、ジネプロ（Juniper）修道士について述べている。この修道士は、自閉症に関連する多くの特徴をもっていたと思われるが、同時に敬虔さ、謙虚さ、無欲さの模範であるとも見なされた歴史上の人物だ（Frith 2003）。

第二に、自閉症者も道徳的区別をするという主張を支持する研究が少なくとも二つある。その一つの研究は、R・ジェームズ・R・ブレア（R. James R. Blair）によって行われた（Blair 1996）。ブレアはそれぞれ一〇名ずつの子供たちから成る四つのグループで実験を行った。それぞれは、定型発達児一〇名、中等度の学習困難児一〇名、二つの誤信念課題をパスした自閉症児一〇名と、それらを二つともはパスできなかった自閉症児一〇名である。ブレアの実験では子供たちに一組の挿絵を見せ、「他の子供を叩いている子供」のような道徳上の違反と、「男の子がスカートをはいている」場合のような、ブレアが「慣習上の」違反と呼んでいるものとの違いを見分けられるかどうかが調べられた（Blair 1996, 572）。ブレアは「自閉症児はその判断において道徳上と慣習上の違反の区別ができること……［ならびに］誤信念課題における能力差は道徳上と慣習上の違反を見分ける傾向とは関連がなかったこと、つまり、自閉症で最も能力の低いグループの子供たちも道徳上と慣習上の違反の区別をつけていた」ことを発見した（Blair 1996, 577）。これは比較的小規模の実験なので、心理学者たちは満足しないかもしれない。また、哲学者たちは、道徳上と慣習上の区別を示すために用いられた例どころか、この区別そのものに満足しないかもしれない[1]。二番目の研究では、キャシー・M・グラント（Cathy M. Grant）、ジル・バウチャー（Jill Boucher）、ケヴィン・J・リッグズ（Kevin J. Riggs）、アンドリュー・グレイソン（Andrew Grayson）が、自閉症スペクトラム障害の子供一九名（自閉症児一七名、アスペルガー症候群二名）、「中等度の学習困難児」（ＭＬＤ）一七名、および対照群として定型発達児を用いて、道徳的過失の判断とその判断の正当化について比較を行った（Grant et al. 2005）。この研究に参加した子供たちには六組の挿絵のペアが提示され、それぞれのストーリーの登場人物について、「この二人の子のうちどっちがわがままかな？」という質問がなされた。答えを教えてもらった後、被験児たちは「なぜXの方がわがままだと思うの？」という質問を受ける。グラントらは、自閉症児が行為者の動機と行為の結末のどちらをもとに道徳判断をする傾向にあるか、また、自閉症児には他者への危害を人以外のものへの危害より重要だと見る傾向があるかどうかを調べた。グラントらは「［三つの］グループすべてが主人公の動機をもとに判断しており」（Grant et al. 2005, 322）、結果主義的な直観より義務論的直観を大事にしていることを発見した。さらに「三グループとも人への危害が器物への危害より深刻であると判断していた」（Grant et al. 2005, 322）。しかしこの三グループに対して、より複雑な挿絵のペアを提示すると、「定型発達児のグループの成績が一番高く……常に主人公の動機をもとに判断していた。それに対して、自閉症児とＭＬＤのグループは定型発達児のグループに比べてこの課題の成績が低かった」[2]（Grant et al. 2005, 322）。グラントらは、行為の過ちについての判断を正当化する能力が三グループとも比較的低かったことを発見した。グラントらは、道徳規則と社会慣習上の規則に関するブレアの観察を引用し、この区別によって、自閉症児がなぜ器物より人に危害を与えることの方が非難に値すると判断するのか、ということも説明できるかもしれないと示唆している。しかしながらグラントらは、「調査された自閉症児たちは、人に対する危害は物や器物に対する危害より咎められるべき行為だと明示的に教えられていた、というもっと簡単な説明もありうる」とも述べている（Grant et al. 2005, 326）。兄弟を叩くなという教えの方がぬいぐるみを叩くなという教えよりも、より頻繁に、より強く強調され、そしてそれをやってしまった場合にはより大きな制裁が加えられることは疑いない。最後にグラントらは、自閉症児が道徳的過失についての判断を適切な仕方で正当化できないということは実行機能の損傷によって説明がつくのかもしれない、という仮説を立てている。ブレアの研究と同様、この研究も被験者数が少ない。

さらなる証拠が集まるまで、ブレアとグラントらの研究は、自閉症者の中に道徳感覚を見出そうと試みた——そして実際に見出した——数少ない研究の例である。非自閉症者の中に道徳的問いを認識できる人がいるように、自閉症者の中にも道徳的問いを認識している人がいる、と結論づけるのは妥当である。次のステップは、自閉症者と非自閉症者に等しく適した道徳理論を明らかにすることだ。

自閉症者が直面している独特な欠陥を前提するなら、一般に良い評価を得ている多くの道徳理論は、自閉症の道徳的行為者には適用できないように見える。問題は、どの道徳理論が正しいかということではない。ここでの考察は、どの道徳理論が自閉症者と非自閉症者に等しく運用可能で、現実的で、実際に遂行しうるか、ということに関するものだ。次のような思考実験を考えてみよう。真なる道徳理論が存在するが、定義上、誰もその理論が何を主張しているのか分からない、という状態を想像してみよう。おそらくそれは、規則を余すところなく決定することのできないような義務論的道徳理論であろう。特定の行為の正／不正に関する事実は存在するが、その事実は永遠に道徳的行為者の手の届かないところにある。この種の理論に対しては、偽であることを理由に反論することはできない。むしろ、理論が現実的でないという点が重要な懸念材料だ。道徳的行為者は自分が認識できない規則を遵守するように強いられるのだから、この理論は、「すべし」は「できる」を含意するという道徳原則を侵害しているだろう。グラントらの研究対象となった子供たちの何人かがそうであったように、何が道徳的に正しい（／不正な）行為と見なされるかということの正当化の一部がもし自閉症の行為者の理解力や遂行力を超えているならば、正／不正を決定するその道徳理論は現実的ではないだろう。同じように、本章ではいくつかの道徳理論を取り上げ、自閉症の行為者に対するそれらの限界を調べ、それらがその性質ゆえに自閉症の行為者には運用できないということを示すことにする。

本章では、自閉症の行為者によって最も厳しい試練にさらされるだろうと思われる主要な理論をいくつか論ずることにする。人格としての他者と関係をもてないことや、ある種の共感を感じられないことは、道徳理論を拒否する根拠となるのだろうか？　想像力を使った遊びができないことや中心性統合の弱化といった、自閉症者が直面している他の困難は、ある種の道徳理論の適用可能性に影響するのだろうか？　ヌスバウムが見るところ、自閉症者もまた道徳的義務を負わされている。しかし、自閉症者と非自閉症者のギャップを埋めるのはどの道徳理論なのだろうか？　ヌスバウムは、「社会の基本原則は誰のために定められているのか」という問いと「社会の基本原則は誰によって定められているのか」という問いを一緒くたにした時点で哲学者は間違いを犯した、と見ている（Nussbaum 2006)。ヌスバウムは社会契約説やその他の正義論の限界に焦点を合わせているが、彼女の論点は、行為の正／不正に関する規範理論にも適用可能だ。しかし、ある規範理論の指示に従って行為するのに十分な行為能力をもってはいるが、その理論の適用範囲には入っていない人の場合はどうなのだろうか？　自閉症者を道徳的考察の対象から外そうとするベンの試みは、代価が大きすぎる。次のステップは、自閉症者と非自閉症者の間でなされる行為を統制するにはどの規範理論が利用できるのかを考えることである。

最初に取り上げる道徳理論はデイヴィド・ヒュームのものであるが、これは、道徳共同体のメンバーの間で共有される同情という感情に依存しすぎている。ジャネット・ケネットは、ヒュームの道徳理論は自閉症者には利用できないと論じている。（本章のこの箇所ではヒューム説に焦点を当てるが、道すがら、功利主義理論の欠陥についても少し論ずることにする）。ケネットは、自閉症者の場合には、イマヌエル・カントの道徳理論を採用する方が無難だと主張している。そこで、カントの道徳理論を次に論ずる。カントの道徳理論は自閉症の道徳的行為者にとって魅力的だと判明する側面もあるが、定言命法のある種の定式化はあまり有望ではない。ベンは、自閉症者に開かれていないという理由でカント流の社会契約説を退けている。本章では、カントの道徳理論を検討した後、道徳的個別主義（moral particularism）と「一応の義務」（*prima facie* duties）の倫理について探究する。道徳的個別主義は自閉症者にとって有望ではないように思われる。ジョン・ローソンは、自閉症者には運用できないという理由で一応の義務の倫理を却下している。自閉症者と非自閉症者のそれぞれに利用可能な道徳理論の間には溝があり、その溝をどう埋めればよいかは明らかになっていない。本章の最後は、この溝から生まれてくる次の応用問題で締めくくられる。自閉症の成人を「完治させる」手段が見つかった場合、誰がその使用を判断するのか？　この問いに答えることの難しさは、自閉症者と非自閉症者に共通の道徳的基盤を見出すことの複雑さを示している。

最後のコメント。これらの道徳理論には、それらに固有の賛同者と批判者がいる。それぞれの理論についてのすべての反論をもれなく説明することよりは、これらの理論が自閉症の道徳的行為者という概念によってどのような試練を受けているのか、ということの方が差し迫った問題である。検討対象となったこれらの道徳理論のどれか、あるいはすべてを拒絶する理由ではあるが、しかし自閉症者とは何の関わりもないような理由もあるかもしれない。しかしながら、目下の任務は、他ならぬ自閉症がどのような点でこれらの倫理学説に新たな難題を投げかけているのか、ということを示すことである。

1　ケネット——ヒューム説に対する反駁

ケネットは、ヒュームの道徳理論が自閉症者には利用できないと論じる。ケネットの論点を理解するためには、まずヒュームの道徳理論について簡単に論じ、その後、ヒュームの道徳理論を採用不可能とする自閉症者の独特な特徴について考察する必要がある。

ヒュームの道徳理論によれば、道徳性には同情（sympathy）という感情が必要だ。ヒュームは、印象や観念の形態における理性は「いかなる行為を生み出すことも、意志を生じさせることもできない」し、行為や意志を妨げることもできないと考える（Hume 1948, 24, 邦訳、第三分冊二〇四頁）。むしろ、われわれの行為を導いているのは情念であり、道徳的もしくは反道徳的であるのは行為なのだから、道徳性を決定するのは理性ではなく情念である。

したがって、道徳は行為や感情に影響を及ぼすのだから、道徳は理性に起因しえないということになる。すでに示したように、理性だけではそういう影響を決してもちえないからである。道徳は情熱を呼び起こし、そして、行為を生じさせたり、妨げたりする。ところが、理性そのものはこの点についてまったく無力である。したがって、道徳の規則は理性の決定なのではない。(Hume 1948, 33, 邦訳、第四分冊二三頁)

ヒュームによれば、道徳は「判断されるというよりは感じられるものであり」(Hume 1948, 43, 邦訳、第四分冊三四頁)、「道徳は情(sentiment)によって決定される」(Hume 1948, 265)。とくに同情という一つの情動が、ヒュームの道徳理論の中心にある。ケネットによれば、ヒュームの説明において同情は道徳的行為者にとって必要である。同情は他者を模倣することによって獲得される。「人は、他者との協調によって、自分自身の心的状態を学び、それを発達させるように思われる」(Kennett 2002, 343)。これが意味する興味深い点は、自閉症に関する自他の弁証法的理解(Stanghellini 2001)や、フリスとハッペの自閉症と自己意識に関する主張とも一致しているのだが、われわれは自分自身についての理解を通じて他者を知るようになるだけでなく、他者についての理解を通じて自分自身を知るようにもなるということだ。

ケネットは、共感(empathy)とは「認識可能な道徳的思考にとって中心となる他者配慮的信念を形成する能力」であるという記述において、グウェン・アズヘッド(Gwen Adshead)の考えを踏襲している。別のところでケネットは、「共感は同情をもって他者の関心や感情に入る能力を含むか、もしくはそれに裏打ちされている」と述べる(Kennett 2002, 341)。第一章で述べたように、共感は統一意識的な見方とは合致しない。統一意識的な見方とは、すべての行為者が同じ志向的状態をもつという信念だ。この見方によれば、他者配慮的な信念——共感——は行為者が自分自身に対してもつ信念と同一であるため、共感が求められることは少ない。部屋が寒いのでジョンとマーシーの二人とも窓を閉めてほしいと思っている、と想像してみよう。彼女は彼と同じように寒いと感じており、彼が同じように不快であることを気の毒に思うこともあるだろうが、もし彼女がジョンと同じ志向的状態を経験している場合にのみその思いが生ずるのであれば、彼女の共感は貧弱なものである。このように、共感には、他の行為者にも志向的状態が存在するという認識と、その状態は行為者自身の志向的状態と異なったものでありうるという認識の両方が必要となる。第二章で、フリスの記述をかなり引用して、志向的な共感、つまり相手の情動的反応の理由を理解する能力と、相手の情動的状態に適切に反応する能力について論じた。ヒュームの「同情」は、われわれが「共感」という言葉で意味していることを指しているように思われる。他者配慮的な信念という一方の概念と、他者の関心や感情に対する同情というもう一方の概念。共感に関するこれら二つの説明の決定的な違いは、前者では共感する人は他者に関する信念を形成する必要があり、後者では、共感する人は他者がもつ信念を認識する必要がある、という点だ。[3] 最初の説明は、自閉症者にとって困難をもたらさない——完全な心の理論をもっていなくとも、他者についての信念を形成することは可能である。しかし、共感する人は他者に信念を帰する必要があるという第二の説明は、心の理論を欠いた人にとってかなりの試練となるだろう。ヒュームの道徳理論における同情／共感の役割からすると、自閉症者はヒューム主義者になることができるのか、という疑問が生ずる。自閉症者は共感を経験することができず、そのためにヒュームの道徳理論を運用することができない、という考えを支持する三つの理由を挙げることができる。第一は心の理論の欠陥に焦点を当てた議論、第二は言語の哲学と自閉症の話者に関する考察、そして三つ目はTT対STの争いがヒュームの道徳理論に対してもつ含意である。

自閉症者は共感を経験することができないという主張の最初の根拠は、心の理論が多くの自閉症者に与えている困難にある。(4) ここで、共感についての先の二つの説明の違いが問題になる。誤った信念を他者に帰属しないどころか、そもそも他者に信念を帰属できない人でも、他者配慮的な信念を形成することはできる。第一の意味での「共感」は、誤信念課題やそれと心の理論との関係によって問題が生じてくるわけではない。しかし第二の意味での「共感」は、より大きな困難を投げかける。心の理論を欠いている人が他者の関心や感情を理解できる、と主張するのは筋が通らない。自分の貧弱な心の理論のせいで、他人も心をもっているという豊かな概念をもてない人は、他者に対する共感をもつことはできない。ケネットは、自閉症者に関して、想像力を使った遊びができないことを、自分を他人の立場に置くことができないことの証拠として引用しており (Kennett 2002, 346)、「共感という企ては……基本的には想像の行為である」(Scheurich 2002, 17) と述べたネイル・ショウリッチ (Neil Scheurich) の考えに同意している。想像力を使った遊びができないことは、自閉症児に心の理論が欠けていると信ずべき理由として引用されている (Baron-Cohen 1995, 76–77 ; Gopnik et al. 2000, 61 ; Siegel 1998, 64)。想像力を使った遊びの欠如は、自他理解に関する自閉症の弁証法的特徴となっている〈鏡像化の欠如〉をも示している。自閉症者は共感能力を発揮することができない。第一章のハッペとフリスの観察とも合致するが、その理由の一部は、自閉症者が他者を本当には知らないということであり、他の一部は、彼らが自分自身をも知らないということだ。すべてを考え合わせると、心の理論の欠如に関するこれらの主張は、自閉症者が他者に対して共感能力を発揮できないことを示している。ケネットは、心の理論の存在を示し、したがって誤信念課題をパスするけれども、「それでも他人の心的状態、とくに気分や意図のシミュレーションが極めて困難であり、それに信頼がおけない」ような自閉症者に関心があると述べる（Kennett 2002, 345–346）。このような人にとっては、共感という考えは理解しがたいであろう。ましてや、努力せずに生ずる一貫した共感は不可能であろう。

ケネットは、高機能の自閉症者に関して、言語能力の障害、とくに語用論の障害を、他者理解や共感能力の欠如を示す証拠として引き合いに出している（Baron-Cohen 1995 ; Glüer and Pagin 2003）。「自閉症の話者は、会話の解釈に関する相手側の要求や能力に関して理解や関心がない、という点でも特徴づけられる」（Glüer and Pagin 2003, 30）。母国語以外の言語の話し手や、ある言語について能力を向上させつつあるような人とは異なり、自閉症者の多くは決して語用論をマスターするところまではいかない。第一章で述べたように、語用論を把握するには、他者が何を理解していないかということの理解と認識と補完を必要とするので、語用論は共感と密接に関係しているのだ。

ケネットによる最後の最も入念な考察は自閉症者がＴＴもＳＴも用いることができないということに関するものであり、このいずれもが、自分を他者の立場に置くことができないということを証明している。第一章で論じたように、ＴＴとＳＴは人の行為を説明する二つの競合する仮説だ。ジョンが椅子から立ち上がり、部屋の反対側まで行って、窓を閉めてまた椅子に戻る場合、マーシーは、ジョンの行動を説明するのに二つの仮説を用いることができる。最初の仮説はTTを利用する。マーシーはジョンに志向性を帰属させるが、そこには、部屋の隙間風についての信念や隣の家からの騒音を遮断したいといった欲求が含まれている。TTの場合、マーシーはジョンに志向性の帰属を行うが、これは、心の理論を欠いている人には不可能な説明プロセスである。マーシーがジョンの行動の説明に使うかもしれない第二の仮説がSTだ。マーシーは直接ジョンに志向性を帰属させるのではなく、むしろ、自分がジョンの立場にいるとした場合の自分の志向的状態について主張する——その状態のゆえに彼女は窓を閉めるだろう。その際、マーシーは次のような反事実的条件文に訴えてジョンの行動を説明する。「もし私があの部屋の椅子から立ち上がって、窓を閉め、また椅子に戻って座ったとしたら、私の行動はあの忌々しい隙間風に対処するためのものだっただろう。これはジョンの行動も説明する」。ケネットは、共感的アプローチがシミュレーションと密接につながっていると主張する。彼女は、ヒュームの同情のプロセスをR・M・ヘア（R. M. Hare）の第三段階の普遍化可能性になぞらえている。そこでは、われわれは他者の立場に身を置くことがどのようなことであるかを想像するが、「そのシミュレーションを仮想的なままに留めておくことはできない」[5]（Kennett 2002, 344）。ヘアはさらに進めて、この動きが必然だという事実に導かれて、われわれはシミュレーションした欲求に不可避的に「感染する」ようになる、と主張する。ジョンが窓を閉めたことをマーシーがSTを用いて説明するということは、寒い部屋で不快に思いながら座っていることがどういうことであるかに彼女が共感するということだ。行為者が「感染」するほど十分にその欲求を理解していないなら、おそらく、その行為者は最初からそれを理解していなかったのだ。ゴールドマンは、たんに態度に「感染」するだけでは道徳的考察には不十分だと述べている——感染することは下位のシミュレーションにすぎない。第二段階が必要である。当人自身が他者の関心事によって影響を受けるような「関心のメカニズム」が必要だ。ゴールドマンはショーン・ニコルズを引用しているが、ニコルズの仮説によれば、サイコパスは、自閉症者と対照的に、下位の完全なシミュレーション能力をもっており、実際しばしば他者の情動的状態をよく見分けるが、その状態をまったく気に留めようとはしない。自閉症者は「相手の視点に立つ能力に損傷があるが、関心のメカニズムは損なわれていない。それとは対照的に、サイコパスは他者の視点に立つ能力は正常であるが、関心のメカニズムに欠陥がある」（Goldman 2006, 293)。第一章で論じたように、もしマーシーが自閉症であるなら、ジョンがなぜ窓を閉めたがっているのかを知るのにTTもSTも用いることはできないだろうが、いったん、そうした事実が示されたなら、彼女が関心や共感を示すというのは十分にありそうなことである。しかし心の理論の欠陥のために、マーシーが自発的に共感をもつようになることはない——彼女の関心は、ジョンの状況が彼女に明白になって初めて生まれるのだ。マーシーがサイコパスであれば、ジョンの不快感が彼女に明らかになっても、彼女は関心を示さないだろう。他者の苦しみに無関心な行為者は真の意味でその苦しみを理解しているとは言えない——ここでもまた、他者の苦しみを値踏みはするが無関心なままにそうするのは、貧弱な「同情」である。行為者がヒュームの同情能力を発揮する際に行われるシミュレーションでは、行為者は「たとえ間接的であっても本物の感情を経験する」必要がある（Kennett 2002, 344)。

カルステン・R・ステューバー（Karsten R. Stueber）は二種類の共感を区別する。第一は、彼が

「基本共感」と呼ぶもので、人が怒っているとか、いままさに茶碗をつかもうとしているといったことを行為者に認識させるためのメカニズムである。第二は「再現共感（reenactive empathy）」と呼ばれるもので、これは、「他者の思考プロセスをわれわれ自身の心の中で再現したり模倣したりするために、認知と熟慮の能力を使用する」ものだ（Stueber 2006, 21）。この再現共感は、マーシーがたんにジョンの不快感を認識するだけでなく、自分自身も何らかの不快感を経験するように要求する。必ずしも自分の腕に鳥肌が立ったり悪寒を感じたりするとは限らないが、彼女は、ジョンの不快感を認識した時点で実際に彼の身になって何かを感じる。しかしマーシーが自閉症ならたとえ間接的であっても本物の情動をもつまでには至らないという主張は、自閉症者は心の理論そのものではなく仮説形成に欠陥があるのだ、というゴプニクらの議論と多くの点で共通する（Gopnik et al. 2000）。ゴプニクらの立場は第一章で詳しく論じておいた。彼らによれば、おそらく明確な心の理論モジュールというものは存在せず、その代わりに一般的な仮説形成プロセスが存在し、それが自閉症者にあっては損なわれているのだ。これは、ＴＴもＳＴもうまく使えないということを説明する。ゴプニクらはある実験結果を示している。「極めて興味深いことに、自閉症児においては、個々の子供の模倣能力を示すスコアと、その子が共感性のテストにどれだけうまく反応できたかということの間には相関がある」（Gopnik et al. 2000, 61）。たとえ仮説形成が全般的に損なわれているために心の理論に障害が生じていたとしても、結果は同じだ。

心理学文献からの証拠に加え、生理学的研究の中にもこれらの主張を支持する証拠がある。小規模にしか行われなかった死後解剖検査ではあるが、それによって、自閉症者の扁桃体――情動を処理する脳の部位――には細胞が少ないことが分かった（Schumann and Amaral 2006)。しかしこの観察だけでは、細胞数が少ないから社会的経験が限定されるようになるのか、それとも社会的経験が限定されているから細胞数が減少するのかを決定できない（Khamsi 2006)。

生理学的証拠は決定的ではないが、心理学的検査は次のことを証拠立てている。すなわち自閉症者は、想像上の切り替えを行って自分のとは異なる他者の志向的状態についての反事実的想定を形成する、ということが多くの場合できない。しかしそのステップこそ、STを用いるのに必須のものなのだ。シミュレーションを行うことができない自閉症者の事例を、ケネットが与えている。ジャックという名の一〇代の自閉症の少年はピアノが完璧に調律されていない家があるという事実にひどく悩まされ、この状況を改善するために憲法改正を行うべきだと提案するまでに至った。ジャックは、自分自身の考えや好みを一時停止して、ピアノが完璧に調律されていないという状態に無関心であるとはどういうことなのかを、シミュレーションすることができなかったのだ。

> 能力のある自閉症者は、規則を練り上げたり、それを特定の事例に適用したりする際に、他者の心的状態をシミュレートしようとするかもしれない。しかしジャックと同様に、自分とは違った反応を想像する能力に欠けているために、彼らは問題に遭遇する。自閉症者にとって、シミュレーションは判断に必要な情報を得るための信頼性のある方法ではない。（Kennett 2002, 351)

マーシーが自閉症であったと想像してみよう。マーシーが隙間風に悩まされるようなタイプでなければ、ジョンが隙間風に悩んでいると想像するのは彼女にとって困難であり、そのためSTを正しく用いることはできないだろう――「本物の共感においては、たんなる情動の伝染（emotional contagion）とは異なり、共感者は自分自身が同じ苦しみを感じていなくとも、他者が苦しんでおり、安らぎを求めていることを認識しなければならない」（Gopnik et al. 2000, 56）。それゆえにゴールドマンは、STを「共感仮説」と名付けたのだ（Goldman 2006, 11）。正しい判断をする上で共感的思考が決定的な要素である場合、STに頼る自閉症者は失敗するだろう。同情には、他者の志向的状態をシミュレートすることが含まれる。したがって、同情という考えに大きく依存する道徳理論は、どれも自閉症者には利用できないことになる。統一意識的な見方からは、ジャックの立場に関するもう一つの解釈が可能である。多分ジャックは、他者にも志向的状態が存在することを知っているのであろうが、その志向的状態を自分自身の状態から区別することができない。しかしながら、結果は同じだ。心の理論の欠陥によるSTの失敗も、統一意識的な見方も、どちらもジャックの側での共感の欠如という結果に至る。

自閉症者が直面している欠陥は共感の欠如を引き起こし、その結果、「道徳的無関心」が生ずる（Kennett 2002, 342）。心の理論の欠如によって、人は懐疑的な状態や手探りの状態にとどまり（Minkowski and Targowla 2001）、共感の状態にはならない。しかしヒュームの道徳理論によれば、この共感という感情がなければ、行為者は正／不正いずれの仕方においても行為することができないだろう。かくしてヒュームの道徳理論は、自閉症者には適用できないことになる。

自閉症者の側での同情の欠如は、間接的ではあるが、古典的功利主義に対する困難ともなる。『功利主義』の第三章でジョン・スチュアート・ミルは「功利原理の究極的強制力」と彼が呼んでいるものについて論じている（Mill 1979, 26, 邦訳四八七頁）。この究極的強制力（ultimate sanction）は、われわれを功利主義者に仕立て上げる動機要因である。ミルの功利主義においては、行為者は、その行為によって影響を受けるすべての当事者を勘定に入れた上で、苦痛を差し引いた快楽の量が最大限となるように行為することが要求される。さらに、すべての個人が平等に考慮されねばならない。行為者との社会関係上の近さは問題でなく、快楽と苦痛の総量のみが重要である。功利主義の自己犠牲的本性を考えると、功利主義者にとって自説の魅力を訴えることは必須であり、それゆえにミルは強制力の問題についてかなりの考察を行っている。ミルは強制力を二つのタイプに分ける。行為者にとって外的なものと、内的なものだ。行為者の外から来る動機要因と、内から来る動機要因を分けることは問題ではあるが――例えば「仲間からの圧力（ピア・プレッシャー）」は外的動機なのか内的動機なのか？――自閉症の行為者が功利主義に与える試練を検討する場合には、この難点はすぐに問題となるわけではない。ミルは次のように述べている。外的強制力とは、「同胞や宇宙の支配者によく思われたいという希望であり、嫌われることを恐れる気持ちである。それはまた、われわれがいくらかでももっている同胞への同情や愛情であり、利己的な打算を離れて神の意志を行う気持ちにさせる、神への愛と畏怖の念である」（Mill 1979, 27, 邦訳四八九頁）。これらの外的強制力に加えて、ただ一つの内的強制力が存在する。

義務の内的強制力は、義務の基準がなんであろうと、ただ一つのもの――心の中にある一つの感情

――である。つまり、義務に反したときに感じる強弱さまざまな苦痛である。そして、道徳的性質が適切に育まれた人なら、事柄が重大になると苦痛が高まり、義務に反する行為を止めさせてしまう。この感情が、利害関心から離れ、特殊な義務観念や偶然の事情とも結びつかないとき、良心の本質を形づくるものとなる。もっとも、現実の複雑な現象の中では、この単純な事実は、一般に、雑多な付随的連想でおおいつくされている。これらの連想は、同情から、愛から、とりわけ恐怖から来る。各種の宗教感情から来るものもある。幼年時代やこれまでの生涯の思い出からも来る。さらに、自尊心や、他人に尊敬されたいという欲求から来るし、また時には自己卑下からも来るのだ。(Mill 1979, 28, 邦訳四八九～四九〇頁)

内的強制力は、他者に対する義務を遂行できなかったという認識から来る後悔、良心、あるいは罪の感情である。それらの義務は、われわれが若い頃から知っているものであり、同情や愛や恐怖の深い感情から出現してくる。同情はわれわれが功利主義者となるための重要な動機だ。自分の仲間に対する同情の気持ちが存在しなければ、ことに功利の最大化が自己犠牲という代価によって支払われる場合には、われわれには功利を最大化しようという外的動機も内的動機もないことになる。適切な同情の気持ちをもたない者は、功利主義を実践するだけの説得力ある理由を見つけることができないだろう。

究極的強制力の不発が、功利主義者にとって壊滅的な打撃となるのかどうかは明確でない。道徳理論は、たとえ行為者がその理論に従って行為するだけの十分な動機づけをもたないとしても、正しいかもしれない。理論が正しいというだけでは、その理論の導きに従って行為者が行為するには十分でないかもしれない。しかし道徳理論は正しいだけでなく、現実的でもなければならない。したがって、強制力がなければ、功利主義がこの要件を満たしているかどうかは明らかでない。このように、自閉症者には同情が欠けているということは、ヒューム主義者はもちろん、功利主義者にとっても問題となるのだ(6)。

自閉症の行為者がヒューム倫理学に突きつける試練に対しては、三つの答えがある。第一に、同情と共感という二つの感情は、異なる概念を指している可能性がある。この場合、自閉症者が共感を欠いていても、この欠落はヒューム説に対する直接の試練とはならない。二つ目の主張は、ヒュームの道徳理論の下では自閉症者が道徳的に行為することはありえないと主張し、自閉症者がある意味で道徳的行為者の範囲を超えた存在であることを率直に承認する。三番目は、自閉症者がヒューム倫理学に深刻な試練を課すことを認め、他の道徳理論を考慮する方がよいと勧める。

ヒュームの同情と現代の共感概念は異なるものだ、という最初の答えは有望ではない。同情と共感の区別は次のようになされることが多い。同情には他者に向けての感情が含まれ、他方、共感には他者が感じるものとしての感情が含まれる。ジョンが不快に感じているという事実をマーシーがすまないと思う時、彼女は同情を感じている。ジョンの不快さを知って、自分自身も不快だと感じる時、彼女は共感を感じている。それまでマーシーは心地よいと思っており、ジョンを見た後で彼女が身体的に寒いと感じるわけではないが、自分の気持ちが良くなるように何かが変化するのを待っている時のような、ある種の苦痛を感じている。マーシーの側の共感は、最終的に窓が閉まれば、彼女は身体的に暖かくなったと感じなくともほっとする、ということを意味している。「同情」という言葉を用いる時、ヒュームは現代の「共感」に近いことを意味しているのだろうか。ヒューム自身の言葉を調べると、この可能性が浮かび上がってくる。

およそ人間の性質のうちで、それ自体においてもその結果においても最も顕著なものといえば、他者に同情する性向であり、また、他人の傾向性や情緒を、自分自身のものとどれほど異なっていようと、いや自分のものとは反対のものであってさえ、コミュニケーションによって受け入れようとする性質である。(Hume 1948, 4-5, 邦訳、第三分冊六九頁)

われわれは、同情の本性と力を改めて考察するところから初めてもよいであろう。すべての人の心は、感情や作用の点で類似している。どんな人でも、他のすべての人が等しく感じるわけではないような感情によって心を動かされることなどありえない。等しい強さに張られた弦で、一本の弦の振動が［共鳴により］残りの弦に伝わるように、すべての感情は一人の人から他の人へとたやすく移り、すべての人間に対応する動きを生む。私がある人の声や身ぶりに情念の結果を読み取ると、私の心はすぐにその結果から原因へと移って、情念についての生き生きとした観念を形作り、この観念はただちに情念そのものに変わるのである。(Hume 1948, 132, 邦訳、第四分冊一八六頁)

ステューバーはこれに同意しつつ、「……ヒュームにおける同情の概念は、社会心理学における共感の概念と類似した多次元性を示している」と述べる（Stueber 2006, 29）。ヒュームは、同情と共感は異なる概念だと主張することによって、自分の道徳理論を自閉症の道徳的行為者にも運用できるものへと再生させることはできない。ヒュームの「同情」が今日の「共感」と同じものを意味していることは明白だ。ヒュームの道徳理論を再生させるには、別の手段をとる必要があるだろう。

ケネットは、自閉症者が道徳的領域の範囲外にいるとか、道徳的行為者の条件から外れているといった結論は下さず、したがって第二の方針を拒否する。彼女は、道徳感覚のみならず、ある場合には強い正義感や公正感を示しているような自閉症者の実話をいくつか挙げている。ケネットの主張は、自閉症者は道徳的問いを認知するというブレアやグラントらの経験的発見と合致している。自閉症者は道徳的問いを認知することができるし、それゆえ道徳的行為者として行為するための必要条件を満たす、と考えるための根拠を経験的発見が与えてくれるならば、それに対する正しい応答は、道徳的行為者としての自閉症者の否定ではなく、むしろヒュームの道徳理論の却下である。

かくして、第三の答え――自閉症の道徳的行為者にも適応可能な別の道徳概念を見つけること――が追求されるべきだ。ケネットは、カントの道徳理論なら自閉症の道徳的行為者を扱うことができると信じている。

2　ケネットによるカント説の慎重な受容と、ベンによる拒否

ケネットの信ずるところによれば、「道徳的推論と道徳的動機づけに関するカントの説明の明白な

利点は、道徳的良心をもつ自閉症者に対して道徳的行為者の完全な資格を与えるところにある……」(Kennett 2002, 335)。道徳性に関するカントの考察の中には、行為者が道徳的に価値ある行為をなす上で共感のような感情は必要でないばかりか有用でさえない、と述べている箇所がある。感情は道徳的義務を形づくらず、実際、感情は道徳的義務がわれわれに要求するものを見失わせるおそれがある、とカントは信じている。この点で、カントの道徳理論は自閉症の道徳的行為者にとって極めて魅力的であるように思えるだろう。しかし、カントの道徳理論の他の要素は、心の理論を欠く人にとって最終的には現実的でないかもしれない。カントの道徳理論の長所、短所ともに考察するだけの価値がある。

カントの道徳理論が自閉症の道徳的行為者にも適用できるということを支持する人は、『道徳形而上学原論』の第一章を指摘するかもしれない。そこでカントは、道徳性に関する三つの命題を示している。第一命題は、行為が道徳的価値をもつのはそれが義務から行われたときだけだ、と述べる。第一命題を論じながら、カントは情動と道徳的義務の関係についても考察している。彼は、義務から行為を行うための三つの必要条件を提示する。(1)行為は義務と「一致」していなければならない。(2)当の行為をなす行為者は、その行為が義務の要求するものだということを認識していなければならない。(3)行為者は、その行為が義務の要求するものだということの認識に基づいて、行為をなさなければならない(Kant 1956)。このように行為は、傾向性や愛やその他の感情からではなく、正しい動機づけ――この行為は義務が要求するものだという認識――から行われた場合に、道徳的に価値あるものとなる。道徳的に価値ある行為を引き起こす要因ではないとして傾向性を棄却することと相まって、カントは、同情が動機づけとなることを否定する。

できれば他人に親切であることは、義務である。それどころか世間にはまたたいへん同情心に富む人たちがいて、彼らはかくべつ虚栄心や利己心からではなく、ただ喜びを周囲の人々に振りまくことを心から楽しみとし、自分のなすことが他人に満足を与えれば自分もまたいたくこれを喜ぶという具合である。それにもかかわらず私は、こう主張したい。こういう場合のこういう行為は、たとえいかに義務にかない、またいかに親切きわまるものであるにせよ、真性の道徳的価値をもたない。……そこで、今度は次のような場合を仮定してみよう。あの博愛家の心は、自分自身の悲嘆のために曇らされ、もはや他人の運命に同情する気持ちをすっかり失ってしまった、と。彼は依然として、苦しみに悩む人たちに親切を尽くす力をもってはいるものの、しかし、他人の苦しみはもはや彼の心を動かさない。彼は自分自身の苦労にかかずらうだけで精一杯だからである。ところで彼が、かくべつ傾向性に刺激されたわけでもないのに、自分でこういうはなはだしい無感動状態から抜け出て、およそ傾向性に関わりなく、ひたすら義務にもとづいて行動するならば、そのときこそ彼の行為は、正真正銘の道徳的価値をもつことになるのである。(Kant 1956, 66, 邦訳三一〜三二頁)

情動はわれわれに義務の概念を受け入れさせることもある、ということをカントは認めているが、しかし情動は、義務に基づいて行為を行うための必要条件ではなく、しかも実際は、われわれを誤った方向に導くことすらもある。その行為は義務の要求するものだという認識からではなく、傾向性や同情や共感や「病的愛」から、たまたま義務に合致して行為する行為者は、道徳的に行為しているのではない。なぜなら、この行為者の行為は移ろいやすいものであり、また、普遍的かつ必然的な道徳の基盤とはなりえない感情に基づいているからだ。これらの情動のせいで、行為者は義務の要求に合致した行動を取るようになるかもしれない。つまりそれらの情動は、行為者が自分の義務に相応しい仕方で行為するための動機づけとなるかもしれない。しかし、それらは、あらゆる義務の至高の原則においては何の役割も果たしてはいないのだ。

このように見るなら、自閉症者にとってはカント説の方がヒューム説より魅力的だと思われるかもしれない。ヒューム説は、自閉症者にとって問題となる共感という感情に依存している。おそらく自閉症者は、より規則支配的であり、同情や他の情動にさほど依存していないという理由で、カントの考え方の方に軍配を上げるだろう（Kennett 2002, 351）。義務が特定の行為を要求するということを行為者が認識し、また行為者がその認識に基づいて行為する限り、その行為者は道徳的に価値ある行為を行っている。ケネットはこう述べる。「カントが『道徳形而上学原論』のいくつかの事例の中で動機としての同情を排除した目的は、道徳的行為の本質を明らかにすること、すなわち、行為に命を吹き込む理性、われわれに不可欠の理性とともに行為しようという関心を明らかにすることにある」（Kennett 2002, 355）。自閉症の行為者は感情や動機づけを伴わない知性の「冷たい方法論」を用いるが、それは、他者の心的状態のシミュレーションを含む「熱い方法論」と対峙するものだ（Kennett 2002, 352）。カントの道徳理論が同情のような情動を回避していることは、自閉症の道徳的行為者にとってこの理論をより魅力的なものにするかもしれない。(7)

ケネットは、自閉症のせいで自己理解に制限が生ずる可能性があるということを承知しているので、カントの道徳理論を完全には受け入れない。例えば、自分自身の意識状態や動機づけや意図を理解していなければ、フリスとハッペが言うように、道徳的行為者としての資格は危うくなるだろう。そうなれば、カントの冷たい方法論でさえも、自閉症者にとって実行可能な道徳理論を提供するのに十分ではないかもしれない[8]。

カントが主張した冷たい方法論はヒュームが主張する熱い方法論より最初は魅力的に思えるのだが、カントの道徳理論を用いることは当初考えられた以上に自閉症者にとっては扱いにくい、と言うだけの理由が二つある。第一に、カント説における情動の役割は、先の『道徳形而上学原論』の一節に見られるほど明瞭ではない。同情という感情に依存しすぎているため自閉症の行為者には適用できない、という理由でケネットがヒュームの道徳理論を却下したのは正しいかもしれないが、カントは『徳論』の中で、同情を育むことが義務を遂行するための助けとなる場合があるという見解を示している。同情は道を迷わす可能性があるということをカントは認めているけれども、カントの体系において同情が何らかの価値をもつ可能性はある。ケネットは、「道徳感情」がなければ人は「道徳的に死んだ」ようなものだろう、というカントの言葉を引用している（Kennett 2002, 353）。感情は——同情という感情さえも——カントの道徳理論において役割をもちうるのだ。

カントの道徳理論が自閉症者に実行可能であることを否定する第二の理由は、定言命法のいくつかの定式化が、心の理論を欠いた人には運用できないかもしれないということだ。カントは、すべての義務の唯一の最高原理、つまり定言命法が存在すると信じており、その唯一の命法と外延的に等しいいくつかの定式化を提示している。そのうち二つの定式化が、自閉症者にとってとくに困難である。

カントは「たんに可能であるにすぎない目的の王国において普遍的に立法する成員の格率に従って行為せよ」と命じる（Kant 1956, 106, 邦訳一二六頁）。この定式化は、実際は、道徳的社会のすべてのメンバーの間での社会契約を表している。カントによれば、人間は理性のゆえに道徳法則の源泉である――「普遍的に立法する意志としての、それぞれの理性的存在者の意志という理念」（Kant 1956, 98, 邦訳一〇八頁）。社会契約は、各人が道徳法則の源泉である社会において、すべての人が立法者であることを要求する。もちろんすべての人がこのことを認識しているわけではないし、また常にこの考えに基づいて行為しているわけでもない。目的の王国――道徳法則を創り、他者の中に道徳法則の源泉を認識する理性的な人々の王国――は、たんに可能な場所にすぎない。しかしながら、道徳的義務に基づいて行動するとき、われわれはこうした目的の王国の認識に沿って行為しているのだ。

ベンは、カントから影響を受けた社会契約説を含めて、社会契約説は自閉症の行為者には適用できないと考える。社会契約説は、行為者間に一定レベルの相互関係性が存在することを要求する。目的の王国として定式化された定言命法では、各人が他者についての特定の事実を認識し、その認識に基づいて行為する必要がある。しかしベンは、自閉症者はこの相互承認を築くことができず、そのためいかなる社会契約からも見放されていると考える。

ここでのわれわれの基本的考えによれば、道徳とは、他の誰もが同様に従うという条件の下で合理的行為者が従うことに自由に同意しうるような一連の原則のことである。そしてこうした同意へのコミットは、相互承認へのコミットを含意する。もしもある人たちが相互承認の必要性を理解できなかったり、その相互承認の維持をふつうは動機づける道徳感情をもつことができなかったりした場合は、その理由で彼らは同意から排除され、時には、ふつうの人が互いを扱わないような仕方で扱われることにもなる。(Benn 1999, 38)

ベンは、社会契約説は自閉症者にはうまく用いることができないと主張する。ベンがここで引用している相互承認が情動的な相互承認だ、ということを認識しておくことは重要だ。ヌスバウムもカント流の社会契約は一部の障害者にとって適用に限界があると論じているが、その理由は、情動とは別の意味での相互承認にある。ヌスバウムによれば、カントは、「目的の国の下僕」たる「受動的市民」や、「自らの勤労によって自らを支えることのできない」人から、社会契約を結ぶ資格を剝奪するだろう (Nussbaum 2006, 52)。例えばカントは、重度の障害者を、社会契約を結ぶメンバーとして認めていない。しかしながら、ベンの議論は他者への依存性に関するものではない。この点はベンにとって幸いである。というのも、一部の高機能自閉症やアスペルガーの人が他者への依存という刻印を押されない生活を送ることができる、ということを認識している点でヌスバウムは正しいからである。むしろ問題は、自閉症者がもつ他者の概念に限界がある場合、そもそも社会契約を結ぶ可能性が彼らにあるのかということだ。

ベンの立場は、第二章でも述べたように問題を含んでいる。道徳共同体から自閉症者を排除すべしというベンの結論は、すでに否定された。道徳共同体から自閉症者を排除するという議論をすべて引き受けなくとも、自閉症の行為者には社会契約説が適用できないというベンの論点を認めることはできる。しかしながら、結局は、目的の王国という定式化をこうした批判から救い出すことができるかもしれない。というのも定言命法のもう一つの定式化、自律の原理という定式化は、目的の王国に基づいた定式化と密接に関連しているからだ。自律の原理の定式化の一つは、次のようになるかもしれない。「自己の格率によって同時に普遍的法則が定まる、というように君の意志が自己自身を見なしうるように行為せよ」(Aune 1979, 112)。カントの説明では、自分自身の格率によって道徳法則が作られるということ、のみならずこの事実のゆえに自分は道徳法則を遵守する、ということを認識している人は自律的である。しかしケネットは、自閉症者は「道徳的に自律的ではない」と主張しており(Kennett 2002, 351)、この点で、自閉症者へのカント倫理学の適用に反対する追加理由を提出していると見ることもできる。ケネットは、「意識的に制御しようとする傾向性、自分が何をなしているかについての知識をわきまえ、それを根拠に行動しようとする傾向性」というJ・デイヴィド・ヴェレマン(J. David Velleman)の自律の定義を引き合いに出している(Kennett 2002, 353)。この自律の概念は正統性(authenticity)を強調しているが、それとは対照的に、カントの自律概念は普遍的法則の立法者であるという点と、傾向性からではなくその法則から行為するという点から成り立っている。ケネットは、自閉症者の大半は道徳的自律性をもたないが、一部のアスペルガーなどの高機能者の場合、「[シミュレーション説とは]別の手段で道徳的自律性を獲得することができる」、と述べる。「彼らは、道徳とは別の場面でそうしているように、辛抱強いあからさまな質問や、証言への信頼や、過去の状況からの推論などを根拠に推理を働かせることで、道徳規則や振る舞いの指針を自分だけで発達させたり発見したりすることができるように思われる」(Kennett 2002, 351)。言葉を変えれば、自閉症者の中にも、必要とされる道徳的自律性をもつ人がいるのだ。しかし、ケネットとカントが同一の「自律性」概念を考えていたかどうかは明らかでない。もし曖昧さがあるなら、たとえ高機能自閉症の人であっても、自閉症者に対する自律の原理の適用可能性は損なわれるだろう。まとめよう。自閉症者は社会契約に必要な正しい形の相互承認を行うことができないというベンの見解に基づいて、目的の王国という定式化は却下された。また、自律の原理という定式化も、この定式化に必要な自律性を自閉症の行為者はもっていないかもしれない、という事実に基づいて却下された。

もう一つの、もっと深刻な問題を孕む定言命法の定式化は、こう述べる。「君自身の人格に存する人間性であろうと、またいかなる人格に存する人間性であろうと、常に同時に人間性を目的として扱い、決して単なる手段として扱わないように行為せよ」(Kant 1956, 96, 邦訳一〇三頁)。カントによれば、すべての道徳性の最高原理は、人間はたんなる主観的目的ではなく、尊厳と価値をそれ自体においてもつ客観的目的だという事実を考慮しなければならない。主観的目的は他者が使用し、捨てることもできるが、客観的目的は、それ自体に価値があるので、尊厳をもって扱われなければならない。人間には、たんに手段としての価値あるいは外在的な価値だけでなく、内在的な価値がある。したがって、人間を「たんに手段としてのみ」扱うことはできず、その人自身における目的として扱わなければならない。しかし、他者をたんなる手段としてではなく、その人自身における目的として扱うとはどういうことなのか？　他者をその人自身における目的として扱うには、他者の目的に気づき、それを共有したうえで、その目的の実現に向けて積極的に行為する必要があるだろう(Aune 1979, 78)。

自分自身において目的である行為者は、「「もの」ではなく「人格」と見なされる。というのは、彼らは、本質的に自由であり理性的であり、目標を設定すること、客観的目的の存在に気づくこと、真の意味で選択すること、そしてまた、自分とすべての他者のために真に普遍的な行動規範を定めそれに従って行為することができるからであり、またそうせざるをえないからである」(Sullivan 1980, 197)。

自閉症者は他者を他の目的のための手段としてだけでなく、その人自身における目的として扱うことができるのだろうか？　他者に志向性を帰属させる能力が損なわれている人に、人を客観的目的として考えることができるかどうかは疑問である。他者をその人自身における目的として扱うことは、自分とは違った志向的態度をもつ存在として他者を認識することを意味する。例えば、あなたはその他者を自分自身の意志の延長としてのみ扱うのではなく、考慮されるべき人生設計をもった人として扱うのだ。しかしながら、統一意識的な見方においては、自閉症者は自分とは異なった志向的態度を他者に帰属させることができないかもしれない。この失敗が生ずるのは、前にも述べたように、人の行為を説明する手段としてのSTが自閉症者においては失敗するからだ。かくして定言命法のこの定式化も、自閉症者にとっては深刻な問題となる。(9)

カントの道徳理論と自閉症の道徳的行為者の間には、適合性がない。ベンは、自閉症者に適用できないことがカントの道徳理論を却下する理由となる、とは主張していない。むしろ、一部の自閉症者が相互承認を感受できない限り、他者を扱う際にふつう道徳的に許されないとされる仕方で彼らを扱うことも許される、と彼は主張しているのだ。たとえベンが間違っていたとしても、他者を単なる手段としてのみ扱ってはならないと述べる定言命法の定式化は、自閉症の行為者にとってそれ自体が困難の種である。しかしながら、カントの道徳と自閉症の道徳的行為者の間の緊張は、他の仕方で解決できるかもしれない。つまり、カントの道徳理論が自閉症者に対応できないという事実は、自閉症者を排除するのではなく、カント説を退ける理由となるかもしれないのだ。道徳理論に対する新しいアプローチが必要である。

3　個別主義と一応の義務の倫理

道徳的個別主義では行為事例の規範的評価は道徳原理とは独立した形で決定されるが、他方、一応の義務の倫理では、行為事例の道徳的評価は競合する原理を参照して決定される。この二つには、共通したところがほとんどないように思われるだろう。実際これらは、倫理学説において二つの極端な立場を体現しているものとして並べられることが多い。前者がすべての道徳規則や原理を避けているのに対し、後者は規則や原理を含んでいる。これらが共有している一つの特徴は、どちらも自閉症の道徳的行為者には適用できないという点だ。

道徳的個別主義は倫理学説に対する不満から生まれた。個別主義者は、倫理原則があまりにも窮屈で、あまりにも硬直的だと考える。特定の場合に何かを行うための理由となりうるものが、実際には、同じような場合にその同じ何かを行わないための理由ともなりうる、ということを倫理原則は認めない。求職者が自分の仕事を大いに楽しむだろうという事実は、その人を雇う理由となるかもしれない。しかし、死刑執行人に応募する人が自分の仕事を大いに楽しむだろうという事実は、他の人を雇う理由になるかもしれない。「新しい事例での理由（または理由の役を果たす考慮）の振る舞いは、他の事例での振る舞いからは予測できない」（Dancy 1993, 60）。抽象的原理はしばしば誤りを犯すが、それに頼った道徳的普遍主義や普遍化可能性を行使するのではなく、個別主義は、他ではなくこの行為を実行するための理由全体に目を向ける。規則や原則は道徳性を構成する状況の複雑さを考慮していないので、これらの理由は道徳規則や原則に変換できない。このアプローチは、抽象的原理によって損なわれている伝統的な道徳理論より多元的だと考えられている。個別主義者によれば、どの行為が道徳的に正しいか間違っているかを決定するものは一般原則ではなく、個別事例の「顕著な特徴」だ。個別主義は、「道徳的な展望における整合性」を重要と考える（Dancy 1993, 63）。

しかし、自閉症者が個別主義に従うのは困難かもしれない。これらの困難の一つは、道徳的行為者が個別主義者としてうまくやるために必要とされるある特性から派生しているかもしれない。ジョナサン・ダンシー（Jonathan Dancy）は次のように述べる。

> これほど一貫してうまくやるには、幅広い感受性をもち、関連性のある特徴を一つとして逃さないように、またその関連性を間違えないようにしなければならない。しかし、この点に関して言うべきことは、それがすべてだ。関連性のある感受性をもつことは、ケースバイケースで物事を正しく判断できることである。残る唯一の問題は、いかにしてこのうらやむべき状態に至るかということであり、その答えは、おそらくわれわれは遅すぎるというものだ。アリストテレスが述べたように、道徳教育が鍵である。この教育を逃した者にとっては、真の救いはない。（Dancy 1993, 64）

ダンシーによれば、彼の本を読むくらいまで大きくなった人は道徳教育を逃しているが、それでもおそらく何人かの感受性の強い若者がいて、彼らにはその機会があるだろう。道徳教育は早期に開始されなければならない。自閉症者にとっての問題は「道徳教育を始めるのが遅すぎるのか？」ではなく、「いつであろうと常に遅すぎではないのか？」である。自閉症の行為者は、個別主義者としてうまくやるために必要となる「幅広い感受性」を常に欠いているのだろうか？　ローレンス・ブラム（Lawrence Blum）は、「［道徳的］行為者にとっては状況認識、状況判断、および個別主義的な感受性が、原則へのコミットと同じくらい重要である」という見解を示している（Blum 1988, 723）。これらの能力は自閉症者にとって、あまりに気力をくじけさせるようなものであるかもしれない。ジェイ・ガーフィールドは、二人の道徳的行為者が同じ特徴を顕著だと認識するためには、これらの行為者は「実存的な意味で、同じ世界に住んでいなければならない」と述べる。つまり「われわれは、根本的なレベルで、同じものを気にかけている必要がある」（Garfield 2000, 203）。二人の人が同じ世界に住んでいるのかどうか、同じものを気にかけているのかどうかを判定するための一連の原則を仮定するのは、個別主義の精神に反するように思われる。しかし、志向的状態をもつ行為者であることと、私とは異なるあなたの志向的状態を認識することは、二人の人が同じ世界に住み、同じものを気にかけるために最も基本的なレベルで必要とされることであるだろう。ここでの議論は、シミュレーションの失敗に関するこれまでの議論と並行している。他者が気にかけていることを自閉症者が気にかけることはないということ、つまり真のシミュレーションに必要な共感ができないということが、自閉症者に対するヒューム説の適用可能性を掘り崩したのだった。複数の行為者が特定の顕著さを認識するために必要とされる互いの気遣いに関するガーフィールドの主張を前提するなら、同じ教訓が個別主義にも当てはまるように思われる。

自閉症の道徳的行為者に対する個別主義の適用可能性に関する、いまの議論とも関連した第二の困難は、倫理に対する強い全体論的アプローチを優先するのと引き替えに規則を軽視する、という状況的側面にある。自閉症の症状は中心性統合の弱化の現れだという仮説からすると、このアプローチは自閉症者にとって非常に困難なものだろう（O'Loughlin and Thagard 2000 ; Happé 2000)。おそらくこの理由により、自閉症者には、倫理学に対するもっと規則支配的なアプローチが必要となるだろう。かくしてようやく、一応の義務の倫理が考察に値するものとして現れてくる。

生命倫理の分野で大きな影響力を奮った著作『生命医学倫理の原則』の中でトム・ビーチャムとジェイムズ・チルドレスが示した理論は、『ベルモント報告』で示されたガイドラインと同様、一応の義務の倫理の一例である（Beauchamp and Childress 2001 ; National Commission for the Protection of Human Subjects of Biomedical and Behavioral Research 1978)。『ベルモント報告』に対しても、またビーチャムとチルドレスの研究に対しても批判者は存在するが（Ainslie 2002; Buchanan et al. 2000 ; Gert et al. 1997)、現在の生命倫理学に与えた両者の衝撃に疑いの余地はない。一応の義務の倫理は、行為者が直面する互いに競合的な道徳義務や道徳原則の存在を仮定するものであり、個々の状況ごとにそれらの強さを確定することによって、その都度どの道徳義務や責務が他に優先するのかを決定しなければならない。これらの義務や原則はいずれも絶対的なものではない。その相対的な重みは状況の変化に伴い変化する。ある場合には他者の気持ちを思いやるために嘘をつくことも許されるが、別の場合には、他者が傷つくとしても真実を語ることが絶対に避けられないかもしれない。W・D・ロス（W. D. Ross）は七つの一応の義務を仮定した。誠実の義務、これには、真実を告げることや約束を守ることが含まれる。それに償いの義務、感謝の義務、正義の義務、善行の義務、自己改善の義務、悪行を働かない義務の七つである（Ross 2002）。道徳的問題が生じたら、行為者はまず一応の義務のうちのどれがその状況に適用可能かを考え、それから、適用可能な義務のうちのどれがこの特定の場合に最も強力なのかを決定しなければならない。例えば、親友の誕生日にサプライズ・パーティをしようと計画する場合、われわれは、彼に対して秘密をもたないという誠実の義務があるのと同時に、パーティの秘密を打ち明けないことで果たされる彼への善行の義務があることにも気づく。ロスは、すべての人間は同じような道徳的直観を共有しており、そのことによって一応の義務が実際に何であるかの決定が可能となり、同時に特定の場面におけるそれらの義務の相対的強さを決定することも可能となると信じている。ロスは、この「自明」であり、「われわれが考え」「反省」し「把握」するものを、しばしば〈直観的に知られる主張〉と呼んでいるが、それは、それ以上のどんな厳密化や体系化の試みも受けつけないものだ。

……われわれは、特定の約束の実現である行為の一応の正しさや、他の約束の実現である別の行為の一応の正しさを理解した後に、一般的なレベルで考えることができるほど成熟した段階では、約束のいかなる実現の本性にも一応の正しさが属するということを把握する。時間的に最初に現れるのは、特定の種類の個々の行為の自明な一応の正しさに対する把握である。ここからわれわれは反省によって、一応の義務の自明な一般原則を把握するようになる。(Ross 2002, 23)

最も優れた人々の現にある道徳的確信の本体は、何世代にもわたる道徳的反省の蓄積の産物であり、そのおかげで、道徳的区別を把握するための極めて繊細な力が発達してきた。理論家はこのことに、最大の尊敬の念をもって当たらなければならない。(Ross 2002, 41)

私の知る限り、いかなる一般規則に訴えても、これらの一応の義務の相対的強さを評定することはできない。……特定の状況における特定の義務に対するこの感覚は、あらかじめ当の行為をあらゆる観点から完全に反省し、それによって関連の知識を得ている場合には、いかに誤りやすいものだとはいえ、これこそが義務に対してわれわれがもつ唯一の手引きなのである。(Ross 2002, 41–42)

ビーチャムとチルドレスは彼ら独自の一応の義務の倫理を提案し、その中で四つの生命倫理の原則を立てた。それらは自律、非悪行、善行、正義だ。ビーチャムとチルドレスは、これらの四つの原則は「一個の一般的道徳理論を構成するものではなく」、むしろ「道徳問題を同定し、反省するための枠組みだけを与える」ものだと主張している(Beauchamp and Childress 2001, 25, 邦訳二〇頁)。しかし、一応の原則の間の対立をどのように解決すべきだと彼らが考えているのかは、考察するだけの価値がある。ビーチャムとチルドレスは、より強力な義務を描き出す規則が存在していたとしても、「規則間で生じる偶然的衝突の可能性が幅広く存在することを踏まえるなら、最も堅固な規則でさえ、完成品というよりは発展途上のものと解釈しておいた方がよいだろう」と警告する(Beauchamp and

Childress 2001, 19, 邦訳二四〜二五頁）。彼らは、競合する原則間の比較考量をたんに直観的、主観的なものとしないための実行可能なガイドラインを推奨している。しかし、これらのガイドラインをもってしても、「バランスと優先の考慮に誠実であるがゆえに、われわれは、以前のジレンマの議論に引き戻されるだけでなく、どの道徳規範が優先するのかを決定できなくなってしまう場合があることも認めざるをえない」という言葉で、彼らはこの議論を締めくくっている（Beauchamp and Childress 2001, 21, 邦訳二六〜二七頁）。

自閉症者が一応の義務の倫理に与える試練は、互いに競合する義務の間での調停という第二段階で現れる。ジョン・ローソンが観察したように、自閉症者は、競合する一応の義務を天秤にかけることに格別の困難を覚えるかもしれない（Lawson 2003）。ローソンは心の理論説に反論しているのではないが、心の理論説はより大きな仮説である深層接近可能性障害（ＤＡＤ）モデルの一部だと信じている。ＤＡＤモデルによれば、自閉症スペクトラム障害の人は、世界を、「変化とはいっても実際には内部に差異が生ずるだけの、（本来が相互に分離した）原子的な複数の現実から成る閉鎖系」に還元してしまう（Lawson 2003, 197）。ＤＡＤの人は深層構造、内的関係、開放系、および高度に相互接続した現象を扱うのが苦手だ。ローソンは、自閉症に関する見かけ上異なる四つの仮説を包含するものとしてＤＡＤモデルを提唱している。それらは心の理論説、システム化／共感化説、中心性統合弱化説、および実行機能弱化説だ。ローソンは、自閉症者が直面する社会性の障害を説明するのには最初の二つが優れており、後の二つは、それ以外の、より機械的な処理に関する障害や、素朴物理学や分類タスクに関して一部の自閉症者が示すある種の強みをうまく説明する、と主張する。彼の見るところでは、それぞれの仮説をＤＡＤの一部として理解することができるので、ＤＡＤモデルは、これらすべての仮説の長所を一つにまとめていることになる。ローソンはＤＡＤ仮説がもたらす結果のいくつかについても考察しており、その中には、会話における語用論や道徳理論に対するその含意も含まれている。

……複数の要因によって決定されるような結果、すなわち変動する多くの原因をもつような結果を扱う際に、［自閉症スペクトラム障害の］人は困難に陥りやすい……。例えば、道徳規則については、真実を述べることは良いことだが、時には秘密にしておく方が良いこともある（例えば、誕生パーティや友人の規則違反の行動についてなど）。会話に加わるのは良いことだが、場合によっては、そうしない方が礼儀正しい場合もある。（Lawson 2003, 200）

ローソンは、深層接近可能性に困難を抱える人は競合する一応の義務を調停できないと見ている。一方で、秘密をもつなという義務がある。しかし他方、主賓が計画を知っていたら、パーティはさほど面白くなくなるだろう。ＤＡＤモデルに従うなら、競合する一応の義務のどれがより強いのか、誠実の義務なのか善行の義務なのかを自閉症者が判断することは困難となるだろう。ローレンス・ブラムは、一応の義務の倫理に対する彼の批判の中で、「道徳知覚」の欠陥、すなわち代わりの行為を検討する際に「それらの道徳的特性を正確に見て取る」ことが行為者にできないこと、としてこれに言及している（Blum 1991, 84）。したがって、一応の義務の倫理を用いる際に行為者が行わなければならない第二のステップ、つまり競合する義務を調停してどれが正しいかを決定することは、一部の自閉症の行為者にとってはその能力を超えたものとなる。

これほどはっきりしたものではないが、一応の義務の倫理にとってのもう一つの問題が、第一のステップで現れる。それは、行為者がそもそもある特定の一応の義務が存在すると最初に気づく時点だ。前述のロスの主張を前提すれば、誠実や善行といった道徳的義務をそもそも認識するにはあるタイプの手段が必要なのだが、それは先の場合と同じく、DADを抱えた人にとって扱うのが困難なものだ。しかし、一応の義務の認識が自閉症者にはできない、という二番目の理由も存在する。ロスの見解によれば、一応の義務は、「受約者と約束者、貸し手と借り手、夫と妻、子供と親、友人と友人、同胞と同胞などの間に生ずる」道徳的義務の基盤としての、われわれの特別な関係性から派生する。「それぞれの関係は、問題となる状況によって多少の違いはあっても、いずれ私に課されることになる一応の義務の基盤である」(Ross 2002, 19)。関係をもつことや人間関係の複雑さを認識することに関して自閉症者が抱える困難を考えるなら、これらの関係性のゆえに発生する道徳的義務を、自閉症者が認識できない可能性がある。ある種の関係性の複雑さが神秘的であり続ける場合、これらの関係性から生じる道徳的義務もまた神秘的であり続ける。したがって、第一段階、つまり特定の状況において関連する一応の義務に気づくことさえも、自閉症の道徳的行為者を挫折させる可能性がある。これらの理由からすると、自閉症者には一応の義務の倫理は利用できないように思われる。

要約しよう。いくつかの異なる道徳理論を提示したが、それぞれが自閉症者にとって問題であるかもしれない。自閉症者と非自閉症者の両方が同じように利用できるわけではない道徳理論の場合、実際上はどのような結果が生ずるのだろうか？　この後の議論では、自閉症者に適用可能な道徳理論と非自閉症者に適用可能な道徳理論との間に存在する深淵が、どのような点で実質上の含意をもつかを示すことにする。

4　非両立的な道徳理論から生ずる問題
――成人の自閉症者は「完治」されるべきなのか？

もし、ぱちんと指をならして自閉症が消えるとしても、私はそうはしないわ――なぜって、そうしたら、私は私でなくなってしまうもの。自閉症は私の一部なの。

――テンプル・グランディン、オリバー・サックスの引用より（Sacks 1995, 291, 邦訳三〇四頁）

次のシナリオを考えてもらいたい。成人の自閉症者にも有効な、自閉症を「完治させる」治療法が発見されたとしよう。長年にわたって心の理論をもたずに生きてきた人々にこの治療法を施すと、彼らは、生まれて初めて努力せずに他者に志向性を帰属できるようになる。非自閉症者の世界に入る時に、自閉症者は語用論を用いる能力の弱さや共感性の障害から解放される。この場合、成人の自閉症者は完治されるべきだろうか？　即座の答えは「イエス」かもしれない――確かに、根本的に治すことができるものなら、根本的に治すべきだ。第二章と第三章は、これが見かけよりも複雑な問題である理由を示している。

完治を疑問視する一つの理由は、心の理論が完全に機能することから生ずるかもしれない苦痛に関わる。第二章の議論の多くは、他者との関係から生まれる善や、関係をもつことの客観的価値を論ずることに費やされた。しかし、心の理論によってのみ得られる善があるように、そうして得られる悪もあり、この場合それが悪しきものであるのは、こうした悪が犠牲者に襲いかかることもあるということを知ってしまったことにその理由の一部がある。裏切られることや操られること、中傷されることや騙されることを含む、パーフィットの悪しき事態の客観的リストは、心の理論が機能している人にのみ当てはまる。これらの事態はいずれも、他の行為者が自分に対して一連の特定の考えをもっていると気づいているときにのみ、当の行為者に起こりうる。心の理論を欠いた人あるいは〈もの〉が裏切られるとか、欺かれるとか主張することには意味がない。心の理論を欠いた人は幸いなことに、嘲笑されたり、嘘をつかれたりすることに気づかない。心の理論を欠いた人には起こりえないはずの悪しき物事も数多く存在する。これらの悪は避けた方がよい、と論ずる人もいるだろう。

この主張に対しては二つの反論が可能だ。第一に、行為者が裏切られていることを知らないという理由だけでは、当人が裏切られていないということにはならない、と主張することができる。裏切られるということの悪は、行為者がその裏切りにまったく気づいていないとしても、当人の人生の善さを損なうものだ。このように、心の理論を欠いた人も、心の理論をもつ人にだけ生じるように見える悪しき事態によって害を被る。この主張に対する反論は、人間の関わり合いにおける相互承認的な性質についてそれが十分に語っていない、というものだ。裏切りが起きていることに気づいていなくとも、気づいている場合とまったく同様にそれが悪いことなのであれば、愛されていることに気づいていなくても気づいている場合とまったく同様にそれは善いことなのだろうか？　他者の中に行為者を認識することができないために、生涯を通して、愛されることがありうるということにすら気づいていない行為者の場合はどうだろうか？　愛され、信頼されるといった人生における善が心の理論の欠陥によって弱められるのならば、人生における悪もまた弱められる。それでもまだ第一の反論を封じ込めることはできないが、行為者の心の理論が完全には機能していない場合、人生における善も悪もどちらも鈍くなると応答することによって、その反論はいくぶんか和らげられる。

第二の反論は、欺きや裏切りの害は実際に生ずるが、肯定的な相互承認的態度をもてることの善がこれらの害を上回る、というものだ。つまり、以前に自閉症だった人は、心の理論をもつことによる害があるとしても、最終結果としてはそれが機能する方がプラスになる。さらに家族など、自閉症者とともにいる人にとっての善は、非自閉症者と共有できる世界に自閉症者を招き入れることによって最大化されるかもしれない。この議論は決定的に行為功利主義的である。この推論は、心の理論が問題となっている人と、そうした人が心の理論をもつようになることで影響を受ける人々、その両者に対して心の理論が生じさせる善と悪のトレードオフに関するものだ。しかしどんな行為功利主義者も主張しているように、ある特定のタイプの行為が常に道徳的に正しいとか、間違っているとかといったことにはならない。むしろ関連する利益のケースバイケースの評価が、考慮されなければならない。さらに、この章の初めに論じたように、ミルの「功利の究極的強制力」は自閉症者にとって説得力をもたないのだから、功利主義は自閉症者にとってさほど魅力のあるものではないかもしれない。このように、この反論が成立する可能性はあるが、それはあらゆる場合に成立するわけではなく、非自閉症者がこの反論に納得する場合ですら、自閉症者はそれほど納得しないかもしれないのだ。

完全に機能する心の理論を自閉症者に与えることができるのに、それを彼らから奪ったままにしておくことは、人間という存在がどういうものかを理解していない者のなすことだ、と論ずる人がいるかもしれない。ヌスバウムに呼応して言うなら、あらゆる人間が共有するある種の能力が存在する。どの人に対してであろうと、これらの能力に従って行為する可能性を否定することは、人間としての、、その人に危害を加えることだ。確かに、これまで心の理論が完全には機能していなかった人に心の理論を与えることはある種の痛みを生じさせるだろう、ということは事実である。しかし、与えうるはずの心の理論をそれが欠けている人から故意に取り上げることは、その人の人間性を否定することだ。ここでの議論は、費用対効果の議論ではない。というのも、この議論を主張する人は、これまで心の理論をもっていなかった人に、努力することなく容易く他者に志向性を帰属させる能力を与えることが、わずかな場合とはいえ善よりも多くの害を生じさせる、ということを認めなければならないからである。この議論は、自閉症者と非自閉症者の溝に橋を架けることを求めるが、しかし自閉症者を非自閉症者の側に引き入れることによってのみ橋は架けられるべきだ、ということの露骨な主張である。彼らを引き入れた後、おそらくわれわれはその橋をすぐに燃やすべきなのだろう――一体誰が戻りたいなどと思うだろうか？

このことから、自閉症者を非自閉症者の世界に移住させることに反対する二番目の理由に導かれる。おそらく二つの世界を支配する規則は非常に異なっているので、自閉症者を自分の世界に移住させるために非自閉症者が引き合いに出す理由は、自閉症者にまったく適用できないものかもしれない。本章で論じたように、自閉症者が直面する独特の欠陥は、最も優れた道徳理論のいくつかを自閉症者に適用できないものとしてしまう。「この人の自閉症は根本的に治されるべきか？」という道徳的問いが投げかけられた場合、その答えを握るべきなのは誰の道徳性だろうか？[10] 行為功利主義が揺るぎない答えを与えず、いずれにせよ自閉症者にとって説得力をもたないものである以上、残るのは何か？ヒューム、カント、ロス、および個別主義の道徳理論は、問題の当事者の一方には適用することができない。だとすると、どの道徳理論がこの答えを導くべきなのだろうか？ 外延的に違いのある競合的な道徳理論のうちどれを選ぶかを、二つの集団はどのように決定しうるのだろうか？ この問題は、主観主義や他のタイプの相対主義を否定する理由として引き合いに出されてきた。男と女は異なる声で道徳問題を語っているだけでなく、競合する非両立的な道徳理論に支配されているのだ、と主張するフェミニスト倫理学や女性倫理学を否定する理由として、それは引き合いに出されてきたのである。しかし心の理論の欠陥は、ジェンダーや文化の違い以上にはるかに深遠な〈人と人との溝〉をわれわれに語りかけているように思われる。第二章で考察したように、これらの欠陥は、道徳共同体のメンバーであることや、良き人生を送るといったことがもつ意味の重要な側面に関係している。根本的な点で他者から切り離された人の可能性は、異なる道徳的主張相互の境界を確かめるという目的で、これまでにも思考実験として考察されてきたかもしれない。自閉症者は、この思考実験を現実のものとしたのだ。

完治にまつわる道徳的問いを取り上げた狙いは、独特な仕方でわれわれを困惑させる〈倫理学と自閉症の問題〉を例示することにある。倫理学を研究している人は誰も、メタ倫理学や規範倫理学や応用倫理学の問いに対して容易な解答があるなどという幻想はもっていない。しかし自閉症者は、その独特な性質のゆえに、倫理学的問いに答えようとする者に対して例外的な困難を与える。遠い先のことかもしれないが予期される完治の問題は、自閉症者について考察する際に現れてくる生命倫理学的問題の一つにすぎない。他の二つの問題は、自閉症者の出生を防止するために遺伝学的技術を用いること、および自閉症者を調査研究に用いることに関するものだ。これらの問題は、次の二つの章で取り上げる。

第4章 自閉症と遺伝学的技術

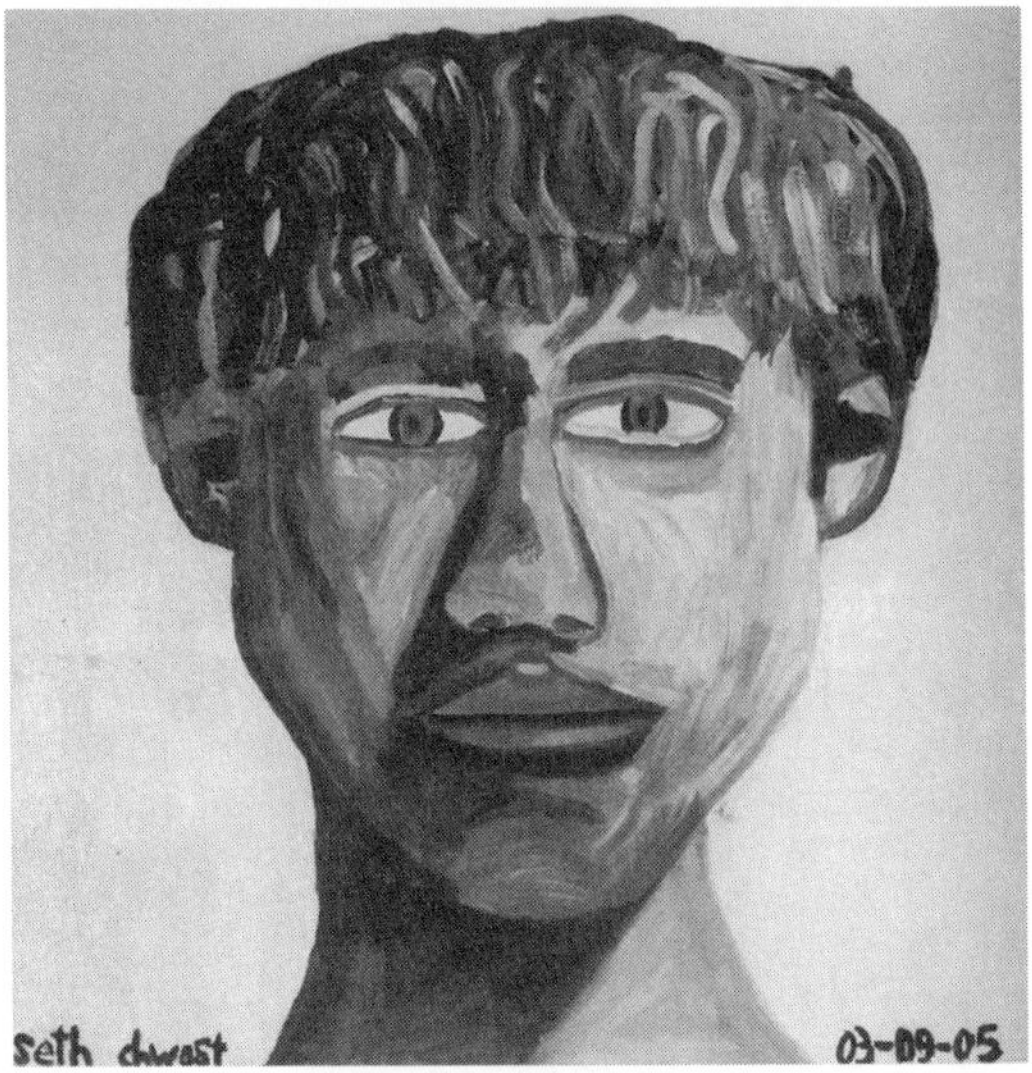

Seth Chwast　自画像 No.3、黒白で書いた小さな自画像

自閉症者の声——ドナ・ウィリアムズ

ドナ・ウィリアムズ（Donna Williams）の自伝的著作には、ウェンディ・ローソンやグニラ・ガーランドが取り上げたテーマと同じものが多く含まれている。ウィリアムズの第一作『自閉症だったわたしへ』（*Nobody Nowhere*）は、感覚に関する困難や他の子供たちからの疎外を経験した、子供時代と学校時代の話から始まっている。彼女は高い音や人からの接触を我慢することができなかった。明るい光は、時によって「耐え難かったり、うっとりさせられたり」するものだった（Williams 1992, 207）。両親の険悪な関係は彼女の問題をさらに悪化させた。彼女は一〇代で家を出たのち、ガーランドと同じように人間関係で失敗を重ねた。ウィリアムズは「人全体」、とくに相互承認しあう関係の微妙な側面が理解しがたいものであることに気づいた（Williams 1992, 35）。彼女は、他人から疎遠にされる原因が分からないまま、相手から相手へ、仕事から仕事へ、家から家へと渡り歩いた——時には家を捨てて、それこそホームレスになったこともある。

ウィリアムズはキャロルとウィリーという一対の見かけの顔を作り上げ、その背後に隠れて対人関係の世界をなんとか切り抜けた。これらの見かけの顔は外の世界の人々とのコミュニケーションの手段であり、自閉症という孤立した島の世界から抜け出す試みでもあった（Williams 1992, 138）。キャロルは他人にとって魅力的な人物だったが、同時に愛想が良すぎるところがあり、ドナを好ましくない関係へと導いた。ウィリーは職場では有能であったが、時に無愛想でもあった。ドナは二〇代前半になって初めて自閉症と診断されたのだが、その発見によって、生涯にわたる感覚への過大な負荷や社会的孤立を理解できるようになった。

ウィリアムズの第二作『自閉症だったわたしへⅡ』（*Somebody Somewhere*）は、『自閉症だったわたしへ』出版直後の時期の記録である。自閉症の理解を武器に、ドナは徐々にキャロルとウィリーを振り払い、彼女の言う「私の世界」で生きることと対極の、「世界そのもの」への参加に足を踏み入れるようになった。『自閉症だったわたしへ』の出版によって、ドナは自閉症の子供や大人が世界中にいることを見出したのだ。

『自閉症だったわたしへⅡ』の終わりの部分で、ウィリアムズは、特定の考えや感情を経験するように自閉症者を教えても無駄だし、他人に心から同情するようにさせることもできない、と強調している。自閉症者は特定の状況においてどう感じるべきかを学ぶこともできるし、その気持ちに合わせた行動をとることもできる。「けれども、それは自分のものにはならないし、観念は感情ではなく、人がどう見えるかに関するたんなる記憶、もしくは心に蓄えられたレパートリーにすぎない」（Williams 1994, 214）。ウィリアムズは、「自閉症とは私ではなく」、むしろ

「私から人生を、友情を、思いやりを、分かち合うことを、自分の知性を生かすことを、愛されることを奪おうとするものであり……生きたまま私を葬り去ろうとするものである」と主張して、その書を締めくくっている（Williams 1994, 238）。

自閉症者はめったに子供をもたないので、全体からすると直接的な遺伝の事例はほとんどないが、現在、自閉症の三〇〜五〇％が遺伝的に受け継がれたものと推定されている（Siegel 1996；Frith 2003）。またアスペルガー症候群の一部に関しても、遺伝的素因があるという証拠が存在している（Ghaziuddin 2005）。自閉症スペクトラムに含まれると考えられているまれなケース、レット症候群は、ＭＥＣＰ２遺伝子の突然変異の結果生ずる（Wade 2007）。研究者たちは、自閉症の遠因となる環境的トリガーの影響を増大させるような遺伝子を特定したが、その遺伝子のせいで、遺伝的因子と環境的因子が組み合わさって自閉症となる可能性が高くなる（Campbell et al. 2006）。自閉症事例の三〇〜四〇％には遺伝的要因はなく、出産または妊娠に関連した原因によるものだと思われている（Baron-Cohen and Bolton, 1993）。何人かの研究者によれば、遺伝的に受け継がれるのは自閉症そのものではなく、成長してから自閉症を引き起こすような一連の心理学的障害である。例えば、自閉症の約一〇％は、先天的な状態である脆弱X症候群の結果だ。他の研究では、脳の発達異常や不完全なセロトニン処理についての遺伝的素因が指摘されている（Kuehn 2006）。遺伝的要因をもつ他の状態から自閉症が生じている場合でさえ、自閉症と遺伝学的技術の使用に関する問いはなくならない。自閉症の相当数の事例において遺伝的素因が存在するという事実は、自閉症者に影響を与える新しい遺伝学的技術によってわれわれは何ができるのか、また何をなすべきか、という問いを投げかける。

自閉症に関連する染色体領域のいくつかは特定されているが、現時点でわれわれは、ハンチントン病遺伝子のような「自閉症遺伝子」を知っているわけではない（Monastersky 2007；Autism Genome Project Consortium 2007）。また、女性の乳がんや卵巣がんの発症確率を高めるＢＲＣＡ１やＢＲＣ

A2の遺伝子のように、どの遺伝子の組み合わせが自閉症の高い発症確率を示すのかについても分かっていない。おそらく、一部の人たちにおいては環境的因子の影響を受けやすくさせる遺伝的因子が存在し、その組み合わせが自閉症を生じさせるのであろう。たとえ一つの「自閉症遺伝子」が特定されたとしても、最初に発見されたこの遺伝子によってこの障害の影響を強く受ける人とほとんど受けない人の区別ができる、という保証はない（Frith 2003）。両親の側での「軽度のマインド・ブラインドネス」が、より包括的に捉えられた自閉症発症要因の一つかもしれない、という証拠が存在する（Baron-Cohen 2000a）。しかしながら、自閉症事例のかなりの割合が遺伝的要因に帰せられるという事実は、困難な倫理的問題にわれわれを導く。現在のところ、自閉症の遺伝学に関するわれわれの知識の大半は、こうした問題にわれわれを直面させることはない。しかし将来、われわれは遺伝学と自閉症に関する困難な選択へと近づいていくだろう(1)。その中でも最も困難な選択の一つは、親は自閉症児の出生を防止するために遺伝学的技術を用いるべきかどうか、ということだ。

この問いに対する答えの一つは、直接的な費用対効果分析という、単純ではあるが議論の分かれるものである。自閉症の流行については多くが語られており、自閉症者の実際の数が増えているのか、それとも増えているのは自閉症と診断される人の数にすぎないのかについて論争はあるが、数が増えていることそのものには議論の余地はない。米国では、自閉症と診断された人の数は一〇年前の二万二六六四人から二〇〇五年には一四万一〇二二人に増えている（Gross 2005）。現在、米国では一五〇人に一人の子供が八歳までに自閉症や、アスペルガー症候群などの自閉症スペクトラム障害を発症すると推定されている（Carey 2007）。その説明は、自閉症の遺伝的傾向性と相互作用するかしないかはともかく環境的要因を挙げるものから、診断基準の改定によって以前より多くの人が自閉症と診断されるようになったと論ずるもの、あるいは一般市民の理解が広く行き渡ったために自閉症と診断される割合が高くなったという可能性を指摘するものまでさまざまである。例えば、よく引用される研究の一つでは、カリフォルニア州で自閉症と診断された子供の数は、一九八七年の一万人に五・七八人から一九九四年には一四・八九人にまで増えたと報告されている（Croen et al. 2002）。しかし、この増加にともなって知的障害と診断される子供の数が減っており、その減少は、自閉症と診断される子供の数の増加とほぼ同じである（Frith 2003）。ポール・シャタック（Paul Shattuck）も同じような数字を発見している。つまり、米国では一九九四年から二〇〇三年までに自閉症の発症率が一〇〇〇人に〇・六人から三・一人に増加しているのに対して、知的障害の割合は一〇〇〇人に二・八人へと減っているのだ（Shattuck 2006）。これらの数字はいろいろな要因で説明できるだろう。上述した理由（例えば、自閉症に対する意識の向上や、より精密な診断評価）に加えて、「自閉症」という診断を社会が汚名（スティグマ）とまで見なすことは少ないので「知的障害」よりしばしば用いられる、という事情もあるかもしれない(2)。大きな議論の的となった説明の一つに、水銀を含んだ小児の予防接種が自閉症児の数を増やしているというものがあるが、これは現在、ほとんど誰からも支持されていない（Harris 2005 ; Harris and O'Connor 2005）。

自閉症と診断される人の数が増えるにつれて、自閉症者を適切にケアし、教育するのに必要な経費も増えてくる。自閉症児一人に必要な年間の教育費は、二万五〇〇〇米ドル（Freudenheim 2004）から六万米ドル（Carey 2004; Daly 2005）である。こうした費用対効果問題が現に存在することを否定したり、過去にもこの問題を引き合いに出して、ある種の状態をもつ人の出生を防止するために遺伝学的技術を利用するのを正当化しようとしたことがあった、といったことを否定するのは間違いだ。[3]同時に、米国においては優生学の恐ろしい歴史が存在し、その多くの部分は、「欠陥」があるとか「精神薄弱」であるといったことが人に関してもつ意味だけでなく、費用対効果の考え方によっても助長されたのである。アレン・ブキャナンらの言う「公衆衛生モデル」の形態における費用対効果の考え方が、過去において、強制的な避妊手術やその他の不当な優生学的政策の正当化のために引き合いに出された。この種の費用対効果の考えは遺伝学や自閉症の問題に対する解決にはならない（Buchanan et al. 2000）。なぜならそれは、これから生まれてくる人に対する正義はもちろん、親の自律性をも犠牲にしているからである。[4]第二章の最後で述べたように、自閉症者を「欠陥」や「精神薄弱」の領域に追いやることで彼らを道徳共同体から退けることもまた、道徳的な過ちである。マーサ・ヌスバウムは、人間の能力に関する自分の理論に従うなら、重度の脳性まひの場合には遺伝学的介入は許されるが、アスペルガー症候群の場合には許されないと述べる。なぜなら、「われわれが人間性の中心にあると評価してきた諸能力を彼ら［アスペルガーの人たち］が獲得する見込みは実際にある」のだから[5]（Nussbaum 2006, 193）。しかし、同時にヌスバウムは、アスペルガー症候群の人が将来生まれるのを防止するために行われる遺伝学的介入を排除してはいない。遺伝学と自閉症に関する議論をさらに詳細に検討する必要がある。

本章の最初の三つの節では、自閉症児の出生を防止する遺伝学的技術の使用に対する反論について、それぞれ考察する。それらは、親の自律性を根拠にする議論、障害についての社会構成論、それに聾共同体と自閉症共同体の類比に基づく議論だ。それぞれの議論の長所、短所が考察された後、最後にはすべてが退けられる。これらの議論についての論考の後、開かれた未来に対する権利に基づく議論と、それに対する反論が提示される。本章は、自閉症と遺伝学を取り巻く諸問題に密接に関連した一つの問いに対する考察で閉じられる。すなわち、自閉症の子供の割合は女児に対して男児の方が極めて高いことからすると、自閉症児が生まれるリスクのある家族が、自閉症の子供をもつ確率を下げようとして男女の産み分けをするのは許されるのだろうか？

1　親の自律性と、遺伝学的技術の使用に対する反論の失敗

遺伝学的技術を使用しない——もしくは使用する——という親の決定次第で自閉症のような状態の子供が生まれることになる場合でも、それを決めるのは親の権限だ、と信じている人たちがいる。この議論は、これから生まれてくる子供を含め、自分たちの子供に対しては自分たちが望むことをなすだけの自律性を親はもつべきだ、という主張から出発する。子供の学校を選んだり、子供の医療を選んだり、子供の生活の他の多くの事柄を選ぶことに関して親に自律的な権利がある限り、遺伝学的技術を用いるか否かに関しても親は無制限の自律性をもつべきだ、というわけである。この立場は、ブキャナンらが「個人的サービスモデル」と呼んでいるもの——遺伝学的技術の使用／不使用は個人の好みに従って決定されるべきだという考え——と整合的である（Buchanan et al. 2000）。したがって、自閉症の子供が生まれるのを防止することができると親が知っている場合でさえも、親はその自律性

のおかげで、特定の行為をするように強いられないですむ。親の自律性に基づく議論は次のように表すことができる。

(1)子供の人生に影響を与える選択において、親は自律性を行使することが許される。
(2)子供の人生に影響を与える選択において、親は自律性を行使することが許されるならば、子供が自閉症となるかどうかの選択においても、親は自律性を行使することが許される。
(3)それゆえ、子供が自閉症となるかどうかの選択において、親は自律性を行使することが許される。

子供の人生のあらゆる面に関与する自律性を親はもっていないし、もつべきでもないのだから、この議論は明らかに根拠薄弱だ。親の行為が子供の福祉に影響を与える場合には、親に許されることにはいくつかの限界がある。したがってその点で、この議論の最初の前提に疑問が生ずる。ブキャナンらは、子供が生まれた後の親の自律性に限界があるのとまったく同様に、子供が生まれる前の親の自律性にも限界を設けることは理に適っていると論じているが、それには説得力がある（Buchanan et al. 2000）。他者に危害を与える可能性のある行為の遂行に関しては、誰であれ、それこそ親ですら無制限の自律性をもつべきではない。第二章で述べたように、自閉症者として人生を送ることは、他の事情が同じなら、自閉症者として生まれなかった場合のその子供の人生と同じくらい良い人生だとは言えない。したがって、自閉症の子供の出生を防止するために遺伝学的技術を使用すべきではないという論証をするのに、親の自律性に基づく議論に訴えることはできない。

前提(1)に対する反論は、自分たちの行為が他者に危害を与えることになる場合には、誰であれ、それこそ親ですら無制限の自律性をもつべきではない、という主張だ。しかし、もしかすると、出生を防止できたであろう遺伝学的技術を親が用いなかったために自閉症として生まれてきた子供は、それを用いなかったという親の行為によっては危害を受けていないかもしれない。親が用いる遺伝学的技術の結果次第では、その子供は生まれなかったかもしれないのだ。その子供にとって、自閉症として生まれることは、そもそも生まれてこないことより良いのではないだろうか？　この種の主張は、存在の価値についての主張から導かれる（Davis 2001; Buchanan et al. 2000）。確かに、たとえ何らかの障害があったとしても、存在することは存在しないことよりも良い。それはそうだが、ある種の障害に関しては、それを背負う人生の方が、まったく存在しないことよりも悪いというようなことがあるかもしれない。しかしながら、自閉症はそういった障害ではない。第二章で到達した結論の一つは、われわれが良き人生に関連づける特質の一部を自閉症者がもっていないとしても、ベンのように彼らを道徳的考慮から追い払うことはできない、ということであった。例えば、人間の諸能力に関するヌスバウムの主張を前提するなら自閉症者は十全な人生を送っていないかもしれないが、生まれてこなかったよりは自閉症として存在することの方が良い。自閉症を遺伝的に受け継いだまま生まれてきた人に向かって、「自閉症として生まれてこなかった方が良かったのに」、とわれわれは言うことはできない。なぜなら、その人が自閉症として生まれてこなかったならば、その人はもはやその人ではないからだ。この種の議論に従うと、自閉症として生まれることに代わる選択肢が本人の非存在である場合には、存在するようになることで自閉症児は危害を受けるわけではないのだから、子供が自閉症として生まれてくることを認めるような自律性の行使を親は許されている、という結論が出てくる。このように他者危害が認められない場合は、先の議論の前提(1)に対する反論は間違っており、おそらく遺伝学的技術の使用——あるいは不使用——が問題となる際、親はそれに関する最終決定権をもつべきなのであろう。

この結論は説得力をもっているように見えるが、誤りである。送ることができたかもしれない他の人生より、実際に生きられた人生の方が良い、という主張は間違っている。自閉症として生まれた人の中には、存在しないより自分の人生がある方が自分にとって良い、と言えるような人がいる。しかし、誰に関してであれ生まれる前の時点で、その人の人生は存在しないよりも良い、と言うことはできない。というのも、その時点ではその人は存在していないのだから（Parfit 1984）。この点を説明するには、例を示すのがよいだろう。ジョンは、「乾癬をもって生まれてこなかったなら、私の人生はずっと良いものであっただろう」と言うかもしれない。ジョンは、自分の乾癬が先天的なものであることを嘆いており、それを失うことは自分の遺伝的な特性の一部を失うことであるのを認識しているが、しかし乾癬がいやでたまらず、それがなくなることを望んでいる。それに対して、彼の友人たちはこう言うこともできるだろう。「もし君が乾癬をもって生まれてこなかったとしたら、君は君でなく、別の誰かになっていたはずだ。その場合、君は存在しなかったのだから、僕たちは君がいなくて何と寂しく思うことだろう！　だから結局、君の乾癬は、君にとって本当にいいものなんだよ」。ジョンの友人たちは、乾癬のある人生と、その人生がまったく存在しない場合とを比較しているので、痒み肌の状態は良いことだと主張する。しかし、これは間違いだ。乾癬がなければジョンは別人だったかもしれない、という点で彼らは正しい。つまり、乾癬は遺伝的な状態であり、ジョンがその状態でなくなるほど彼の遺伝的構成が変化したとすれば、それ以外のもっと実質的な変化も生じたかもしれない。しかし、この二つの選択肢——存在しなかったか、あるいは乾癬をもって存在したか——から、乾癬であることは良いことだ、と結論するのはもちろん間違っている。ジョンにとって、彼の人生は良いものである。しかし、乾癬のない人生はもっと良いかもしれない。いまジョンは存在しているのだから、彼の存在は彼にとって良いものだ。しかし彼が存在する以前には、彼が存在しないということは彼に危害を与えないし、彼の友人たちも、自分たちが知るはずもないジョンに対して、いなくて寂しいと思うこともないだろう。まだ存在していない人は、存在にもたらされることによって危害や利益をこうむるわけではない。というのも、その人の存在以前には、危害や利益をこうむるものがそもそも存在していないからだ。先にも述べたように、親の自律性に基づく議論の前提(1)は誤りである。親の自律性は、遺伝学的技術がいつ使用されるのかに関して、最終決定権をもちえない。より強力な議論を見出す必要がある。

2　障害に関する社会構成論

障害をもつ子供の出生を防止するために遺伝学的技術を使用することは間違いだ、と主張するもう一つの議論は、障害を社会的に構成されたものと見なす考えから出発する（Asch 1995)。この議論は、「害悪」、「自由の喪失」、「快楽の喪失」といった考えを特徴とするモデル（Gert et al. 1997）や、自然主義的モデルによって障害をとらえるのではなく、障害は社会的に構成されたものだと主張し、障害者に社会的制限が課されないとしたら「障害」と呼ばれる状態はまったく障害ではないかもしれないと主張する。例えば、階段のない社会では、階段を上ることのできない人々が障害者と分類されることはないだろう。われわれの社会においては、木に登ることができなくても障害とは見なされないように、その社会では、階段を上れないということはまったく問題とはならない。階段を作ることに固執する社会では、階段を上れない人は不当にも「障害者」として差別される。木に登れない人は「障害者」というラベルを貼られないですむのに、階段を上れない人はその烙印（スティグマ）を押されることになるのだ。人に「障害者」というラベルを貼ることと、障害者を差別することは表裏一体である。まず社会が、好ましくない特徴や特性を人々に示す。次に社会は、これらの特徴や特性に基づいてある人々に「障害者」というラベルを貼り付ける。そして最終的に親は、完璧な赤ん坊を求めて、障害児の出生を防止するために遺伝学的技術を用いる。しかしながら、障害がたんに社会的に構成されたものにすぎないなら、障害をもつことは必ずしも害悪ではない。木に登れない人は、木登りを常に必要とする社会に住んでいるのではないなら、その無能力によって危害を受けることはない。社会を変えれば、「障害者」というラベルの貼り付けによって生ずる害悪を変えることができる。さらに、これらの社会的障壁はわれわれの手で変えることができるものだ（Asch 1995）。この考えに呼応して、ブキャナンらはこう述べる。「参加資格の緩やかな――つまり遺伝的障害を理由とした参加拒否が最小限となるような」共同体のあり方を選ぶ義務が、われわれにはある（Buchanan et al. 2000, 20）。

障害の社会的構成という考えに従うならば、自閉症者の出生を防止するために遺伝学的技術を使用することに対しては、次のような仕方で反論することができる。

(1)障害は社会的に構成される。
(2)障害が社会的に構成されるものならば、自閉症のような障害は、それらをもつ人にとって必ずしも害悪ではない。
(3)自閉症のような障害がそれらをもつ人にとって必ずしも害悪でないなら、自閉症として生まれることもその人にとって害悪ではない。
(4)自閉症として生まれることがその人にとって害悪ではないなら、子供が自閉症として生まれてくることを防止するための遺伝学的技術の使用を、親は行うべきではない。
(5)それゆえ、子供が自閉症として生まれてくることを防止するための遺伝学的技術の使用を、親は行うべきではない。

この議論に対する反論は、前提(1)か前提(3)に焦点を当てたものとなる。前提(1)、すなわち「障害は社会的に構成される」に反論する人は、この主張そのものを問題視する。「障害」、「疾患」、「疾病」といった観念のうちには、「社会的構成」と対立する概念、すなわち、社会的に構成されたものではない「障害」、「疾患」、「疾病」という概念が存在する。反論の一つは、後者の概念は自然主義的なものだという主張である。つまり、それらは社会的に構成されたものではなく、人間の機能や生存の必要性によって決定される（Caplan 1997）。疾病や障害の自然主義的な概念によれば、ある状態が疾患、障害、もしくは疾病であるか否かを決定する〈社会から独立した客観的な事実〉が存在する。ある状態が実際に疾病や障害であるか否かを決定するのは、人間の本性、人間の機能、人間の生存、人間の生殖に関する事実であって、社会のあり方の変化ではない（Steinbock 2000）。心臓疾患は人を死に至らしめ、麻痺は人を動けなくする――この事実は社会の何をもってしても変えることができない。疾病や障害に関するもう一つの考え方によれば、これらの概念は、自由や快楽の喪失といった害悪によって決定される（Gert et al. 1997）。したがって、歩けないことに固有の障害はたんに社会的に構成されたものにすぎない、と言うだけでは十分でない。これらの状態が個人に対してさまざまな機会の喪失をもたらす、という事実が存在する。障害は社会的に構成されると考える人たちでさえも、多くの場合そこに重大な生理学的要素が存在していることを認識している（Asch 2000）。したがって、障害は社会的に構成されるという主張には疑問符がつけられ、社会構成論による議論は、前提(1)の主張が間違っているという理由で根拠薄弱なものとなる。

この議論に対する第二の反論は、前提(1)を真だと認めたうえで、前提(3)、すなわち「自閉症のような障害がそれらをもつ人にとって必ずしも害悪でないなら、自閉症として生まれることもその人にとって害悪ではない」に異議を唱える。障害は、ある程度、社会的に構成されることがあるかもしれないが、自閉症であることの害悪はいずれにせよ本人に生じる。正常に機能する心の理論をもっていない人を、階段を上れない人に似たようなものと見るのは正しくない。社会的介入がどうあろうと、心の理論が欠けているせいで、十全な人生を送るための自閉症者の能力は深刻な影響を受ける。自閉症者の中には、心の理論をもつ人に自然に生ずることを機械的に学習することで、「迂回」戦略を身につける人もいるかもしれない。しかし、他の人が笑う時にどう笑えばいいか、誰かが泣き始めたらどのように慰めたらいいかを表面的に学習することはできても、完全に機能する心の理論がなければ、どこかに欠けたところが残ってしまう。相互承認的人間関係に固有の複雑さは、第三章でローソンが述べていた語用論に固有の複雑さと同様、機械的に学習できるものではない。正常に機能する心の理論をもたない人にとって、人間関係の基本的側面は常に失われたままだ。第二章で見たように、心の理論の欠落のせいで自閉症者は相互承認的関係に入る能力が制限されるが、その相互承認的関係は、ヌスバウム、スキャンロン、ヴィーチ、およびパーフィットによれば充実した人生の基本的部分である。第二章では、自閉症者は他の人からあまりにもかけ離れており道徳共同体の一員ではない、というベンの議論を追求するのは哲学的に危険な戦略だ、ということを論証した。しかし同時に、自閉症であることから結果する制限を考えると、自閉症者はたんに異なるタイプの人生を送っているだけであって、もし社会的制限がなければ自閉症者は「人生のタイプが違う」という点を除いて社会に完全に統合されるだろう、と言うのも誤りである。自閉症者は、たんに異なったタイプの人生を送っているだけではない。自閉症であることから生じる害悪は、たんに社会によって構成された障壁の結果なのではない。自閉症者の人生には、何か本質的に人を制限するものがあるのだ。障害に関する社会構成論は一部の障害には当てはまるかもしれないが、自閉症については当てはまらない。これらの理由から、前提(3)も誤りであり、障害の社会構成論に基づく議論は根拠薄弱である。

自閉症の害悪は主として社会がつくりだしたものだという主張は、いまは信用を失っているファシリテイティッド・コミュニケーション（facilitated communication: 表出援助によるコミュニケーション）の運動によって一時期、支持されたことがある（アメリカ小児科学会1998）。ニルマラー・エレヴェレス（Nirmala Erevelles）は、この運動が明らかにしたという、自閉症の社会的構成と他の精神障害の社会的構成との類似性を検討した（Erevelles 2002）。しかしながら、連座制に基づいて障害の社会構成論に反論するのは誤りである。障害の社会構成論は、自閉症の歴史に書かれた不幸な一章との関係によってだけでなく、それ自体を理由に却下することができる。

障害の社会構成論に密接に関連した議論の一つは、障害のある人の出生を防止することによって障害をもって生まれた人に対する差別が助長される、という主張だ。この議論には二つのヴァージョンがある。一つは「累積行為」論である。より多くの親が自閉症児の出生を防止する手段を見つけるなら、自閉症である数少ない人にとって自閉症であるというスティグマはより強固なものとなるだろう。おそらく自閉症として生まれてくる人の数が減れば、自閉症者を支援するプログラムへの資金提供も減るだろう。しかし、「累積行為」説は次の二点を考慮していない。第一に、自閉症のすべての事例に遺伝的要素が関係しているわけではなく、自閉症者の出生を防止する遺伝学的技術が一部で利用できるようになったとしても、自閉症として生まれてくる子供は残るだろう。第二に、自閉症として生まれてくる人は、それぞれの家族の中に生まれてくる。つまり、より多くの自閉症者が生まれることで自閉症者に対する社会の差別は防げるとしても、自閉症についての他人の考えを変える目的で自閉症者となることは、本人や家族とって極めて大きな負担となるだろう。

障害者の出生を防止することで障害者に対する差別が増大する、と主張する第二の議論は「表明論」(expressivist argument) だ。それによれば、ある特定の障害をもつ子供は生まないと決めた親は、当の障害があまりに悲惨なので、その特質をもって生きるより生まれてこない方が良い、というメッセージを発信していることになる。言いかえると、生まないという選択は偏見と先入観を表明しており、それによってその障害に対する差別を強めているのだ (Buchanan 1996; Parens and Asch 2000)。しかし、承知の上で障害児の出生を防止する親たちは、当の障害が人生を生きるに値しないものにするとか、「完璧な子供」だけが生まれるべきだと信じているわけではない、とブキャナンは指摘する (Buchanan 1996; Nelson 2000)。親はたんに、特定の障害をもつ子供を育てる準備が自分たちにはできていないとか、自分たちには気にならない特質も存在するが問題のその特質は見過ごせない、と信じているだけかもしれない。したがって、問題のその障害は人生を生きるに値しないものにするとか、完璧な子供はほしいがそうでない子供はいらない、といった信念は、親の選択の背景にはないかもしれず、そうである以上、この表明論も根拠薄弱である。

3　聾共同体論と、類比の失敗

自閉症者の出生を防止する遺伝学的技術の使用に対するもう一つの反論は、「聾共同体」論だ (Davis 2001)。聾共同体のメンバー (文化的な意味での聴覚障害を示すため「聾」という言葉を使う) は、聴覚障害児 (聞こえないという身体的状態を示すために「聴覚障害」という言葉を使う) の出生を防止するために遺伝学的技術を用いようとする人々や、聾共同体から出られるよう子供に人工内耳を勧めようとする人々に対して、この議論を引き合いに出してきた。この議論の出発点は、豊かな聾共同体が現に存在しており、そこからすれば、聴覚に障害があってこの共同体に参加する機会に恵まれた人々を「障害者」と呼ぶのは誤りだ、という主張である。聾共同体は聾者から構成されており、独自の文化・言語・演劇・規範・価値観をもっている。多くの聾者は選択可能であっても聞こえるようになることを選ばないだろう、という事実の点で、聾共同体論は障害に関する社会構成論と類似している（Davis 2001）。彼らは耳が聞こえないことを障害だとは見なしておらず、それを障害ととらえる健常者の見方を、障害の社会的構成についてのたんなる反映だと考えている。しかし、聾共同体論は、障害の社会構成論より一歩先まで進む。聴覚障害者がメンバーの一部となる聾共同体が存在するという主張によって、聾共同体論は、障害は社会的に構成されるということだけでなく、聴覚障害者が果たすべき豊かな社会的役割が存在するということも主張する。聾共同体は、固く団結した共同体の生き生きとした事例だ。そして他にも、同じような主張をすることのできる（文化的な意味での）豊かな障害者共同体が存在する（Asch 2000）。そこで、以下の議論に従って、遺伝学的技術は自閉症者の出生を防止するために用いられるべきではない、という結論を導くことができる。

(1) 障害者の共同体が存在する。

(2) 障害者の共同体が存在するのであれば、自閉症のような障害は必ずしもそれをもつ人にとって害悪ではない。

(3) 自閉症のような障害が必ずしもそれをもつ人にとって害悪でないならば、自閉症として生まれてくることはその人にとって害悪ではない。

(4)自閉症として生まれてくることがその人にとって害悪でないならば、子供が自閉症として生まれてくることを防止する遺伝学的技術を、親は用いるべきではない。

(5)したがって、子供が自閉症として生まれてくることを防止する遺伝学的技術を、親は用いるべきではない。

第一の前提は、聾共同体や、その他の共同体、つまり非常に豊かなゆえにその共同体のメンバーを「障害者」と呼ぶのが間違っているような障害者の共同体を論拠として引き合いに出すことができる。聾共同体論は、この議論のように、「障害」という言葉をたんに「自閉症」に置き換えただけでできあがる。しかし、聾共同体論は自閉症者に関する結論を何らもたらさない。つまり、自閉症共同体論というものは存在しないのだ。結局のところ、自閉症者の共同体について話すことに、いかなる意味があるだろうか？　心の理論を欠いた人が直面する試練の一つは、相互承認的関係に入れないということだ。共同体とは、たんにたまたま利害が同じであった人たちが集まった集合体なのではない。そうではなく、その人たちは共通の利害をもっている。つまり利害を共有し、互いに関わりあい、互いを思いやる。あるいは、少なくとも自分たちの共通性に気づくなら、彼らは互いに思いやるだろう。自閉症共同体は、たんに自閉症者のために権利を代弁する人々の集まりなのではない。この意味での自閉症共同体なら、間違いなく存在する。むしろ自閉症共同体は、聾共同体がたんに聴覚障害者の権利のために活動する人々なのではなく、聴覚障害者と共同体を共有する人々の集団であるのと同じように、他の自閉症者とともに共同体を構成する自閉症者の集まりとして理解されるべきである。しかし自閉症者は心の理論を欠くために、このような共同体をもたない。

こうした共同体と言語共同体の比較を思いつく人がいるかもしれない。第一章で、自閉症者は言語共同体における「一種の寄生的なメンバー資格」をもちうる、というグリュアーとペイジンの考えを紹介した（Glüer and Pagin 2003）。しかし、この「寄生的なメンバー資格」は、先の議論を根拠あるものとするのに必要とされる、十分に堅固な共同体のメンバー資格ではない。先の議論の要点は、特定の障害をもつ人々の共同体があることによって、その障害自体から生ずるかもしれない欠陥が軽減されるということだ。グリュアーとペイジンが引用する「寄生的なメンバー」——共同体の他のメンバーに便乗してその共同体に入ろうとする人——は、障害が社会的に構成されたものであれ何であれ、その障害がもたらす不利益に見合うだけの利益をすべて受け取るまでの資格はもっていない。言語共同体との比較に意味があるのはここまでだ。すなわち、グリュアーとペイジンが語っているのははたんに言語共同体についてであって、言語のみならず、価値観、活動、文化を共有した人々で満ちている完全な共同体についてではない。自閉症者が他の話し手に便乗することによって人々に共有されている言語共同体に入れたとしても、それだけでは、いつか自閉症共同体が形成されるだろうと言うことはできない。

自閉症と共同体に関するもう一つの考察を、第一章のデイヴィド・ルイスによる〈意味の言語規約説〉の議論から取り出すこともできる。ルイスにとって、規約——言語規約を含むがそれにとどまらない規約——は、集団において共通の知識となっているような慣習のことだ。第一章では、共通の知識、を構成するものが何であるかを探り当てることは、心の理論を欠いた自閉症の話者にとって困難であることが示された。そこでの結論は、言語運用能力のある自閉症の話者はルイスの言語規約説の反証となる、ということだった。ルイスは、集団によって共有された共通の知識を活用できない人は実際にはその集団のメンバーではない、と反論するかもしれない。その人たちは集団のメンバーの中で暮らしているが、重要な点で真にその集団のメンバーであるわけではない、と。もちろんルイスの立場は、規約と共通の知識によって束縛されたある特定の集団のメンバーである、という概念の一つを擁護するものにすぎない。グリュアーとペイジンが引用する言語共同体もまた、自閉症共同体の可能性を却下するのに十分なわけではない。

共通の利害に関するだけでなく、心の理論の欠陥が共通の利害を共有する能力にどういう点で影響を与えるかに関するこれまでの論点も、依然として有効である。ジョセフ・パーナス（Josef Parnas）は、統合失調症に関して同じような指摘をしている。パーナスによれば、統合失調症の幻覚は他の誤った信念とまったく異なる。なぜなら、典型的には、それらが複数の人の間で共有されることはないからだ（Parnas 2004）。カール・ヤスパース（Karl Jaspers 1963）を引用して、パーナスは次のように説明する。統合失調症の幻覚をもつ人は「その人に独特の感情の動き方のせいで他から切り離されており、幻覚のテーマは、実際は共通世界に関するものではない。患者は、同じような苦難が自分の仲間に生じているとは思っていない。こういうわけで、統合失調症の患者が真の意味での『統合失調症社会』をつくることはない」（Parnas 2004, 158）。しかし自閉症との類似点はあるものの、それらの事例は同じではない。幻覚を経験している人は、他者が自分と同じ信念をもっているとは考えていないかもしれないが、自分の信念と異なる信念をもつ他者の完全な人格性――つまり、統一意識的な見方によって台無しにされていない、豊かな志向性帰属を含む人格性――を認識している。自閉症者の困難はより深刻であり、共同体に参加しそれと一体となる可能性は無に等しい。このように、先の議論の前提(2)も誤りだ。障害者の共同体であれ、そうでない人の共同体であれ、人のつくる共同体が存在することは確かであるが、自閉症者の共同体はその一つではない。心の理論の欠損は基本的な意味での共同体の一部になることを阻むであろうから、自閉症者の共同体は現に存在していないし、これからも存在することはないだろう。

この種の議論に対する一つの反論は、こう主張する。何かが存在するとは知られていないとか、何かが存在するとは認識されていないといった認識論的観点からは、実際にそれが存在していないと常に言えるわけではない。まだ誰も掘り出していない埋もれた岩があり、屋根裏に隠されて長い間忘れられていたラブレターがあり、これから発見されるのを待っている遥か遠くの天体がある。これらはすべて、たとえ存在することが知られていなくても、あるいは認識されていなくても、存在している。しかしながら、〈あるものが存在しているのを知ること〉がそのものの存在の必要条件となる、というような場合がある。共同体がまさにそれだ。心の理論を欠く人は、自分にとって疎遠な共同体に自分が属している、ということをたんに認識していないだけではない。むしろ、心の理論がなければ、共同体を構成する基本要素の一つが、行為者にはまったく気づかれないことになる。つまり、その行為者は、共同体を可能にする他者がそこにいることを知らないのだ。心の理論を欠いた人は、「そこに共同体があるのかもしれないが、私は彼らがどこにいるのかを知らないし、彼らを見つけるのにどこを探したらいいかも分からない」とは主張しない。心の理論を欠く人にとって、「彼らが」も「彼らを」も存在しない。彼らにとって、真の共同体を分かちあうために必要な、豊かな意味での人格は存在しない。人種差別主義者なら「私は自分の共同体のメンバーが誰かを知っているが、私はあなたの共同体の一員ではないし、あなたも私の共同体の一員ではない」と述べるかもしれないが、自閉症者は彼とは違う。人種差別主義者は、自分がある共同体に属していることを認識し、共同体のメンバーであるとはどういうことかを知っているが、しかし彼は、真の共同体を構成するのは何なのかを決定すべき基準に関して、誤った考えをもっているのだ。人種差別主義者は自らが自分の嫌悪する共同体の一員であることを見落としているが、自閉症者とは次の点で異なる。つまり自閉症者は、「私はこの共同体を共同体としては拒否し、その代わりに別の共同体を認める」とは主張しないのだ。

おそらく、自閉症者は心の理論に欠陥がありさえしなければ、自分の共同体を認識するだろう。しかし心の理論の障害に関する核心は、心の理論の欠損が自閉症を特徴づける基本的な障害だという点である。つまり心の理論に欠陥がないならば、その人は自閉症ではないだろう。したがって、自閉症であったとしても「心の理論に欠陥がないなら、彼はXを自分の共同体として認識し、それゆえにXは彼の共同体となるだろう」、という主張は意味をなさない。

最後の論点は、自閉症児の出生を防止するために遺伝学的技術を用いるという文脈において自閉症者が遭遇する、心の理論の独特の障害を考察する場合に関わっている。親は自分の子供が直面するかもしれない障害には目をつむり、その代わりに子供ともつことができる関係に焦点を当てるべきだ、という議論がなされてきた。「良い親とは、どのような子供であれ授かった子供を育て、その子との関係を育むことに気を遣うのであって、子供の生まれつきの資質は気にかけないものである」(Parens and Asch 2000, 18)。しかし第二章で述べたように、この関係について深刻な問題が生じてくる。自閉症は、他の身体障害や精神障害とは異なり、関係性の本質に影響を与える。この点を認めながら、同時に、子供との間に生じてくる関係がいかに損なわれたものであろうと親はそれを大切に保持すべきだ、と主張するのは、第二章で議論された多くの論点をないがしろにするものである。

これまでの議論、すなわち親の自律性論、障害の社会構成論、聾共同体論はいずれも、自閉症者の出生を防止するために遺伝学的技術を使用するのは道徳的に受け入れられない、という論証において失敗している。自閉症者の出生を防止するために遺伝学的技術を使用するのは道徳的に受け入れられる、ということを示そうとする議論の一つは、道徳哲学と法哲学においてよく知られたある概念に基づいている。その概念とは、開かれた未来に対する権利だ。

4　自閉症と開かれた未来に対する権利

遺伝学的技術の使用が許されることを、開かれた未来に対する権利の観点から擁護しようとする議論はよく知られている(Davis 2001)。開かれた未来に対する権利は、〈まだ自律性をもっていないがいつかは自律的行為者になるはずの人に対してあらかじめ確保された自律性の権利〉、という概念を理解する手段として、ジョエル・ファインバーグによって最初に詳しく論じられた(Feinberg 1980)。最終的に自律性をもつことになる人たち、例えば子供には、まだ自律性が存在していないとしても、未来の自律性が保証されなければならない。開かれた未来に対する権利を侵害する行為は、たとえその人がまだ自律性をもっていないとしても、またその人の現在の自律性はその行為によって損なわれないとしても、それを行うのは間違いだ。例えば、親が八歳の女児に不妊手術をするのは誤りである。その八歳児はいま妊娠していないし、近いうちに妊娠するとも思われない。不妊手術をしても現時点ではその子に危害は及ばない、と論ずることも可能だろう。しかし、最終的に彼女は自律的選択によって妊娠を望むかもしれないのだから、現時点での親の行為は彼女のその後の自律的選択の可能性を制限するものだ、と考えるのはもっともである。幼い年齢で彼女に不妊手術をするといった、最終的に彼女の未来の自律性を損なうことになる行為は有害である。これは、親が子供の開かれた未来に対する権利を侵害している例だ。親の行為が、子供の可能性の扉を閉ざし、後の人生において彼女が自律的に行動するための能力を制限している。

親が子供の開かれた未来に対する権利を侵害することは誤りである。もちろん、開かれた未来に対する権利を拡大するために親がとった行為が、ある意味で子供の開かれた未来を制限する結果になる、という場合があるのは避けられない。子供をある学校に通わせることでその子が他の学校に通えなくなること、つまり、ある可能性の扉を開こうとして別の可能性の扉を閉ざしてしまうことは致し方のないことだ。ある学校には優れた理科のプログラムがあり、別の学校には国際レベルの外国語プログラムがあるかもしれない。親はその二つの間で選択しなければならず、一方の機会を得ることは他方の扉を閉ざすことにならざるをえない。親は、ある扉を開こうとして別の扉を閉ざしてしまったことに対して咎められはしない。しかし、可能性のドアが最も多く開くのをそれと知りながら阻止したり、自律的選択をする子供の未来の権利に関わるような可能性の扉を閉じたりする行いは過ちである。最も多くの可能性とは、たんに選択肢の数だけではなく、可能性の質という点からも、また自分の興味を自律的に追求することを可能にする能力という点からも理解されねばならない。

時には、可能性の扉が開いているのか閉じているのかを知るのは困難だ。子供をエリート養成の寄宿学校に行かせる決定をしたとき、開かれた未来に対する権利を制限しているのか守っているのかを、親はどうして知ることができようか？　一方の選択肢では、子供は地元校に通うよりはるかに優れた教育を受けることができるかもしれない。他方の選択肢では、子供は家族とともに家で暮らすことの良さに恵まれ、しかも地元の教育はそれなりに充実したものであるかもしれない。どちらの友人たちがその子にとって良いのか、そのことをどうして知ることができようか？　場合によっては、開かれた未来への権利は答えより多くの問いを生む。また逆に、その権利に応えることは簡単だと言える場合もある。不妊手術は、開かれた未来に対する八歳児の権利の侵害である。また、自閉症として生まれることは、開かれた未来に対する権利の侵害である。自閉症であることは、いろいろな点で人生の機会を制約する。第二章でも議論したように、ヌスバウム、スキャンロン、ヴィーチ、パーフィットのような哲学者たちは、他者と関係をもつことが良い人生の重要な部分だと考えている。ベンは、反応的態度がないならばその人には道徳的行為者の資格はない、とまで主張する。ベンの立場は最も急進的であるが、より穏やかな観点をとる人たちでさえも、自閉症によって十全な人生を送る能力が損なわれるという認識をもっている。

開かれた未来に対する権利という概念から、自閉症児の出生を防止する遺伝学的技術の使用に対する擁護論は、以下のように導かれるだろう。

(1)自分の子供の開かれた未来に対する権利を、親がそれと知りながら制限することは道徳的に許されない。
(2)自閉症は、子供の開かれた未来に対する権利を制限する。
(3)したがって、親がそれと知りながら自閉症の子供をもつことは道徳的に許されない。
(4)自閉症の子供をもつことを親が回避できるような遺伝学的技術が、いつか利用できるようになるかもしれない。
(5)したがって、そのような遺伝学的技術がいつか利用可能になったら、自閉症の子供をもつことを回避するために、親はそれを用いるべきである。

この議論は、開かれた未来に対する権利に決定的に依存している。この権利が疑問に付され、最初の前提が間違っていると判明するなら、この議論は根拠薄弱となる。したがって、開かれた未来に対する権利をさらに検討する必要がある。

一つの懸念は、開かれた未来に対する権利は不正確な基準だという点である。先に述べたように、ある特定の行為が子供の開かれた未来に対する権利を守ることになるのか、それとも制限することになるのかを、親が知るのは難しい。この反論には二つの答えが考えられる。第一の答えによれば、開かれた未来に対する権利がいつ損なわれるのかを知るのは確かに難しいが、それを守るのが親の責務だという事実は変わらない。とくに親がすべての選択肢について最善の調査を行い、どこから見ても子供の利益と一致するような行為をなした場合には、それが開かれた未来に対する子供の権利を守る行為とはならなかったとしても、親を責めることはできない。しかし、開かれた未来に対する子供の権利を守れなかったことに対してその親は非難されないとしても、そのことによって、親がこの責務を負っているという事実、また、いまから振り返ってみて子供の権利をより守ることになる行為を選んだ方がよかったという事実は変わらない。できる限りの調査をして、子供を寄宿学校に行かせても、後で親はそれが誤った選択であったことを悟るかもしれない。親がそれ以外のより良い選択肢を知りえなかったとしても、その行為はやはり間違っているかもしれないのだ。「しかじかのようにした方がよかったんだ」と告白する親が認めているように。しかし、開かれた未来に対する権利は、どの行為方針がその権利の基準に最も適うのかを知るのが難しい、という事実によっては深刻なダメージを受けない。

開かれた未来に対する権利は不正確な基準だという主張に対する二つ目の応答は、開かれた未来に対する権利がいつ損なわれたことになるのかを知るのが難しいとか、あるいは実行可能な別の選択肢も同様に開かれた未来に対する権利に適うように見える、といったグレーゾーンが存在するのを認めることである。アドリエンヌ・アッシュ（Adrienne Asch）はこの点について次のように論じる。

障害をもつことになる子供は、いわゆる開かれた未来に関して、哲学者や親がその子に願うのより少ない数の選択肢しかもっていないかもしれない。しかし、生命倫理学者たちが主張するよりかなり少ない数の人生の可能性を障害がさらに排除する、というのは疑わしいと私は思っている。
(Asch 1999, 528)

アッシュはいくつかの事例を引いている。車いすは山登りを不可能にするかもしれないが、すべての運動を不可能にするわけではない。ダウン症候群は思考、分析、創造性を阻まない、などなど。開かれた未来が狭められていようと、その人生をあまりに性急に退けるべきではない、という点でアッシュは正しい。しかし自閉症は、こうしたグレーゾーンの事例の一つではない。もし自閉症が、他者との相互承認的関係という、良き人生にとって必須の要素の一つをもつ能力を制限するならば、〈その子が自閉症であろうとなかろうと、特別な事情がない限り、みんなと同じだけ多くの可能性の扉が開かれている、もしくは、その子に利用可能な扉はその子の未来を他と同じように拡く〉などと言ったとしても、意味はないのだ。

開かれた未来に対する権利についての第二の懸念は、遺伝的状態のどれを親は防止すべきかに関して、それはあまりにも茫漠とした基準を生み出すという点だ。子供の開かれた未来を制限すると見られる遺伝的状態は、無数にあるように思われる。これらの状態のすべてから未来の子供を守る行為を、親は要求されるのだろうか? 遺伝学的技術の使用が許されるのはどんな場合で、なすべき責務なのはどんな場合かを親が決定する際の基準として、他の哲学者たちは、開かれた未来に対する権利をもち出すのではなく、むしろ他のやり方で線引きを行う。ローラ・パーディ(Laura Purday)は、「最低限の満足が得られる人生」を未来の人に提供する責務がわれわれにはあると述べる(Purdy 2006,

529)。これは最も悲惨な遺伝的状態を回避する責務だけを生じさせるように見えるが、「最低限の満足が得られる人生」が何によって構成されているかを明確にするのは難しい。自閉症の人生を含めて、極端な事例以外はすべてが「最低限の満足が得られる人生」だと見なされるだろう。パーディの言う「最低限の満足が得られる人生」が、まったく存在しないよりも悪い人生を送るような人はこの世に存在させないようにすべきだという意味ならば、自閉症の人生はパーディの基準を満たしている。パーディは、ハンチントン病の人生を「最低限の満足が得られる」という基準を満たさない例として挙げている。つまり彼女は、その基準線を、まったく存在しないのと同じ人生よりいくぶん上のところに引いているように見える。ロナルド・M・グリーン（Ronald M. Green）によれば、「極めて重大な障害や苦しみが生じたり、あるいは本人と成長をともにする他の子供たちと比べて人生の選択肢があまりにひどく制限されたりするような健康状態の子供を」、親は、「作為的にであれ不作為的にであれ、生まないようにする」一応の義務がある（Green 1997, 10）。同時出生集団（バース・コホート）が異なれば何が許されるかについての主張も異なってくるので、これは基準というよりは動く標的である。しかしながら、自閉症児が同時出生集団内の他の子供ほど順調でないのは確かだ。ここでのポイントは、子供が自閉症となるのを防止するために親は遺伝学的技術を用いる責務がある、という議論をしようとする人にとって、開かれた未来に対する権利は頼りにできる唯一の基準ではないということである。もしパーディの主張に沿ってその議論を展開したいならば、それは、自閉症の人生は「最低限の満足が得られる」ものではないというものになるだろう。またグリーンの主張は、自閉症の人生はその子供の同時出生集団が共有する人生と同じほど良いものではない、というものだ。一方の基準は極めて客観的であり、他方の基準は相対的であるが、パーディとグリーンは、自閉症に関しては意見が一致している。しかし、パーディの基準は客観的ではあるものの定義が困難であり、グリーンの基準の柔軟性は最終的には満足できるものではないかもしれない。

開かれた未来に対する権利を、パーディとグリーンの二つの基準を妥協させる試みだと見ることも可能だろう。つまり、客観的ではあるが曖昧な基準と、相対的ではあるが明確に定義された基準の、中間点を見出すものとして。しかし、開かれた未来に対する権利という基準はたんに二つを妥協させる試みにすぎない、と言うのは正しくない。その権利にはそれ自体の利点がある。開かれた未来に対する権利という基準は、パーディとグリーンの基準の両方の長所を一部取り込みながらも、同時に、より問題となる部分をうまく避けている。パーディの基準と同様に、開かれた未来に対する権利は、子供の面倒をみる際に親に何が求められるかに関して客観的な基準を設けようとしている。またグリーンの集団基準と同様に、開かれた未来に対する権利は、未来の子供に対する親の責務に関して最低限の要件以上のものを提示している。

開かれた未来に対する権利という基準に対する最後の反論は、この基準は異様とも見えるほどにリベラルであり、あまりにも自律の原則に依存しすぎている、というものだ（David 2001）。ウィリアム・ラディック（William Ruddick）は、開かれた未来に対する権利を「超リベラルな基準」だと捉え、これに手を加えて「人生の選択肢の提供に関する原則」を作り上げた。

大まかに言うと、私の考えでは、親は、実現された場合には親と子の双方にとって受け入れられるような、さまざまな人生の可能性や選択肢が広がるように子供を助けなければならない。逆に、もし子供が選んだとしても自分たちには受け入れられないような人生の選択肢を、親は応援する必要はない。また、子供が成熟したら拒否するだろうと予測されるような人生の可能性を、親は子供に強制してはならない。(Ruddick 2000, 101)

この基準は、子供の未来の自律的選択にだけ焦点を当てるのではなく、自律的になった場合の子供と親の両者によって自律的に選択されるような、相互に受け入れ可能な人生設計に関心を向けている。しかしながら、開かれた未来に対する権利をこのように和らげても、この原理があまりに自律性に焦点を当てすぎている、という反論に正面から答えたことにはならない。結局、ラディックの提案は、子供の自律的選択に親の自律的選択を加えたにすぎない。相互に合意された開かれた扉へ子供が入っていく限り、ラディックの立場は、開かれた未来に対する権利となんら違いはない。しかし、もし相互に合意された扉が存在しなかったとすればどうなるのだろうか？　その時には、どちらの選択を優先すべきなのか？　このような場合、その人生の選択によって最も影響を受けるのは子供なのだから、何をなすべきかを決定するのは、その子の未来の自律的選択であるべきだろう。この時点で、再び、開かれた未来に対する権利が親の選択の拠るべき原則となる。

開かれた未来に対する権利はあまりにリベラルだという反論の一種として、それが善行や、無危害や、正義といった生命倫理の他の原則を十分には使用せず、あまりにも自律性を強調しすぎている、という主張がある。開かれた未来に対する権利は、子供の未来の自律性に対する親の側の無制限の自律性を和らげる。親の自律性を未来の人の自律性がこのように抑制することは、実際、開かれた未来に対する権利の長所かもしれない。この場合、他の原則が自律性よりも勝るべきだと主張されているのではなく、開かれた未来に対する権利が価値の唯一の原則となっている。しかし自律の原則への依存には、他の短所もあるかもしれない。自閉症の場合、このリベラルな基準はことさらに混乱を引き起こすものであるように思われる。第三章で論じたように、自閉症者が直面する困難の一つは、心の理論の機能を欠いた人にとって多くの道徳理論が役に立たない、ということだった。リベラルな理論は、個人の自律的な権利に大きな価値をおくが、自閉症者に応用するには問題がある。リベラリスト自身の権利には大きな価値があるが、リベラリストは同時に、他者の権利を尊重するように義務づけられている。心の理論が完全には機能していないので、自閉症者は、自発的意思（volition）なき行為の世界に入っていく。つまり、その世界で人々は何かをなしているのだが、自閉症者は、これらの人々が自分自身の志向的状態をもった自律的存在だということを完全には理解できない。「自律性」の概念には多くの競合する分析が存在するが（Beachamp and Childress 2001 ; Dworkin 1988; O'Neill 2002）、そのすべては、自律性をもった個人に対する志向性帰属を前提とする点で共通している。

開かれた未来に対する権利のもう一つの問題は、この基準が、ビーチャムとチルドレスの生命医学倫理の原則にあるような一応の義務の倫理と、極めて多くの点で一致しているように見えるという点だ。第三章で、一応の義務の倫理は、自閉症者が簡単に使えるものではないことが示された。開かれた未来に対する権利を特徴づける自律、未来の自律、善行、無危害といったもの相互のトレードオフは、ローソンの言うように、自閉症者には説得力がないかもしれない。直観的に動機づけられた原則そのものも、また、それらの原則における直観的に動機づけられた釣り合いも、心の理論を欠いた人には強制力をもたない。

要点はこうである。非自閉症者は、他者に固有の自律性を認識したうえで、開かれた未来に対するリベラルな権利を受け入れることができるが、開かれた未来に対するリベラルな権利は、心の理論を欠いた人には不可解なものかもしれない。開かれた未来に対する権利は、自閉症者の出生を親が防止することを要求するような、遺伝学的技術の使用に関する一つの基準を提供するが、しかしこれは、自閉症者が同意どころか、理解すらできないような基準かもしれないのだ。[6] 第三章で見たように、多くの道徳理論において、自閉症者と非自閉症者の話はすれ違ったままだ。応用倫理学の問いにおいても、状況はまったく変わらない。

この議論の第二の前提、すなわち「自閉症は子供の開かれた未来に対する権利を制限する」に対しては、以下の論拠から反対することができる――自閉症として生まれてくる子供が減るのは良いことだし、自閉症が人生の機会を制限するということにも同意できるが、ある性質をもつことが人の権利を制限する、という主張は間違っている。この反論には、二つのヴァージョンがある。その第一は、ある性質をもつこと自体が、人の権利を守ったり損なったりすることはない、というものだ。行為者の行う行為は人の権利を守ったり損なったりすることがあるが、行為者がもつ性質はそうではない。この反論は、自閉症の子供が生まれることを許す時に親がなしていることは、ある人がある特定の性質をもつようになるような行為の遂行だ、という点を見逃している。厳密に言えば「自閉症の子供が生まれてくる結果になるような親の行為は、開かれた未来に対するその子の権利を制限する」という場合に、「自閉症は子供の開かれた未来に対する権利を制限する」と述べるのは不正確である。簡潔さは何ごとにおいても大事だが、明晰な哲学的議論ではしばしばそれを犠牲にせざるをえない。

この反論の第二のヴァージョンは「権利」という概念に対する挑戦であり、その主張によれば、行うこと自体がすでに個人の権利の侵害であるような、端的に正しい（／間違っている）行為といったものは存在しない。権利を認識してこなかったという功利主義の長い伝統があり（Ross 2002 ; Sen 1991）、また、表面上は権利を認識していないように見える功利主義理論に権利を組み込もうとする熱心な試みもこれまでずっと行われてきた（Brandt 1992 ; Frey 1984）。先の反論にこうした観点から荷担しようとする人の課題は、「権利」の存在を前提せずに、開かれた未来に対する権利を理解することである。功利主義にとって最善のやり方は、次のように論ずることだ。すなわち、開かれた未来に対する権利とは、子供にとっての利益に影響を与えるような行為を親が先取りして行うための手段であって、その際、親は、子供がそうした行為を最終的に自分で実行するなら利益が最大になるだろうと期待している。長期にわたる利益をいま最大化しようと行為する以外に親に選択肢がない場合もあるが、一つの職業に就くための職業学校に入れる代わりにより幅広い教養を教える学校に子供を入れるなど、利益を最大にするためにできるだけ多くの扉を開いておく場合もある。利益を最大にする行為を子供が最終的に行えるように、子供のために親が多くの選択肢を開いたままにしておく場合、親は開かれた未来に対する「権利」に沿って行為しているのだ。たとえ、そのような「権利」が存在しないことを親が認識していたとしても。

しかし第三章ですでに見たように、この戦略を取ったとしても、功利主義は依然として自閉症者には説得力がないかもしれない。つまり、この戦略は自閉症でない人には説得力があるとしても、功利主義のような立場は、心の理論をもたず、それゆえ利益の最大化を道徳的命法とは見なさない人に対しては、強制力をもたない可能性がある。

この議論の強い結論に反対する最後の反論があるかもしれない。開かれた未来の権利に依拠する議論によれば、自閉症児の出生を防止するために親が遺伝学的技術を用いるのは許されるだけではない。むしろ親はこれを行うべきであり、これを行うように義務づけられている。問題の遺伝学的技術が利用可能であるのに、それを使用しないならば、自分の未来の子供の基本的権利を守らなかったことになる。しかし結論にただ反対するのは、問題の議論が根拠薄弱だということを見出そうとする時には、取りうる選択肢ではない。もし議論が根拠薄弱であるならば、前提の一つが間違っているのでなければならない。たんに結論が強すぎると述べるのは、反論ではない。この議論が成立する限り、自閉症児の出生を防止するために、なしうることは何でもなすという責務を親は負う。自閉症児をもつリスクのある親がこれを達成する一つの手段は、男女の産み分けである。以下では、この選択肢に関する考察を行うことにしよう。

5　自閉症者の出生を防止するための男女の産み分け

自閉症者におけるかなり大きな男女比を考えるなら、自閉症児の出生を防止するために男女の産み分けを行うことは許されるのか、という問いが生じてくるだろう。どの遺伝子が自閉症を引き起こすのかはいまのところ誰にも分からないが、自閉症は女性に比べて男性の方が極めて高い確率で発症する、ということは分かっている。推定では、自閉症児の男女比は四対一であり、アスペルガー症候群の場合には一五対一にも上る（Frith 2003）。男性であることで自閉症になりやすくなるのかどうか、また、女性には自閉症から保護されるという利点があるのかどうかは分からないが、自閉症が圧倒的に女性より男性に多いことには議論の余地はない。第一章で簡単に述べた一つの仮説によれば、自閉症は男性脳の極端な形態であり、共感より体系化に適しているが、これは、なぜ女性より男性の方に自閉症者が多いのかに関する一つの説明である（Baron-Cohen 2003）。

本章の初めの方で述べたように、自閉症の遺伝的要因に関する現在の証拠は、主として家族歴に基づくものである。近親者を含めた拡大家族の中に自閉症者がいたり、自分の家族の中にすでに自閉症の子供がいたりすると自閉症児をもつリスクがある、と考える家族もいる（Baron-Cohen 2000a）。現時点で、家族に一人の自閉症児がいれば、二人目の子供が自閉症児である確率は「二～六％――一般のリスクの一〇〇倍」だ（Goode 2004b）。こうした状況にある親が、自閉症児をもつ確率はその子が女児なら低くなる、と信じても当然かもしれない。女児であることはその子が自閉症でないことを保証するものではなく、たんに自閉症の可能性を低くするだけである。現在、X染色体に本質的に関連する自閉症遺伝子は発見されていない。例えば、脆弱X症候群の胎児の特定は、たんに男児だという理由だけでなされる〈自閉症確率の高い胎児の特定〉とは、大きく異なるものと見なされるだろう。トマス・H・マーレイは、男女の産み分けには反対しながらも、国際医科学機構評議会の遺伝学的スクリーニングと検査に関する一九九〇年の作業部会の報告を引用しているが（Murray 1996, 126）、それは、「X関連疾患を避ける以外」の目的でなされる男女の産み分けは控えるというものであった。脆弱X症候群は子供が自閉症となる確率を上げるが、脆弱X自体が障害である。しかし、脆弱Xのような状態がまったく特定されていない場合はどうだろうか？　男性の方が女性より自閉症の比率が高い、ということしか分かっていない。この事実を前提にしたとき、自閉症児の出生を防止しようとして未来の子供の性別を選択するのは、道徳的に許されるのだろうか？

親の自律性の議論は男女の産み分けを擁護するように見えるだろうが、男女の産み分けに反対する哲学者もいる。この場合、本章の初めの方で述べた、親の無際限の自律性に対する反論が用いられる。つまり、親の無際限の自律性は、未来の子供の性別選択を含めて、子供のための選択をする場合に許されるものではない。男女の産み分けに反対するもう一つの議論は、人口に基づくものだ。男女の産み分けが許されると、全体としての人口に問題が生じる。世界全体で見ると、男女の産み分けの圧倒的に多くの事例において、親は女児より男児を選んでいる。このため、広く男女の産み分けが許されるなら、男女のバランスが大きく崩れるだろう。このバランスの崩れによって、社会不安や不幸が生じるだろう。したがって、男女の産み分けは許されるべきではない（Davis 2000）。さらにもう一つの議論は、偏見に関する考察に基づいている。女児より男児を好む男女の産み分けの事例が多いのであるから、男女の産み分けが許されることによって、女性に対する偏見が永続化するだろう。キテイは次のように考える。「人種差別主義や劣悪な国家主義においては、望ましい特性を排他的に自分たちのものとすることは、通常、生殖に対する制限と結びつく」（Kittay 2005, 120）。ある人種や国家が他より優れているという主張から生殖に対する制限が出てくるのとまったく同様に、男女の産み分けとともに、どちらかの性が優れているという類似の主張が永続化する。これは、本章の前半で述べた表明論の一種であるが、ここでは障害ではなく性の問題に焦点が当てられている（Parens and Asch 2000）。人口に基づく議論も表明論も説得力があるが、これは非常に数多くの親が男女の産み分けをした場合にのみ説得力をもつ（Zilberberg 2004）。自閉症児を産むリスクのある親の場合、この種の懸念は関連しない。つまり男女産み分けが選択される時点で、自閉症のリスクがあると分かっている親はそう多くはないのだ。人口に基づく議論や表明論は、男児をもつことを親が選択する場合、および自閉症のリスクのある家族が男児をもたないことを選択する場合に適用可能であるが、しかしこうした事実は問題の本質に関連がない、ということも知っておかねばならない。人口に基づく議論と表明論は、たんに圧倒的に多数の親が女児を選択する場合にも根拠あるものとなるだろう。その場合も、社会不安や不幸や偏見といった同じ結果が後に続く。しかし、これらの議論は、自閉症児の出生を防止するために男女の産み分けをするといった比較的まれな事例には関連しない。

男女の産み分けに対して説得力のある反論は、開かれた未来に対する権利からの議論だ。性別選択をした親のもとに生まれてくる子供には、その性別に基づく期待がかけられているだろう。この議論は、子供の性を選択することに十分な関心を払う親はジェンダーの果たす役割にも強い期待を抱いている可能性が高い、という仮定から出発する――そうでなければ、どうして「然るべき」ジェンダーの子供をもつことにそんなに関心を寄せるのだろうか？　「男の子だと家族のバランスが崩れる」とか、「私はずっと女の子がほしかった」という主張は、その役割を占める人が家族にもたらすものや、男（／女）であることの意味についての暗黙の期待を含んでいる（Barnbaum 2001）。こうした役割を果たさなければならないという状況は、とくにこれらの役割を念頭に産み分けが行われた場合には、またもや人生の機会という扉を閉ざし、開かれた未来に対する子供の権利を制限するようになるかもしれない。もちろん男女の産み分けをしない場合でもこれらの役割が子供に押し付けられることはありうるが、子供の性別を親が選べるということは、すでに困難となっているこの場合の状況をさらに悪化させるだけだ。こうした場合は、男女の産み分けは許されるべきではない(7)。

この場合、開かれた未来に対する権利は諸刃の剣だ。この権利は、たいていの場合、子供の性別を親が選択するのを制限する一方で、自閉症のリスクのある家族の場合には、性別の選択を許す。自閉症の子供は、特別な事情がない限り、自閉症でない子供ほど未来が開かれているわけではない。したがって、開かれた未来に対する権利は、男女の産み分けが許されると同時に許されないということを意味しているように見える。この二つの立場は、どのように和解できるのだろうか？ ある状況（自閉症児として成長する）ほど制約的でない状況（ジェンダーに対する強い期待を受けて成長する）が存在することを認識するなら、この二つの立場の折り合いはつけられる。ジェンダーに対する強い期待によって課される制約を忘れてはならないが、そうした制約は、自閉症から生ずる制約ほど幅広いものではない。自閉症は、開かれた未来に対する権利を極めて深く損なう。それは、ジェンダーに対する強い期待以上だ。さらに、自閉症のリスクを抱えた家族が男児より女児を選ぶ場合、彼らは、ジェンダーの特定の役割のために女児を選んでいるのではない。彼らは、未来の子供が自閉症となる可能性を防止するために女児を選んでいるのだ（Zilberberg 2004；Steinbock 2002）。この点からすると、リスクのある家族が男児より女児を選ぶことによって子供の開かれた未来に対する権利を仮に制限しているとしても、その制限は最小限のものである。このような選択は、開かれた未来に対する子供の権利をわずかに制限することになるかもしれないが、親が自閉症の子供を産む場合には、それよりはるかに重大な制限が生じるだろう。したがって、自閉症児を産むリスクがあることを知っている親は、可能なら、自閉症児の出生を防止するための小さな一歩として、男女の産み分けを利用すべきである。このような場合、男女の産み分けを行うことは、たんに道徳的に許されるというだけではない。未来の子供にとっての最善策を施そうとしている点では、道徳的義務でもあるだろう。

　この主張に対する反論は、女児を選択してもその子が自閉症でないことが保証されるわけではなく、しかも男女の産み分けの手法によっては成功率が一〇〇％とはいかない、という事実から生ずる。そのため、次のようなシナリオが進行するかもしれない。自閉症の息子をもつ親は、次に生まれる子も自閉症だというリスクを知っている。保証はないが、親は、自閉症である確率の低い女児を希望して、産み分けを実行する。この親の計画は、二つの仕方で挫折する可能性がある。第一の場合、女性は妊娠するが、男女産み分け技術に誤差率があるため妊娠した子供が男の子となる。第二の場合、女性は希望通り女児を妊娠するが、数カ月後に生まれた娘が自閉症であることが分かる。失敗の可能性があるのだとすると、この技術を用いることによって、親は、未来の子供や自分たち自身を傷つけているのだろうか？　特定の資質をもった子供を選択したのにその期待が裏切られた場合、善よりも多くの害を与えたのだろうか？　自閉症児の出生を防止するためにできる限りのことをしたにもかかわらず自閉症の子供を産んでしまった親は、余計に悲嘆にくれるかもしれない。おそらく、その期待が叶えられないのであれば、自閉症を回避しようとしない方が、それを試みるよりよかったであろう。

この反論は、強引な結論を導くがゆえに説得力をもたない。場合によっては望む結果が得られないという理由で、未来の子供の利益を大きくしようとする行為が間違っているとするならば、未来の子供の神経管欠損症を防止するために葉酸を服用することや、脳損傷を防止するために妊娠中に禁酒することも同様に間違っていることになるだろう。葉酸を服用した女性に神経管欠損症の子供が生まれたり、妊娠中に禁酒した女性に脳損傷の子供が生まれたりすることもある。場合による失敗は、望み通りの結果が得られた場合のその行為の善さを損なわない。したがって、行為が意図通りの結果をもたらすという保証がない場合でも、未来の子供のために親は最善を尽くし続けるべきだ。自閉症児を産むリスクがあることを親がすでに知っているという場合は少ないが、知っている場合には、男女の産み分けは現時点で医学的にも道徳的にも最善の選択肢である。

最後の考察をしておこう。自閉症の女児は自閉症の男児より症状が重い、という証拠がある（Bazelon 2007; Howlin et al. 2004）。これが正しいならば、ハイリスクの家族にとって男女の産み分けの問題は、次の二つの選択肢のトレードオフによってさらに複雑になる。一つは、自閉症の子供が生まれる確率は高いがその子が自閉症でもさほど症状は重くないという選択肢であり、もう一つは、自閉症の子供が生まれる確率は低いがその子が自閉症ならかなり制限された人生の機会しかもてないという選択肢だ。このような場合、何をなすべきなのか？　どうしても期待効用という考えに訴えずにはこの問いを提起することすら難しいが、それは、第二章の初めにヌスバウムとキテイが掲げたのと同じ反論を呼び起こす。ヌスバウムやキテイや他の人たちは、さほど深刻でない障害をもった多くの人々と深刻な障害をもったさほど多くはない人々とを比較考量するような、期待効用によって測られる人生というものに反対するだろう。この種の費用対効果分析が一部の人にとって不快であるのは理解できる。別の人にとっては、費用対効果はたんに不快なだけでなく、バカげたことである。未来の子供の一人ひとりは、その人生を生きる唯一の人である。そのそれぞれの個人が、存在していないたんに可能なだけの人生と自分の人生を比較することに、どんな意味があるのだろうか？

この反論に答えるには、自閉症と自閉症がもたらす障害の特質をより詳しく見ていく必要がある。自閉症は人と人を切り離し、相互承認的な関係を損なう。われわれの社会は、女性の方が男性よりはるかに相互承認的関係に価値をおき、それに関わるだろうと考えている。生涯を一人きりで過ごし、同じ曜日には同じものを食べ、中世のファンタジー・ワールドの地図を作ることに取り憑かれている男性は、一風変わった独り者である。生涯を一人きりで過ごし、同じ食習慣をもち、同じ中世のファンタジー・ワールドの自作の物語をブログに書くことに取り憑かれている女性は、男性よりはるかに否定的に見られる。これは、障害に関するアッシュの社会構成論が強みを発揮する場面だ。われわれの社会は男性と女性に明確に異なった期待を結びつけているので、男性よりも女性としての女性の方が、心の理論の欠損による危害が深刻かもしれない。しかしながら、アッシュは正しい。つまり、この不平等を変えることは社会の力の内にあるのだ。良き人生における他者との関係の重要さについて第二章の考察が示したように、心の理論の欠損は、それに苦しむ誰にとっても破壊的である。しかし、心の理論の欠損によって女性は男性より大きなダメージを受けるという主張は、女性の世界における他者との関係の重要さや、女性の友情に対する社会の期待に根拠があるのかもしれない。自閉症の女性はこのことをさらに内面化し、なぜ自分はジェーン・オースティンのヒロインのようになれないのかと自問することだろう。ダニエル・デフォーのヒーローのようになることを阻む壁は、自閉症の性質に固有のものではない。こうした期待を変えることは、われわれの力の内にある。

第5章　自閉症者に対する研究

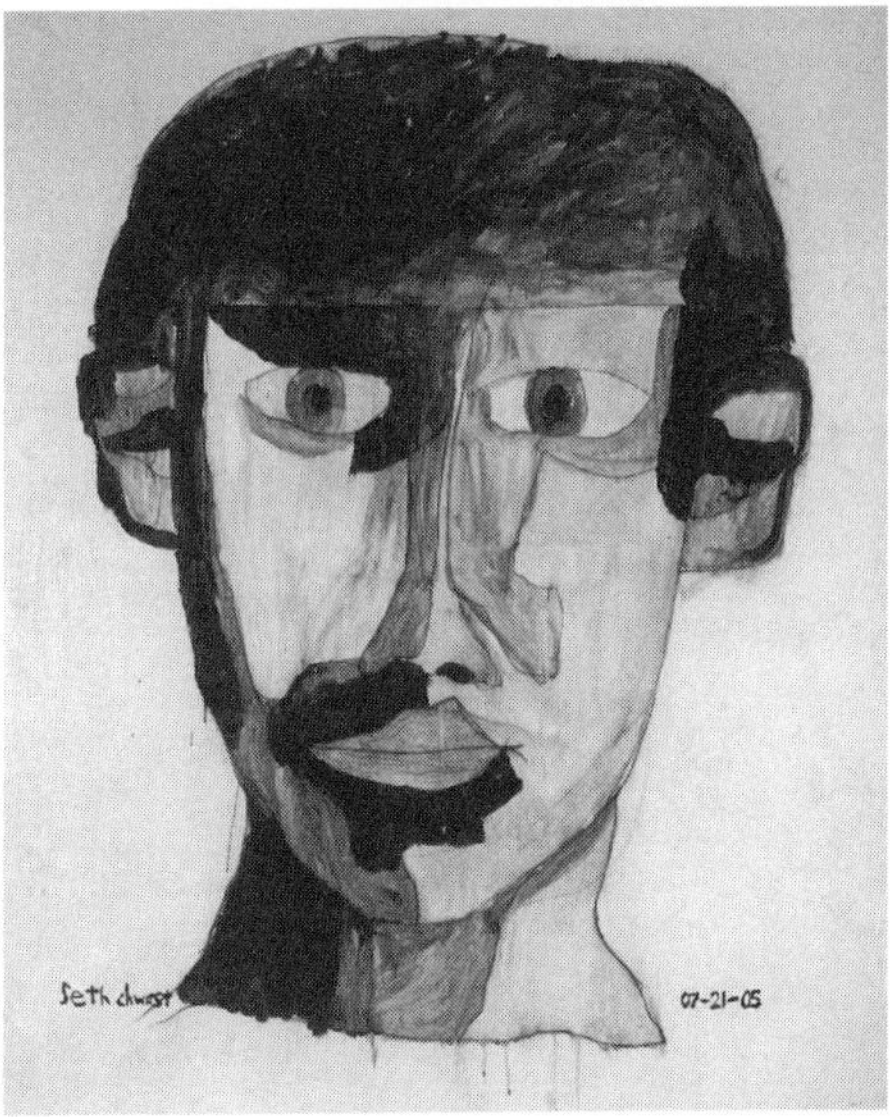

Seth Chwast　灰色がかった青の自画像

自閉症者の声――テンプル・グランディン

テンプル・グランディン（Temple Grandin）は、コロラド州立大学の動物科学（animal sciences）の教授である。彼女は家畜用の囲い込み通路や屠殺場の設計によってアメリカ国内で名声を博した人物であり、彼女の設計は、動物のストレスを軽減するだけでなく、動物の人道的な屠殺を推進するものでもあった。動物科学における研究に加えて、グランディン博士は、自分自身の自閉症の経験に関する出版物や講演でも知られている。彼女の二冊目の自伝的著作、『自閉症の才能開発』（*Thinking in Pictures and Other Reports from My Life with Autism*）の中で、彼女は、動物科学や自閉症についてだけでなく、自閉症が自分の専門分野の深い理解に果たした役割についても述べている。

彼女のエッセイは、自閉症が絵による思考を生み出したことや、自分の人生における感情の役割や、人間関係など幅広いテーマにわたっている。グランディンは、人道的な家畜処理施設を設計する能力や、正式な製図の訓練をほとんど受けていないにもかかわらず自分の設計通りに複雑な図面が描けてしまう能力を、絵で考える自分のやり方のおかげだと述べている。ごく最近、グランディンは、何かを考えるときの自分のやり方が他の人とまったく違っていることに気づくようになった。自閉症の人は誰でも絵によって考えるというわけではないが、グランディンは、自分の場合にはその二つが結びついていると信じている。「これらのスキルを失うくらいなら、決してふつうになりたいとは思わない」と彼女は語る（Grandin 1995, 180）。

グランディンによるもう一つの有名な発明は、人との接触なしに、抱きしめられている（ハグされている）という感覚を複製する「締め付け機」だ。グランディンは生涯を通して他人に触れられるのを避けてきたが、それでも、慰めとなるハグの感覚を求めていた。感覚に関する困難のせいで、他人にハグされることがあまりに不快なものとなっていたのだ。ハグのシミュレーションとなった彼女の最初の経験は、叔母の農場の家畜用の狭い通路に入った時だった。それ以来、グランディンは、ハグの感覚をシミュレーションすると同時に恐怖や不安を和らげてくれる自作の締め付け機をしだいに改良し、再設計を続けてきたのである（Grandin 1995, 63）。

「幸いにして、私の兄弟は誰も自閉症ではない」と述べているが（Grandin 1995, 176）、グランディンは、自分を自分たらしめているその状態を「完全に直し」たいとは思っていない。彼女は、第三章に引用したあの気持ちを反復する形で、私は「……視覚的に考える能力を失いたくない。私はこの偉大な連続体の中に自分の場所を見つけたの」と述べている（Grandin 1995, 60-61）。

被験者を用いた研究は重要な問題を提起する。そもそも人間を被験者として用いることは許されるのだろうか？　許されるのだとしても、意思決定能力のない人を被験者として用いることは許されるのだろうか？　人間を被験者とする研究を許されるものとするのはそもそも何か、また、適切な代理人決定の根拠は何か、本章が焦点を当てるのはこの二つの問いに対する答えの詳細である。

自閉症に関する研究には二つの形態がある。一部の自閉症には遺伝的素因が関与しているので、自閉症の原因に関する研究には、遺伝的前駆体を探索するための〈拡大家族に対する研究〉が必ず含まれる（Chen et al. 2003）。自閉症に関する研究、中でも自閉症児の家族に関する研究にはとりわけ悲惨な歴史がある。親、とくに自閉症児の母親が当の子供の状態の原因だと考えられた時期もあった。こうした主張は、自閉症児をもつことによって降りかかる家族への負担や、サンプリングエラーや、原因と結果に関する誤った仮定に基づいている（Kotsopouls 2000）。子供の自閉症に関して親を非難するのは、悪しき習慣である。しかしそれは、親は子供に予防接種を受けさせるべきではないとか、子供の食事を変えるべきだとか、親が十分な質と量の治療的遊びに参加していないといった、見当違いの忠告に姿を変えていまも続いている(1)。研究者は、自閉症児の親の多くがこれらの痛々しい歴史を知っていることを認識しなければならない。したがって研究者は、自閉症の家族歴に関する研究は非難を広めるために用いられうるし、実際に用いられるだろう、という疑念が親に生じないようにする必要がある。いかなる疾患であれ、遺伝的前駆体の研究をする際には、家族の側に何らかの罪悪感が生じることは避けられない。しかし自閉症をとりまく過ちや虐待を考えるなら、研究者はこの点に対してとくに敏感でなければならない。

家族の中に自閉症者がいる場合もいない場合も、家族の誰かが自閉症に関連する遺伝子をもっているかもしれない。場合によっては、これらの遺伝的前駆体をもっていても、それは当人には危害を及ぼさないかもしれない。例えば、自閉症者の子供がいる父親の中には細部指向型の課題にとくに優れた人たちがいて、この父親たちの細部へのこだわりは「自閉症者のそれに似ているが、重要な点は、これらの父親にとって細部に焦点を当てた認知スタイルは障害ではなく資産である」ということだ(Happé 2000, 212)。家族のうち自分が自閉症ではなく、かつ意思決定ができる人は、研究への参加に対してインフォームド・コンセント（必要かつ十分な情報を知った上での同意）を与えることができる。自閉症である人の兄弟姉妹に当たる、幼くて自律性をもたない家族に対しては、適切な代理同意や研究上の他の保護が間違いなくなされるような配慮が必要である。

自分は自閉症でない健康な家族が自閉症の遺伝的側面の研究に参加する場合も、いくつかの不都合が生ずる可能性がある。まず、家族の誰かに関して、自閉症児を産むリスクと関連するような遺伝子をもっていることが分かるかもしれず、その知識はストレスや不安につながる。自閉症の前駆体となる遺伝子を自分がもっていると知った将来の親は、前章で考察した多くの問題に取り組まざるをえなくなり、その知識をかなりの負担と考えるかもしれない。第二に、この情報がその人の保険加入資格を危険にさらす可能性がある。自閉症の遺伝的前駆体の中には、当人に害を直接に及ぼすわけでなく、むしろ有益であるものさえ存在するが、未来の子供が自閉症となるリスクがかなり高いという事実は、その親や未来の子供から保険契約上の資格を奪う恐れがある。第四章の初めに述べたように、自閉症の子供を育てる負担は相当に大きなものなのだ。第三に、身内に自閉症者のいる家族が研究の被験者になることを要請された場合、分配に関する正義の問題が生ずる。そうした家族の構成員は自閉症の研究に参加するよう何度も繰り返し依頼されることもあるが、これは、身内に自閉症者のいない家族には無縁の負担だ。以上の問題に加えて、自閉症者の養育を通して経験するかもしれない絶望のゆえに、あるいは研究への参加が自閉症の家族に直接の利益をもたらすかもしれないという非現実的な希望のゆえに、家族が利用されるかもしれない（Chen et al. 2003）。自閉症者の家族を支援する上で入手できる選択肢が少ないという理由から、家族は研究への参加に満足を覚えるかもしれないが、その事実は、こうした負の要素に関する考察と天秤にかけられねばならない。

自閉症に関する第二の研究形態は、自閉症者を被験者とするものだ。この研究にはさまざまなタイプのものがある。その一つは、第一章で述べたサリーとアンやスマーティの誤信念課題のような行動学的研究である。自閉症者に対する二つ目のタイプの研究は、採血を伴うような遺伝学的研究などの最小限の侵襲的研究を含むが、これがもたらすリスクは最小限にとどめられている[2]。第三のタイプは、最小限のリスクの側面とより侵襲的な側面の両方を含むが、これは、自閉症者の完治を目的としたものではなく、障害のもたらす耐えがたい症状の緩和だけを目的としたものだ。とくに自閉症者の多くは、感覚の苦痛を訴えている。明るい光や色、高い音、皮膚に刺激を与える衣服は苦痛を伴い、時には拷問のようだ、と自閉症者たちは繰り返し述べている。これらの自己報告の妥当性が、一方の側のフリスとハッペと、他方の側のマクギアとの間で交わされた、第一章における論争の種であった。マクギアは、これらの苦痛を伴う感覚経験の報告を額面通りに受け取るべきだと主張するが、フリスとハッペはそれに反対し、むしろ自閉症者のそうした説明を根拠に、彼らが自分の内面的状態を正確に内省できるのかどうかを疑っている。マクギアが正しいなら、われわれは、自閉症者が経験している感覚の過負荷による不快を真剣に扱う必要がある。こうした問題に対する研究は、完治ではなく症状の軽減を目的としたものだ。こうした問題に対する治療は、太陽の光がとくに強い日にサングラスをかけることと同じだろう。サングラスをかけている人は、可視光線の一部を遮ることで、より鮮明に物が見えるようになる。しかし、後で論ずるように、一見して明確なこの論点も、自閉症のもつ複雑さによって判明なものではなくなってしまうのだ。

最後に、自閉症者に関する研究には、侵襲的な生物医学研究も含まれる。本章は多くの論争を招いている生物医学研究に焦点を当てるが、これは、一部の症状のたんなる緩和ではなく、もっぱら自閉症の「完治」を目指したものだ。自閉症の「完治」の可能性に関する研究では、被験者として自閉症者を用いることが避けられない。ごく一部の高機能自閉症者は、こうした研究プロジェクトへの参加にインフォームド・コンセントを与えることができるかもしれない。しかしながら、自分で同意する能力をもたない自閉症者に関しては、倫理的保護の問題が残る。生命倫理学は、自律性の弱い被験者を生物医学研究で用いることに関して徹底的な研究を行ってきた。しかし、同意能力のない自閉症の被験者を研究に用いることに関しては、自閉症者が直面する障害の独特な性格のゆえに、生命倫理学のよく知られた主張の一部に疑問が呈されている。

本章では、自閉症者を生物医学研究に用いることの倫理について検討する。最初の一群の問いでは、自閉症者を研究に用いること自体について検討する。自閉症者を対象として考えた場合、人間を被験者として用いることに関する標準的な賛成論や反対論は、どのような効果をもつのだろうか？　第二の一群の問いでは、自律性の弱い被験者に代わって意思決定をする際の代理意思決定の基準について検討が加えられる。その基準の一つ、代行判断という基準は、同意能力のない自閉症者には適用できない。第二の基準、最善の利益という基準は適用可能であるが、限界がある。最善の利益という基準が適用できない重大な事例が一つ存在する。本章は、自閉症的完全さ（autistic integrity）を提唱することで締めくくられる。これは、成人の自閉症者は尊重の念をもって扱われるべきだという認識であり、場合によってはこの理由で、心の理論の障害を「完治する」目的でなされる研究に彼らを参加させることは、非難されるべきこととなる。

1　カントの議論、功利主義の議論、そして原則主義と自閉症

自閉症者を医学研究に用いることを何が正当化するのかを問う前に、医学研究に人間を用いることがそもそも許されるのか、と問うことができよう。この問いは、研究への参加に自分で同意することができない人の場合、決定的に重要となる。これに関しては、よく知られた三つの議論がこれまで提出されてきた。そのうちの二つは人間を被験者として用いることに賛成するものであり、もう一つは反対するものだ。しかし、どちらの側の議論も、自閉症のもつ倫理的含意の前では説得力をいくぶんか失ってしまう。

被験者としての人間の使用を擁護するために用いられる議論の一つに、功利主義がある。つまり、人間が被験者として用いられた場合、利益が最大化する、それゆえ、人間の被験者を用いた研究は道

徳的に許される（Barnbaum and Byron 2001）。しかし、単純な行為功利主義に訴えて被験者としての人間の使用を正当化することは滅多にない。というのは、そうした功利主義の下では、インフォームド・コンセントや他の有効な保護なしで、研究が行われかねないからだ。しかし、研究に人間を使う場合に利益が最大化するという功利主義の主張は、そうした保護がきちんとなされているという前提に立ったものとして、広く知られている。

この功利主義の議論は、自閉症者に対してもある程度の説得力をもつかもしれないが、それはある程度にしかすぎない。行為の正当化のために、功利主義的倫理を自閉症の行為者に示したとしよう。第三章では、その場合に生じるかもしれない問題の一つを詳しく論じた。ミルの「功利原理の究極的強制力」は、自閉症者を納得させるものではない。内的強制力——すなわち、利益を最大化するという責任から行為者を逃げられなくするような、仲間に対する共感の感情——は、心の理論を欠いた人には十分には働かない。自閉症の特徴となっている社会的離脱のせいで、究極的強制力は効果の薄い動機にしかならない。しかし、この動機づけがなければ、功利主義は説得力をもたず、被験者としての人間の使用を擁護する功利主義の議論も十分な動機づけをもたない。功利主義的議論の適用可能性に関する第二の懸念は、何らかの「治療」上の利益を提供するかもしれない医学研究に参加することが、成人の自閉症者の利益を真に最大化するかどうか、という点だ。この議論の詳細は、本章の次節で詳しく論ずることにする。

被験者としての人間の使用を擁護するためによく引き合いに出される第二の議論は、ビーチャムとチルドレスの生物医学倫理の原則に訴えたアプローチであり、しばしば「原則主義」と呼ばれている。

一方で、人間を被験者として用いることは、無危害に対する侵犯となるかもしれない。妥当でない被験者選択や不適切なインフォームド・コンセントの下で（あるいはインフォームド・コンセントなしで）行われた研究のような、非倫理的な研究によって人が危害を受けた事例は数多く存在する。しかし一応の義務の倫理に倣って、この場合も、ビーチャムとチルドレスの無危害の原則は、他の競合する原則と天秤にかけられねばならない。正義の原則や善行の原則は、新しい発見が他者に利益をもたらすかもしれないという理由で、被験者としての人間の使用を正当化する。被験者として人間を用いるのも許されるということは、自律の原則に対して適切な注意を払うことで支持されるが、この原則は、極めて特殊な場合を除き、インフォームド・コンセントによる保護が被験者に与えられるよう要求する。子供や、意思決定能力が影響を受けている精神障害の成人といった弱い立場の人々に関してさえも、彼らを治療上の孤児とさせないよう正義の原則に訴えて、彼らを被験者として利用することがある。

しかし、自閉症者の集団については、原則主義の議論に関して二つの懸念がある。まず、第三章の議論からすると、一応の義務の倫理が自閉症者にうまく働くのかどうか、説得力があるのかどうかがはっきりしない。第二に、後で述べるように、正義の原則に基づく議論は、研究対象となっている状態の調査と改善が被験者集団の利益となる、という仮定から出発する。これは、「治療上の孤児」に「治療」を受けさせるという仮定だ。しかし、後で詳しく述べるように、「集団」の主張も「治療」の主張も早計な判断かもしれない。

医学研究に人を使うことに反対するよく知られた議論の一つは、人を決してたんなる手段として用いてはならない、というカントの命法から導かれる。カントは、人間のような理性的存在者は客観的目的であり、値段のつけられる主観的目的ではないと主張する。客観的目的はそれ自体における目的として扱われなければならないが、主観的目的は、他者に利用されることもあるし、別の目的に対する手段として扱われることもある。この洞察は、次のように定式化されるカントの定言命法の基盤だ。すなわち、すべての行為者は、自分自身であろうとなかろうと、いかなる理性的存在者をもたんなる手段として扱ってはならない。むしろ、いかなる理性的存在者も、それ自体における目的として扱われなければならない。ここからすると、人間を被験者として用いることは、道徳的に許されないように思われるだろう。

しかし、第三章で述べたように、カントの定言命法のこの定式化は、自閉症者には適用できない。他者を目的に対するたんなる手段ではなく、それ自体における目的として扱うことを要求する定式化は、すべての行為者に対して、自分だけでなく他者にも特定の仕方で配慮するよう要求する。自分以外の行為者は、私が自分のものとしてもつのとは異なった利害、目標、態度をもった人として見なされなければならない。自閉症者は、心の理論の欠損のために、他者をこのような存在として認識することができない。

ここでのポイントは、カントの義務論を適用できないからといって、自閉症者を非自閉症者が好きなように扱うことは許されないということだ。カントの義務論が自閉症者にとって説得力がないということは、非自閉症者がカントの主張を拒絶する理由にはならない。自閉症の行為者を引き合いに出さなくとも、カントを退ける理由はたくさんあるだろう。むしろ問題は、人をたんに手段として扱うことは間違っている、というカントの主張に自閉症の行為者自身は説得されないかもしれないということだ。

被験者としての人間の使用を許す立場の擁護論として、カントの議論を解釈することも可能であるが、それは、インフォームド・コンセントや臨床的均衡による保護、あるいはその他のよく知られた倫理的保護を伴って研究が実施される場合に限られる。カントは、いかなる理性的存在者を用いることも決して許されない、とは一度として述べていない。むしろ、理性的存在者をたんに手段として用いることは許されない、と述べているだけだ。人をたんに手段として用いるとはどういうことか、というのは悩ましい問題である。例えば、インフォームド・コンセントは、人をたんに手段として用いることを防ぐための保護措置となりうるし、さらにそれによって、当人が被験者として用いられた場合でも目的として扱われたということになるかもしれない。カントの命法が適用不可能であることは、自閉症者がインフォームド・コンセントを有益な、もしくは適切な保護措置と見なすことはない、ということを示しているのだろうか？　心の理論の欠損という文脈においてインフォームド・コンセントを提供することが問題となる限りにおいては、そうかもしれない。これは、第三章で示した、倫理的関心事において自閉症者と非自閉症者の話が互いにすれ違うもう一つの例にすぎない。

要約すれば、被験者としての人間の使用に対する最もよく知られた擁護論も、また、これに対する最もよく知られた反対論の一つも、どちらも自閉症者にとっては説得力がない。被験者として人間を用いる研究を正当化するためにカントの議論に訴えたとしても、それはインフォームド・コンセントなどの倫理的保護措置の文脈に限った話であり、カントの命法の説得力は、自閉症者にとって失われたままである。

これらの議論は自閉症者に強い影響を与えるわけではないかもしれないが、逆に、これらの議論によって、自閉症者に対する生物医学研究にブレーキがかかるようにも思われない。最もありそうな状況は、非自閉症者の集団が採用するに至ったインフォームド・コンセントや、リスクと潜在的利益との好ましいバランスや、その他の倫理的保護の枠組みの中で生物医学研究が進められていく、ということだろう。判断能力をもたない自閉症者のための適切な代理のインフォームド・コンセントという難題が、自閉症者と非自閉症者の倫理的な隔たりを示す最後の証となるだろう。

2 自閉症と研究への同意能力

インフォームド・コンセントは、人間を被験者とする研究において採られるべき保護措置の土台の一つをなしている。極端な例を除き、判断能力のある個人は、研究に参加する前に常にインフォームド・コンセントを与えていなければならない。[3] 自閉症者の中には研究への参加にインフォームド・コンセントを与えるだけの能力をもった人もおり、その場合には、いかなる研究も彼らの同意なしで進めることはできない。判断能力は、意思決定に相対的だと理解するのが最も理に適っている（Buchanan and Brock 1990）。ある行為者は、最小限のリスクしか伴わない研究に同意できる状態にはあるが、よりリスクの高い研究に関してはそうでないかもしれない。同様に、別の行為者は、比較的単純な研究実施計画に参加するか否かを判断できる状態にはあるが、より複雑な実施計画への参加が自分にとって最善の利益となるか否かを評価できる状態にはないかもしれない。

精神遅滞や発達障害の人に関する研究についてのセリア・B・フィッシャーの検討は、判断能力にしばしば疑いをもたれる人々から得られたインフォームド・コンセントについて、一つの展望を示している（Fisher 2003）。フィッシャーは、インフォームド・コンセントに関して「適合度」（goodness of fit）の倫理を要請する（Fisher 2003, 29）。それは、参加可能な被験者の障害に焦点を当てるのではなく、むしろ、「同意の現場において同意の脆弱さを作り出したり悪化させたりする要因の研究」と、「被験者の期待、価値観、心配、福利を最大限に反映し保護する同意の手続きを生み出すために、その現場をいかに変えうるかについての考察」に目を向けたものだ。フィッシャーは正しい。特定の認知障害全体をカヴァーする万能の能力評価などできないのだから、研究者は、できる限り包括的なインフォームド・コンセントの手続きを作り出すことに全力を注ぐべきである。包括的であるためには、各々の被験者に判断能力があり同意の機会も与えられている、という仮定が満たされねばならない。これを担保するために研究者は、適当とあらば、インフォームド・コンセントの手続きと研究実施計画の両方を修正しなければならない。しかし、フィッシャーは時折、適合度の倫理は「関係的」だと述べるに際して、人の判断能力とインフォームド・コンセントの現場との関係的側面と、ある人と別の人との関係的側面を曖昧にしている。前者の「関係的」という意味の中には、自閉症者に研究への参加を尋ねる際の重要な教訓が含まれている。意思決定能力を冒された認知障害者のような弱い立場の人々を被験者として用いる場合、研究者は、被験者が最も良い形でその研究プロセスに同意できるように、その被験者個人の実際の能力を勘案し、インフォームド・コンセントをそれに合わせたものに調節し、場合によっては研究そのものを調整しなければならない。しかし、後者の「関係的」

という意味では、フィッシャーの主張を、心の理論を欠いた人に安易に適用することはできない。

すべての人と同じく成人の精神遅滞者も、相互承認と依存の関係を通して他者とつながっている。関係的倫理は、科学者に対して、尊敬・配慮・正義という道徳的原則に基づいたインフォームド・コンセントの手続きを構築するよう要求する。その手続きは、研究参加者の能力や価値観や心配に対する対応と、科学者自身の能力や義務に対する自覚によって導かれたものだ。(Fisher 2003, 29)

関係的枠組みの中で、自律性の概念は、〈孤立化されたもの〉もしくは〈孤立化するもの〉としてではなく、他者とのつながりの表現として理解される必要がある。この観点からすると、当人と同意の文脈との適合を作り出す努力が適切な同意を保証するのに十分でない場合、精神遅滞の人は、同意のパートナーを選ぶか、あるいは参加する当人の希望や心配に最も適合した決定に至るべく助けてくれる同意代理人に、意思決定を譲り渡すよう助言されるべきである。(Fisher 2003, 30)

適合度の倫理は、人が他者と密接に関係しており、これらの関係が〈配慮と正義〉の倫理の基盤だという事実に立脚している。第三章で見たように、人とのつながりを道徳的義務の基盤だと主張するヒュームのような道徳理論は、心の理論の欠損を前にして挫折する。依存性とつながりに関するフィッシャーの主張は、グリュアーとペイジンの寄生的言語使用者を特徴づける関係に似た、一方向の関係性にすぎないと解釈することもできる。しかし、これはありそうもない。フィッシャーが述べている関係は、たんなる寄生的関係より大きな相互承認によって特徴づけられるものであり、心の理論を欠いた人を超えるような相互承認そのものに関係している。フィッシャーの結論は正しい。しかしながら、人間関係を特徴づける相互承認と、それがもつインフォームド・コンセントに対する意味についての彼女の主張は、心の理論に障害をもつ自閉症者には部分的にしか適用できない。

フィッシャーの結論は、「判断能力」の概念の再考を余儀なくさせる。医学的治療に対する同意能力の議論の中で、アレン・E・ブキャナンとダン・W・ブロックは、人が判断能力をもつために必要な二種類の能力を区別する。(4) 第一のタイプは理解とコミュニケーションの能力であり、第二のタイプは推論と熟慮の能力だ (Buchanan and Brock 1990, 33)。後者は、自閉症者にとって必ずしも問題をもたらさない。推論と熟慮の評価はケースバイケースでなされるべきであり、他者の複雑な心的状態に関する推論や熟慮が必要とされない限り、こうした能力への要請が自閉症者にとって重荷となるような状況は、自閉症それ自体のうちにはない。しかし、前者に関しては、自閉症は興味深い事態を意味する。

DSM-Ⅳの基準によれば、自閉症はコミュニケーション上の困難さによって特徴づけられる（アメリカ精神医学会 1994）。優れた言語スキルをもっている高機能の自閉症者でも、なおコミュニケーションには何らかの問題があるかもしれない。グライスやデイヴィドソンの意味理論だけが有望なわけではないが、心の理論の欠損との関係でこれらの意味理論に生ずる困難は、一部の自閉症者のコミュニケーション能力に疑いを投げかける。しかし、コミュニケーション上の困難さ以上に問題なのは、ブキャナンとブロックが言及している理解能力だ。この能力に必要なものについて、二人は詳しく述べている。

> 理解はたんなる形式的もしくは抽象的なプロセスなのではなく、潜在的な選択肢の性質と意味を認識し――つまり、未来の可能な状態においてさまざまな経験をすることがどのようなものであり、どのように「感じられる」かを認識し――この認識を自分の意思決定に統合する能力をも必要とする。幼い子供は、多くの場合、十分な人生経験を積んでいないために、これを達成できない。極めて重度の能力低下を引き起こす進行性の病気に直面している高齢者の場合も、これを達成できない。というのは、彼らの場合、自分自身の経験とまったく異なるような経験を理解する能力が一般に衰弱しており、また、重い障害をもった人においては自分自身の経験の特徴を他人に伝えることができないからである。(Buchanan and Brock 1990, 24)

ブキャナンとブロックは正しい。理解は同意能力の本質的部分だ。理解は、合理性と抽象性だけでなく、可能な選択肢の認識をも統合しなければならない。特定の行為の実行に同意することが何を意味するかを理解することは、その行為が行われないとしたら何が起きるかを理解することだ。しかし、第一章で述べたように、この「理解」の概念を自閉症者に適用しようとすると、二つの困難が生じてくる。まず、シミュレーション説（ST）と理論説（TT）の論争において示されたように、「自分自身の経験とまったく異なるような経験」を捉えるための、反事実的条件文の使用に必要な〈抽象〉

が、自閉症者にとっては困難であるかもしれない。STとTTは、志向的行為者の行動がいかに説明されるかに関して二者択一の概念を提供する。STは志向的状態の直接的帰属を避け、その代わりに、特定の状況の中で自分だったらどうするだろうか、という単なるシミュレーションを求める。TTは、他者の行動を説明する際に、当人に志向性を帰属することを求める。自閉症は、この二つの仮説のどちらが正しいかについて決定的な証拠を与えない。その理由の一部は、STもTTもともに自閉症者にとって困難だということだ。TTは、直接の志向性帰属を要求するので、彼らにとって直ちに逃れようのない困難となる。しかし、STもまた彼らにとって難題だ。というのは、第一章と第三章で論じたように、自閉症者は、想像力を使った遊びに困難を覚えるだけでなく、統一意識的な見方の特徴でもあったように、自分と異なる他者の考え方や好みの認識に関しても困難に直面するからである。ブキャナンとブロックの理解概念に内在する要素、「潜在的な選択肢の性質や意味を認識する能力」は、STの上手な使用と同じ能力を必要とする。ブキャナンとブロックの言う「自分自身の経験とまったく異なるような経験を理解する能力の一般的な衰弱」が、自閉症者に見られるとしても何ら不思議ではない。

ブキャナンとブロックの「理解」概念を考慮する際の第二の困難は、理解にとっての自己認知(self-awareness)の重要性から生じてくる。もしも自閉症者における自己意識(self-consciousness)の独特な性質についてフリスとハッペが正しいなら、自分の経験の特徴を他者に伝えることもまた、自閉症者にとっては困難かもしれない。困難は、コミュニケーションそのものにはない。むしろ、内省と自閉症に関するフリスとハッペの論点を受け入れるなら、自閉症者は他者に伝えるほど十分に自分自身の経験の特徴を知ってはいないかもしれない、という点に困難がある。こう言ったからといって、どんな自閉症者も〈定義上〉意思決定能力をもたない人だ、というわけではない。むしろ、自閉症を特徴づける独特な障害のおかげで、研究者は、自閉症者にインフォームド・コンセントを求めるとき、フィッシャーの勧めに従って格別に注意深くあらねばならない場合がある、ということだ。自閉症者を彼らに値するだけの尊敬をもって扱うためには、自閉症者の直面する困難を知らねばならない。別の行為方針に対する理解だけでなく、自分の価値観や好みへのアクセスにも多大な困難があるような人から同意を得る場合には、インフォームド・コンセントに対する新たなアプローチや、忍耐や、理解が必要となる。

3 代理判断、最善の利益、失われた集団

生物医学研究への参加に関して決定能力のない自閉症者の場合は、どうなるのだろうか？ 自分のための医学的判断ができない人の場合、意思決定の代行者がその人のために決定するよう求められる。意思決定の代行者、すなわち代理人によって確定された決定は、提示された情報の理解に基づいている限り、自らを正当化する力を備えており、たとえ被代理人の同意がなくとも代理人の介入は許される。同意能力のない人のために代理人が医学的判断をする際、頼ることのできる基準が二つ存在する。第一の基準、すなわち代理判断という基準によれば、代理人は、当の行為者のこれまでの考え方や好みに基づいて、彼の代わりに決定する。その行為者はその特定の行為に同意したであろうと言える場

合には、それが、彼のために代理人が同意すべき内容となる。このように代理人は、決定能力の失われた行為者自身のこれまでの考え方や好みに従って彼のために同意を与えるに当たり、彼の判断を自分の判断で置きかえる。この意味で代理人は、必ずしも法的に認められた代理者である必要はなく、被代理人の考え方や好みに関する知識に基づいて彼に代わって発言するだけの〈道徳的権限をもつ人〉であればよい。

代理判断においては、当人の代わりに同意を与える意思決定代行者がその人の考え方や好みを知っている必要があるので、近親者や親しい友人が最良の代理人となる場合が多い。ある種の緊急事態においては、自分自身で同意を与えることのできない人の考え方や好みを知っている人が近くにいない場合、代理判断基準は適用できない。また非常に幼い子供などのように、自分自身のための意思決定をこれまで一度もできなかった人の場合にも、代理判断は適用できない。しかし、以前は意思決定ができたけれども、いまはそれができないとか、今後それができないだろうといった人の場合には、代理判断基準が適用可能である。しかし代理判断基準は、医学研究に参加することを自分で決定できる人の場合には適用できない。この場合には、自分のために代理人に発言させるのではなく、自分自身で同意を与えることが常に本人に許されるべきだ。自閉症は、アルツハイマー病のように病態がどんどん悪化していく病ではない。つまり、ある自閉症者が自閉症のせいでいま判断能力をもっていないとするなら、過去においてその人が判断能力をもっていたとするわけにはいかない。したがって、判断能力のない自閉症者を研究へ参加させるかどうかの決定に関しては、代理判断という基準は適切な手段ではない。代理人による意思決定に関しては、別の基準が探索されねばならない。

自分自身で同意することのできない人のために意思決定をする際の第二の基準は、最善の利益という基準だ。この基準によれば、代理人は、自分が代わりに同意を与えることになる当人にとっての最善の利益に基づいて決定を行う。問題の医学的介入が同意能力のない人にとって最善の利益であるなら、意思決定の代行者は、その処置への同意の理由としてその事実を引き合いに出すことができる。その介入がその人の最善の利益であると思われるという事実には自らを正当化する力があり、その介入の対象者に同意する能力がない場合でも医学的介入が許される。代理判断という基準と異なり、最善の利益という基準においては、意思決定の代行者は、代わりに同意を与えることになる人の考え方や好みに言及するどころか、それらを知る必要すらもない。そのため、最善の利益という基準は、緊急事態に陥った人の考え方や好みの場合のように、それらを知らない医療従事者にも利用できる。この論点は、第三章において触れたが、人間にとって良き人生を構成するものは何か、ということをヴィーチが検討する際の動機となったものだ。非常に幼い子供や、意思決定能力が冒された先天的認知障害の人のための決定は、最善の利益という基準を用いて行うことができる。したがって、最善の利益という基準は、自分で医学的決定を行うことが現在もできず、過去においても一度としてできなかった自閉症者のために、意思決定の代行者が決定を下す際の基盤であるように思われるだろう。

しかし、驚くべきことに、一部の生物医学実験に関しては、成人の自閉症者の参加を最善の利益という基準によって正当化することはできない、ということを示す論証が存在する。この論証が有効なのは、成人の自閉症者の場合と、心の理論の欠損を回復するといった自閉症の完治可能性に関して探究する医学研究の場合に限られる。非侵襲的な方法で自閉症の特性を調査するように設計された研究の場合、その実験によって被験者の自閉症が「完治」する可能性はないので、この論証は適用できない。したがって、例えば、第一章で述べたようなサリーとアンやスマーティの課題は、以下に述べるこの論証の適用範囲には入らない。行動研究と対照的な、心の理論の障害に直接取り組むことを目的としたより侵襲的な生物医学研究が、この論証の焦点となる。

この論証は、最善の利益という基準についての異論の余地のない記述から出発する。この基準は、問題の介入が被代理人にとって最善の利益となると信じられる場合に、引き合いに出すのが適当である。心の理論の障害が自閉症者を自閉症者たらしめるその独特の仕方が、最善の利益という基準の適用に対して驚くべき影響をもたらすのだ。

(1)研究参加への同意能力をこれまでもずっともっていなかった自閉症者に対して生物医学研究がなされる場合、最善の利益という基準をもとに適切な参加同意が得られるならば、その生物医学研究への参加は、自閉症の被験者にとって最善の利益である。
(2)非治療的な生物医学研究への参加は、自閉症の被験者にとって最善の利益ではない。
(3)治療的な生物医学研究への参加は、自閉症の被験者にとって最善の利益ではない。
(4)したがって、(2)と(3)から、自閉症の被験者が参加できるような、本人にとって最善の利益となる生物医学研究は存在しない。
(5)したがって、(1)と(4)から、研究参加への同意能力をこれまでもずっともっていなかった自閉症者に対して生物医学研究がなされる場合、最善の利益という基準をもとに参加同意を得ることはできない。

上記の議論を理解するには、治療的研究（therapeutic research）と非治療的研究についての検討が必要だ。治療的研究と非治療的研究という言い方には異義が唱えられてきたが、この文脈では、「治療的研究」とは心の理論の部分的もしくは全体的な回復をもたらしうる研究を指し、「非治療的研究」とは、心の理論の回復可能性とは縁のない、自閉症の病因に関する研究を指す。

人間を被験者にしたすべての研究は、純リスクより純利益の方が大きくなければならないが、利益は二つのうちのいずれかの仕方で生じうる。将来の患者がその研究から得られた知識の恩恵を受けるだけでなく、利益が被験者自身に直接生じる場合がある。被験者に直接利益を与えるような医学研究は、治療的研究だと考えられる。しかし、研究の被験者に利益が直接生ずるとは期待できないような場合もある。おそらく、ある新薬をある集団に試験的に投与してその集団がその薬に耐性を示すかどうかを調べるような場合でも、それは、集団としての被験者それ自体の利益のためではない。その薬は、最終的にはそれを最初に試した集団の利益になるかもしれないが、その試験は、それを期待して設計されたものではない。このような場合、利益は遠い望み（aspirational）だ。つまり、研究遂行による利益は将来の患者には生じるが、被験者自身には生じない（King 2000）。利益が遠い望みでしかないような研究は、非治療的研究である。つまり、その研究は、被験者自身に治療上の利益をもたらすとは期待されていない。利益は直接的であることも遠い望みであることもあるが、研究上のリスクをこの線で分けることはできない。当の研究の被験者と将来の患者のいずれかに利益が生じるとしても、すべての生物医学研究において、研究上のリスクは主として被験者が引き受ける。[5] まとめよう。(1)研究による利益は、治療的研究のように直接的な場合もあれば、非治療的研究のように遠い望みでしかない場合もある。(2)研究上のリスクはほとんど被験者自身の肩だけにかかり、最後に、(3)直接的であれ遠い望みであれ純利益がリスクを上回る場合、リスクに対する利益の比が一以上、という要件は満たされる。

治療的研究は、直接の利益でなく遠い望みとしての利益しかもたらさない非治療的研究よりも、問題が少ないと一般に考えられている。[6] なぜ治療的研究の方が、問題が少ないのだろうか？ その理由の一つは、自発的で完全なインフォームド・コンセントがあったとしても、被験者であることによって自律性が幾分かは損なわれる、という暗黙の仮定から派生する。おそらく、大半の生物医学研究に関して、他ならぬ被験者の資格要件それ自体が自律性を損なってしまうだろう。例えば、新しいがん治療の効果を評価する唯一の方法は、がん患者にそれを使ってみることだ。もしがんであることが被験者に内的制約をもたらすなら、まさに彼女に被験者の資格を与えている状態そのものが、彼女の自律性を損なっていることになる。治療的研究の方が問題は少ないと見なされる第二の理由は、自分に被験者の資格を与える状態それ自体が自律性に制限をもたらすと本人は考えないとしても、被験者であること自体がそもそも自律性に制限をもたらすだろう、というものだ。研究の被験者は、もし被験者でなかったら拒否したはずの食事療法や気に入らないスケジュールを受け入れ、被験者でなかったら応じなかったかもしれない検査を受けるように求められる。しかし、治療的研究になるかもしれないものへの参加は、自律性の喪失とのトレードオフにおいて、なお追求する価値があるかもしれない。

自律性の一部が失われても他の利益が得られれば、それによって、自律性の喪失による不利益は部分的に埋め合わされる。こうした理由から、非治療的研究は、被験者が直面する自律性の喪失を埋め合わせるだけの直接的利益が望めないという点で、治療的研究より倫理的に問題があると考えられる。ヘルシンキ宣言は非治療的研究に対して追加条項を規定しているが、これはとりもなおさず非治療的研究は治療的研究より倫理的に問題があるという、この仮定が根拠になっている（World Medical Association 2004）。米国保険社会福祉省の「共通ルール」四六項四〇六－四〇七では、最小限を超えたリスクがあり、しかも当の子供たちに直接の利益が生じるとは期待できない小児研究は、承認のために最も厳しい基準を満たさなければならない、と明記されている（Department of Health and Human Services 2005）。「治療に対する過信」（therapeutic misconception）という用語が造り出されたのは、非治療的研究も何らかの利益をもたらすかもしれない、という誤った想定が被験者予備軍の間にはびこっているというまさにその理由からであり、また、この誤った想定が人を道徳的に劣化した状況に追い込むこともあるという理由からであった（Appelbaum et al. 1987）。治療に対する過信のせいで、人は、自分に直接利益をもたらすとは期待できない研究に参加し、あったとしてもほんのわずかしかない直接的利益のために、自分の自律性を犠牲にしてしまうかもしれないのだ。

　非治療的研究は治療的研究より道徳的に問題があるという主張の背景には、研究対象となっている状態からの完治はその状態にある人にとっての利益だ、という仮定がある。治療を生み出す研究は直接の利益をもたらす。しかし、たんに遠い望みとしての利益しかもたらさない非治療的研究は、それとははっきりと異なる第二の選択肢だ。治療的研究と非治療的研究に関するいままでの議論は、最善の利益という基準が自閉症者のための代理同意基準として使えるかどうかに関する、先の論証に戻るための足がかりである。先の論証の前提(1)は、最善の利益という基準の基本要件を提示しているだけだ。つまり最善の利益という基準が有効なのは、生物医学実験への参加が、自分の代わりに誰かに同意してもらう当人にとって真に最善の利益である場合だけである。

前提(2)は異論の余地がない。すなわち、非治療的な生物医学実験は被験者にとって最善の利益ではない。まさにこの理由から、この種の研究を許可するための基準は厳しく設定され、「共通ルール」では、最小限のリスクを超えながらも当の子供たちに何の直接的利益ももたらさないような研究に対しては、最も厳しい倫理的審査にパスすることが要求される。誤信念課題のような、自閉症の原因や特性に関する研究は、その研究に参加する当人には直接的利益をもたらさないかもしれない。もっともこの場合でも、実験的介入の結果として直接に生ずるのではないような利益が、研究への参加によって生じる可能性はある。参加することによって、無料で診療が受けられたり、現金による報酬が得られたりするかもしれない。この意味において、研究への参加は自閉症の参加者にとって、治療上の利益ではないとしても、何らかの「利益」になる可能性はある。しかし、この種の利益自体が倫理的に問題とされうるし、人に参加を強いるものだとも見なされうる。例えば、最も自律的な被験者予備軍に対しても現金報酬は参加を強いるものでありうるという事実は、判断能力のない被験者にとってはなおさらそれが強制力をもつ、ということを示している。しかし、侵襲的な生物医学研究の場合、非治療的研究の本性上、個々の被験者は研究参加からの直接利益を期待せずにリスクの負担を引き受けることになる。

最も問題なのは先の論証の前提(3)だ。もしも研究が、たんに自閉症の原因や性質や、自閉症の行動面に関するものではなく、治療から得られる利益の一つが完治の可能性だという意味で自閉症の「完治」も視野に入れた〈成人対象の研究〉であるならば、これがそもそも被験者の利益となるのかどうかという疑問が生じる。これから生まれる未来の人々が、自閉症として生まれてこないことで利益を得る、というのは確かだ。第二章の議論によって、十全な人生を送るということの一部は、心の理論を欠いた人には閉ざされたタイプの相互承認的関係をもつことだ、ということが確認された。未来の子供たちが自閉症を背負って生まれくるのではない、ということは良いことだろう。しかし、ずっと心の理論を欠いたままできた成人が、人生半ばで心の理論を得ることによって利益を得るかどうかは、それほど明瞭ではない。おそらく、心の理論を得ることによって、ありのままの彼らは大きく損なわれるだろう。この場合、成人の自閉症者に利益を与えるために目論まれた治療的研究は、彼らにはまったく利益とならないかもしれないのだ。

他者に完全な志向性が帰属されていないような世界を離れて、他者が突然に前より複雑になる社会に入ることは、その人にとって厄介の種になるかもしれない。自閉症の世界から非自閉症の世界に移動するという試練の全容を、われわれは掛け値なしで十分に知ることはできないだろう。なぜなら非自閉症者は、自閉症の世界から非自閉症の世界に移ることがどういうことかを想像できないからだ。心の理論を新たに得た自閉症者が他者の複雑さに取り組むのは困難であろうが、心の理論を新たに得た自分自身の複雑さに取り組むのも同じくらい困難であろう。第一章では、心の理論を損なわれた自己意識がどうなるかを示した。これまで自閉症であった人は、新たに発見された他者理解だけでなく、新たな自己理解も受け入れなければならない。自閉症の「完治」は、他者だけでなく自分自身に対する根本的な再考も要求するのだ。これが本人にとって直接の利益でないなら、同様に、未来の成人の自閉症者を「完治」できるかもしれないという研究から遠い望みであれ利益が得られる、と期待する理由も存在しないことになる。

先の論証の中間結論(4)と最終結論(5)は、すでに確立した前提から導かれる。その驚くべき結論は、自閉症者に関する一部の生物医学研究は最善の利益という基準によっては正当化できない、ということだ。とくに、被験者の心の理論の回復可能性という治療上の利益をもたらす研究に成人の自閉症者を用いる場合、最善の利益という基準はその倫理的正当化を与えることができない。

この議論に対する反論は、最も異論の余地のある前提、すなわち前提(3)に焦点を当てる。反論の一つは、第二章で取り上げたスキャンロン、ヴィーチ、パーフィットらの、善に関する三つの説の区別を再び持ち出す。これらの三つの説の第一は、経験説または快楽説である――人にとっての善とは、その人に喜びを与えるものだ。第二は欲求説である――人にとっての善とは、その人の欲求を満たすものだ。第三の説は客観的リスト説である――人にとっての善とは、人間にとっての客観的善のリストの中に見出されるものであり、そこには他の人間との関係も含まれる。心の理論が欠けた人は客観的リストにある善の一つを取り逃がしており、自閉症の「完治」は厄介なことかもしれないが、いまや客観的リストにあるすべての善を真に理解できるということは、彼らにとって間違いなく良いことであるに違いない。この立場は、人間の能力についてのヌスバウムの論点と軌を一にしている。自閉症者がもっていない能力がいくつかある。確かに、それらの能力を回復すること、また、現在それらをもっていない人のためにそれらが回復するようわれわれが全力を尽くすことは、最善である。したがって、こうした研究は真に治療的であり、自閉症が完治することは自閉症者にとって真の利益となるだろう。

しかし、客観的リストに訴えることは誤りだ。経験説と客観的リスト説は互いに補わなければならない、というパーフィットの教訓がここで効いてくる。第二章で、客観的リストにある善は、行為者がそこから喜びを得ることがなければそれほど良いものではない、というパーフィットの見解に言及した。したがって、経験説と客観的リスト説は互いに協力関係にある。客観的リストをあまり詳細に仕上げられなかったスキャンロンや他の人々の失敗は、このことによって説明されるかもしれない。つまり、各個人は客観的リストにある各項目から、それぞれ少し違った程度で、また違った仕方で喜びを引き出すのかもしれない。たとえ客観的リストを構成する要素の多くについては広範な一致が見られるとしても、誰にでも当てはまる客観的リストというものは存在しない。成人の自閉症者に話を戻そう。非自閉的な客観的リストにある一部の項目から何年にもわたって喜びを得ることがなかった成人の自閉症者が、非自閉的な客観的リストを特徴づけている相互承認的関係の洪水を突然に歓迎するようになる、と期待できるだろうか？　期待できると思うとしたら、その裏には、自閉症者はバスの時刻表、素数、アンティークの時計などといった自分自身のリスト項目から喜びを得ているわけではない、という誤った想定がある。素朴物理学の楽しみは、素朴心理学の楽しみの代用ではなく、それと同じほど現実的なものだ。誰でも自分の客観的リストに新たな項目が加わるのを歓迎し、自分に長い間楽しみを与えてきた項目を避けるようになる、と急いで結論するのは、その人を人として認めていないことである。自閉症でない成人は明瞭な考えや好みをもっているのだから、彼らが人生の半ばで世界や自分自身に対する新しい見方を突然に歓迎するようになる、と期待することはできない。同様に、自閉症である成人は別なのだ、と期待してもならない。成人の自閉症者の世界、すなわち自分自身の個性、考え、好みをもった成人の世界を作りかえようといういかなる提案も、その人を一個の人格として認めていないことを意味する。

もう一つの反論は、先の論証の結論は強すぎると主張する。その論証は、道徳的に受け入れられる治療的研究は存在しない、という維持できない立場を支持しているように見える。先の論証における「自閉症」を「がん」や「盲目」に置き換えてみよ、とこの反論は述べる。そうすればこの論証はまさにそのことを示すだろう、と。がんや盲目に対する研究が治療に与える利益は明らかに認められているので、それらを研究すべきでないと結論するいかなる議論も誤っている。同じことが自閉症にも当てはまるのだろうか？　しかし、この議論をする人は、自閉症の独特さに十分な注意を向けていない。自閉症は当人が世界と関わる仕方を変えるだけではない。それは自己の性質そのものを変え、自閉症者が関わる世界の他の住人の性質そのものをも変えてしまう。盲目は、他者とのコミュニケーションのあり方を制約するが、目の見えない人が人格としての他者と関わるために用いる能力に、困難を課すようなものではない。病の物語は、自分自身や他者との関係をがんがどのように変えていくかという記述で満たされている。しかし、これらの物語を特徴づけている迫力は、孤独、孤立、すなわち他者との関係の喪失から生ずる痛みに由来している。自閉症の独特さは、孤独、孤立、すなわち関係性の喪失から生ずる痛みが必ずしも非自閉症者と同じほど大きくはなく、場合によってはまったく存在しない、という点にある。

この意味で、自閉症はおそらく、現実や自分自身に対する見方を根本から変えてしまう障害、統合失調症と同族だろう。しかし、自閉症は次の三つの理由でそれとも異なる。第一に、人は生まれながらにして統合失調症ではない。この病は成長してから、しかもたいていの場合はわりと年をとってから発症する。まれに見られる小児期発症型の統合失調症の場合でも、大半は、「言語と認知の発達が実質的に完了する」だけ成熟してから発症する（Frith 2003, 69）。統合失調症の人は、その病によって理解力が損なわれる前に、自己や他者の本性について知るようになる。しかし、自閉症の場合は、生まれながらにしてその状態であるか、あるいは退行性の場合のように極めて幼い時点で自閉症的な特質が明らかになり始める。統合失調症の人とは違い、成人の自閉症者は自閉症的でない在り方を経験していない。第二に、統合失調症の症状の多くに対して用いることのできる治療薬があり、その多くはよく効く。晩期発症に関する先の主張と、統合失調症の多くの症状を治療する薬が存在するという事実を組み合わせると、発症以前にもっていた自己や他者との関係性を統合失調症の人でも維持しうるという可能性が見えてくる。しかし、感覚が引き起こす困難など、自閉症の悲惨な症状の一部に有効な治療法の開発を妨げるものは原理的に何もないので、実際、これは三つの違いの中でも一番根拠が弱いものだ。第三の、そして最も重要な違いは、自閉症は心の理論の障害によって特徴づけられるが、これは人格としての他者と関わる自閉症者の能力を損なうという点である。第二章で見たように、この能力は人の人生を、生きる価値のある人生、人の人生たらしめているものだ。統合失調症の人は、自分の周りの人について、信頼がおけないとか、一貫性がないとかといった特定の誤解をするかもしれないが、豊かな関わりをもちうる志向的行為者が自分の周りに存在している、ということには疑いを抱いていない。心の理論の欠損は、この関わりの本質的な部分を切り取ってしまうのだ。

先の論証に対して、もう一つ、追加の反論がある。それは、第二の前提に反対し、非治療的研究の遠い望みとしての利益が粗略に扱われていると主張する。非治療的研究は、被験者に直接の利益を与えないかもしれないが、自閉症の知識に貢献する可能性はある。この研究は他の自閉症者、つまり自閉症の被験者の仲間たちに利益を与えるかもしれず、それは、多くの自閉症者が実現したいと願うような目標である。バリー・ブラウン（Barry Brown）の集団利益論（cohort interest argument）は、人を被験者とする研究に関して、功利主義が求める広範な善と、遠い望みとしての利益を推進することしか期待できない研究との間に、狭い領域を作り出そうとする試みだ。しかし、両者の妥協点を見出そうとするブラウンの試みでさえ、自閉症の被験者を考える際には十分でない。

ブラウンは、高齢のアルツハイマー病患者のように、研究への参加に同意できない人が提起する倫理的な難問を考察している。とくに被験者自身に直接利益となることが期待されない研究の場合、重い認知症の人を生物医学研究に使用することを何が正当化できるのだろうか？　ブラウンは、研究に同意できない人がそれでも次のような代理人をもつ状況を想定している。すなわち、その代理人は、人は誰であれ自分たちの共同体にとっての善を推進することに関心をもつはずだ、という代理判断に基づいて意思決定を下す。例えば、進行した認知症患者を被験者として組み入れる決定は、「それが認知症のケアを研究する共同体の共通の善のためであり、彼もその共同体のメンバーであり、また、もしそのとき彼にそうできたなら彼はその共同体のために全力を尽くしたであろうと思われる、という主張が妥当であれば、それによって正当化される」(Brown 2006, 244)。患者の共同体というものが存在しており、それは、「互いにあからさまに関わり合ったことはないとしても、共通の正の価値観や負の価値観をもち」(Brown 2006, 243)、自分に生じたと同じ疾患を友人や近親者がもつことを望まない人々から構成されている。かつて判断能力のあった被験者は、研究への参加にはっきりとは同意していなかったかもしれない。その時点では研究の対象となっている病にかかっていなかったため、判断能力がまだあったにもかかわらず、その人は、研究参加についてのはっきりとした考えや好みをもっていなかったかもしれない。また、一度も判断能力をもつことのなかった被験者も、こうした研究への参加に関する考えや好みをもつことはなかったであろう。しかし、両方のタイプの集団は、この障害を現にもっている人たちの共同体との親近性を共有している。したがって、判断能力のない被験者でさえも、自分たちが医学研究に参加することによって自分たちの集団が利益を得ることを望むだろう。

しかし、ブラウンの集団利益論では例の前提(3)の誤りを示すのに十分でない、ということは明らかだ。第四章で述べたように、他の自閉症者と価値観や信念や利害関心を共有する自閉症者が存在する、という意味で「自閉症共同体」という言葉を使うのは間違いである。自閉症者に代わって権利を主張する非自閉症者が圧倒的多数を占める自閉症共同体というものは存在するが、後者の人々の利益だけでは集団利益論を認めさせるのに十分ではない。判断能力のない被験者に関して、彼自身がこれまで思いもしなかったような共同体、あるいは自分をそのメンバーだと考えそうもないような共同体がそれにもかかわらず研究への彼の参加によって利益を得る、という事実を根拠に、彼に関するその研究は正当化されると主張するのは倫理的ではないだろう。そのような主張は、人間を被験者として用いる研究に対して、単純な行為功利主義を根拠に正当化を行うのにほぼ等しく、すでに述べたように、単純な行為功利主義ではそうした研究を正当化することはできない。

この時点で自閉症の中心的ミステリーの一つ、感覚による困難が現れて、さらに議論を複雑にする。心の理論の困難と感覚の困難は因果的につながっている、という仮説がある。この仮説の一つは、特色景観説（salient landscape theory）と呼ばれている（Ramachandran and Oberman 2006）。扁桃体は感覚刺激に対する適切な情動反応を決定する機能をもつが、この仮説によると、その扁桃体と感覚器のつながりが自閉症者においては阻害されている。その結果、自閉症者を囲む景観の目立った特徴が本来あるべき姿ではなくなり、明るい光、高い音、ちくちくする衣服がほぼ耐えがたいものになる。第二の仮説では、接触に対する極端な嫌悪やアイコンタクトの過度な刺激経験によって、自閉症の乳幼児は他人を避けるようになると説明される。その結果、こうした乳幼児は心の理論の基本を学ぶことがない。それはまさに、感覚の過剰刺激が幼少期に彼らと他人との間にくさびを打ち込むからに他ならない。二番目の「感覚の困難」仮説が正しいなら、感覚による困難を改善するように設計された研究は、もしかすると心の理論の欠損を完全に治すことができるかもしれない。接触やアイコンタクトが痛みを伴わなくなれば、ひょっとすると、心の理論を欠いた人も相互承認的関係の世界につながる自分自身の道を見つけるかもしれない。しかし、これは二つの理由からありそうにない。まず、心の理論の獲得は幼児期にしか達成できないと論じられるだろう。心の理論を操る巧みさは、外国語を操る巧みさと同様、極めて幼い年齢からそれに晒されて初めて習得できるのかもしれない。大人になってしまうと、その窓は閉ざされてしまう。しかし先の仮説には、二つ目の、もっと重大な反論がある。問題の仮説は論点先取を犯している。アイコンタクトの刺激が強すぎるというなら、それはまさに、アイコンタクトの刺激が強すぎると感ずる人が、その目の背後に心があると認識しているからに違いない。他人の目を見ることは、絵に描かれた人の目を見るのと同じではない。しかし、一方の目が刺激的なのに他方の目はそうではないという理由は、たんに一方が三次元的表現で、もう一方が二次元的だということではない。むしろ、一方では目の背後に心があり、その目が一定の視線で観察者を見つめている、という認識のせいである。しかし、これが正しいなら、アイコンタクトによって生ずる感覚の過負荷は、他者の心的状態の認識を前提していることになる。心の理論のせいで耐え難くなった刺激が心の理論の欠如を引き起こす、と主張するのは意味をなさない。したがって、心の理論の欠如が過度の感覚刺激によって引き起こされる、という仮説には説得力がない。

しかし、ラマチャンドランとオバーマンの特色景観説は、この反論に直面してもまだ無傷のままだ。そこで、これに関する倫理的問いが次に問題となる。研究に対して同意できない自閉症者に関する研究は、感覚による困難を改善するためのものなら許されるべきだろうか？　本章で前に述べたように、こうした治療の結果は、サングラスをかけて光を制限しながら視界を拡げるのに似ているかもしれない。とくに感覚の過負荷が自閉症者に痛みを引き起こしている場合は、この種の研究が、未来の自閉症者だけでなく、研究に参加する自閉症者自身にも治療上の利益をもたらす、ということは明らかだ。したがって、この種の研究は道徳的に許される。

先の考察では、心の理論の欠損を改善するかもしれない生物医学研究において、成人の自閉症者を被験者として用いることの複雑さを議論したが、この議論は自閉症児には当てはまらない。ドナ・チェン（Donna Chen）らは、自閉症に関するかなりの量の研究が極めて年齢の低い子供に対して行われているのを確認している（Chen et al. 2003, 49）。幼い子供の場合、心の理論の獲得が有害だとはっきり言えるほどには、他者に対する視点や自分自身の自己概念が固まっていない可能性がある。逆に、心の理論を早期に獲得することによって、ヌスバウムの言う人間の能力のすべての範囲を、あるいはスキャンロン、ヴィーチ、パーフィットの言う幸せの概念の構成要素を、経験することが最終的には可能となるだろう。したがって、子供の場合には、心の理論の欠損を改善するかもしれない研究でも、道徳的に受け入れることができる。

しかしながら、この種の研究に関しては、治療への過信が生ずる可能性がある。親は、自閉症児に関する研究の治療上の利益を法外に期待するかもしれない。このような場合、研究者は、期待される研究価値についてできる限り明確であらねばならない。認知症の人々や、意思決定能力を損なうような他の認知障害を抱えた弱い立場の人々に関しては、研究者に対してしばしばなされる一つの勧告がある。それは、被験者とのそのつどの交流をすべてインフォームド・コンセントを反復するための機会とせよ、というものだ。自閉症児をもつ親自身は研究の被験者ではないかもしれないが、子供に代わって同意をするのは彼らであり、自閉症児をもつことによって彼らは精神的に弱くなっている。研究者は、こうした親とのそのつどの交流の機会をとらえて、自分の研究から期待される利益の限界について繰り返し説明し、親が治療への過信によって無駄に苦しまないようにしなければならない。

まとめよう。成人の自閉症者にとって、自閉症の「完治」可能性を掲げているような研究に参加することは、必ずしも利益とはならない。自閉症児は、他者や自己に関する自分の概念を無理矢理に根本から造り直さなくとも、心の理論を獲得することができるかもしれない。しかし、成人の自閉症者に関しては、他者との関係や自己に対する理解を根底から変えるかもしれないような生物医学実験に参加させるよりは、いまのままの人生を過ごすことが許されるべきだろう。心の理論なき人生と自閉症的完全さを尊重する態度が、われわれに求められている。

4　自閉症的完全さの倫理

私たちは病気ではない。だから私たちを「完全に治す」なんてことはできない。これが私たちの在り方なんだ。

――ジャック・トマス（Jack Thomas）一〇代の自閉症児のための学校の一〇年生（Harmon 2004）

自閉症的完全さとは、成人の自閉症者は他者や自分に対して非自閉症の人々とは違った見方をしている、ということを認めることだ。さらに、これは、いかに在るべきかについて彼らが知っているただ一つの方法でもある。ジャック・トマスは、自閉症は病気ではないと述べている点で事態を誇張しているかもしれないが、成人の自閉症者にとってこれがありのままの姿であると述べている点では正しい。自閉症的完全さを話題にするに当たっては、二つの点を指摘しておかねばならない。まず、心の理論の欠損がなおも続いているとしても、多くの成人の自閉症者はこの障害を補う方法を学んでいる。成人の自閉症者の一部にいたっては、心の理論の欠損を完全に埋め合わせることができる（Frith 2003）。これは、彼らが心の理論を後天的に獲得できたということではない。むしろ彼らは、心の理論なしにこの世界を航海することを学んだのだ。これは「心の言葉」（mentalese）を完全に理解することと同じではないが、心の理論がなくても、充実した魅力ある人生を送ることは可能である。明示的な心の理論をもつようになる自閉症者は、自分自身のやり方とプロセスを通して、そうした理論をもつようになるのかもしれない。そのプロセスは場合によっては極めて困難で、長い時間がかかることもあるだろう（Frith and Happé 1999）。彼らは他者を完全な意味で認識することができる。しかし、自閉症的完全さの訴えは、完全な意味で他者を認識することのできない自閉症者に関するものである。

自閉症的完全さの第二の側面は、自閉症者を心の理論をもった人に変えるには、その人の他者との関わり方や自己理解の仕方を根本的に変える必要がある、と認めることにある。「自閉症的完全さ」の訴えを推進する上で重要なことは、自閉症者や自閉症そのものを美化しないことだ(7)。むしろ、自閉症者は心の理論を欠いており、他者から重大な意味で自分を切り離しているかもしれないが、成人の自閉症者にとってはこれがいかに在るべきかについて彼らが知っている唯一の方法だ、という認識に焦点を当てるべきである。自閉症と自己意識に関するフリスとハッペの研究から得られる教訓の中には、次のようなものがある。まず、自閉症でない人は、自閉症であることがどういうことかを知らない。同様に、自閉症者は、自閉症でないことがどういうことかを知らない。われわれが互いの行為を理解するようになる仕方が違っている。われわれの自己意識を構成するものも違っているかもしれない。われわれが言葉を使うときに意味するものも違っている。われわれが良い人生と見なすものも違っている。そして、何が道徳的に正しく、何が間違っているかを決定する際に利用できる道徳理論も違っている。ざっと以上である。未来の子供が自閉症になるのを防止する行為を行う点で、親は正当化されている。というのも、自閉症でない親が客観的に見て良い人生を構成するものだと認めるもののあまりに多くが、自閉症者には欠けているからである。しかし、成人の自閉症者には、こうした考慮は遅すぎる。

自閉症的完全さに対する最後の抵抗が、試みられるかもしれない。成人の自閉症者を変えようとしないことは、悪いことではないのだろうか？　彼らは、スキャンロン、ヴィーチ、パーフィット、ヌスバウムが正当にも〈良く生きられた人生〉と認めるものから永遠に切り離されているというのに。快楽なき客観的リストは空虚で不満足なものだという点でパーフィットが正しいとしても、いったん成人の自閉症者が相互承認的関係に入る機会をもつなら、彼は確実にそこから喜びを得るだろう。いったん心の理論が回復するなら、相互承認的関係に固有の喜びが生ずるだろう。再出発をとげた自己感覚も同様であるだろう。それは、自閉症者がいま経験しているものよりはずっと豊かなものであるに違いない。

この立場の問題は、自閉症者も非自閉症の人々と同じように多様な個性や好みをもった個人なのだ、という認識をもっていない点にある。自閉症者は非自閉症者をより良いものにするという理由で価値を認められるべきだ、と主張した第三章の例の議論と同じく、これは道徳的に誤っている。そこでは、この議論の誤りは次の点にあることが示された。つまり、自閉症者が非自閉症者に与えるもののゆえに自閉症者には価値がある、と述べることは、自閉症者の価値を彼ら自身のゆえに認めることではない。同様に、自閉症者に「完治」を押しつけるのは、その人をその人自身における人格として認めていないことに等しい。なぜなら、完治とは、完全に治った方がその人はより良くなるだろうと仮定することに他ならないからだ。いったん心の理論が回復するなら、一連の成熟した好みをすでにもった成人にも人格の変化が生じ、その人は突然、心が作用する世界を楽しむようになるだろう、という想定には根拠がない。非自閉症者の集団のメンバーが、もし以下のような選択肢を突きつけられたら、われわれはこれを、人格の自律性に対する恐ろしい侵害だと見なすだろう。それはこう言う。「あなたを根本的に変えましょう。信じて下さい。あなたは新しい人生を愛するようになるでしょう」。これによって、その人の自律的個人としての完全性は損なわれるだろう。先に述べたように、がんを完治させることや、盲目であった人の視力を回復することは、人格としてのその人を根本的に変えることではない。しかし、心の理論を回復することは、その人を根本的に変えることなのだ。

自閉症の人たちの独特さを尊重するよう非自閉症の人たちに要求する倫理は、非自閉症者に負担を強いる。自分自身の面倒を見ることができない自閉症の家族の世話をするために、その家は膨大な資源を費やしているかもしれない。自分自身の面倒をもっとうまく見ることができるように自閉症者を助ける療法が確かに必要であり、したがって、分配的正義は、社会がより大きな資源を振り分けて教育の機会を創出することを要求している。分配的正義は自閉症者の集団にできる限りサービスを提供することを要求するが、いったん彼らが成人になった暁には、自閉症である彼らを彼らでない人、彼らがなりたいと思っていない人に変えようとするのは間違っている。自閉症者を社会に組み込むための投資は、容易な社会参加がいろいろな面で十分には実現されていない社会に障害者を組み込む際の他の投資と、同じように見るべきである。アビガイル・サリヴァン・ムーア（Abigail Sullivan Moore）は、アスペルガー症候群の学生のために仲間の学生を「ソーシャル・ナビゲーター」として提供する、ニューハンプシャー州キーン州立大学のプログラムについて述べている（Moore 2006）。自閉症者にとってのソーシャル・ナビゲーターは、盲目の学生にとってのオーディオ・ブックや点字本のようなものだ。つまり、人が世界と関わることを可能にする方法である。自閉症児が全員、大学に進学するわけではない。それは、定型発達児が全員、大学に進学するわけではないのと同じだ。しかし、このプログラムは、大学に進学したいと願う学生を支援するために、ひいては自閉症的完全さを支持するためになしうることの一例である。ミネソタ大学での同じようなプログラムでは、学生に対するフードコートやバスサービスのナビゲーション支援が行われている。ミネソタのプログラムで学生と一緒に活動しているリサ・キング（Lisa King）は以下のように尋ねているが、それは修辞疑問というものだ。「私たちは聴覚障害の人には通訳をつけますね。それならなぜ、アスペルガーの人に通訳をつけないのでしょう?」（Moore 2006）。

ハッペの見解によれば、「中枢統合性による自閉症の説明は、欠点ばかりかスキルも同じように予測するので、それ自体としては欠点の説明というより、認知スタイルによる説明として理解するのが最善である」（Happé 2000, 205–206）。同様に、心の理論の欠損を自閉症の本質的特徴と見なすどの自閉症の説明も、心の理論の欠損はたんに一部の成人の在り方にすぎないのだ、と認識しなければならない。どの自閉症者にとっても、生まれた時から完全な心の理論をもっていた方がよかったであろう。そうすればその人は人間の能力のすべてを楽しみ、十全な相互承認的関係に入り、非自閉症者と同じ道徳の言語を話したであろう。しかし、成人としては、それぞれの自閉症者はありのままの姿で認められなければならない。

二〇〇七年四月のニューヨーク・タイムズ紙の記事に、テンプル・グランディンと彼女の人道的な農場経営に関する仕事が取り上げられた。記事の執筆者は次のように述べている。

コロラド州立大学の動物科学の教授であり、人道的な家畜飼育分野のパイオニアであるテンプル・グランディン氏は、この数年、食肉業者に対する公共の圧力が「いやが上にも高まり、いまや臨界点にまで達しているように感じられる」と述べた。

彼女が、先週、ミズーリ州カンザスシティのアメリカ食肉研究所で開かれた動物ケア会議で講演した時には、三〇〇名以上の聴衆が集まった。「これはいままでになかったことだ。そして素晴らしい徴候だと思う」と彼女は語った。(Vitello 2007)

再びグランディンに言及したこの記事では、自閉症のことは触れられていない。触れる必要がどこにあろうか。

注

序論

(1) 一言でいえば、「他我問題」とは、他者に心があるということを確実には決定できないという問題である。われわれは、自分の心には直接アクセスできるが、他者に関しては彼らにも心があるという単なる仮定に基づいて行動している。行動主義者と機能主義者の論争は、この問題を解決しようとする試みである。本書を通じての私の作業仮説は、機能主義者が正しく(すなわち、定型発達の他者はわれわれと同じように機能する心をもっている)、素朴心理学のかなりの部分を含めて、人間の行動に関する志向的説明は正しいというものだ。これらの心理学的、哲学的仮定のいくつかに対する反論については、Richard Gipps (2004) を参照。

(2) この引用に関して争点となっている出典についての議論は、例えば、ガローデット大学 (Gallaudet University) のホームページを参照。http://library.gallaudet.edu/deaf-faq-helen-keller.shtml (二〇〇八年一月四日アクセス)。ガローデット大学の司書たちは、この引用の原典を見つけるまでには至っていないが、ケラーの文書の中に二度、同じ内容の感想を見つけている。

(3) 耳の聞こえない子供たちに生ずる言語獲得上の初期の障害がまず心の理論の発達を阻害するという

いきさつと、その子たちのその後の言語能力が、自閉症者をしのぐ心の理論の理解と歩調を合わせて発達していくという事実については、第一章の議論を参照。

第一章

(1) 自閉症者は過度に選択的な視空間注意を有している、というもう一つの仮説については、哲学者たちはそれほど注目してこなかった(Plaisted 2000)。

(2) フットは、統一意識的見方とは人が世界を「単一の視点から」見るものだと述べている(Hutto 2003)。ゴールドマンはこれを「自己中心的バイアス」と呼んでいる(Goldman 2006)。統一意識的見方から結果することの一つは、自閉症者は他者の困難に共感することがないということだろう。さらなる考察については第三章を参照。

(3) 新たに追加された、誤信念帰属を含まない心の理論のテストについてはBaron-Cohen (2000b) を参照。

(4) これは、心の理論の欠陥それ自体が診断対象だと言っているのではない。それは診断対象ではありえない。なぜなら、もしそれが診断対象なら、自閉症者だけが心の理論の欠陥をもっていることになるだろうし(十分条件)、心の理論の欠陥は自閉症者の中に遍く認められることになるだろうからだ(必要条件)。しかし、このいずれも正しくはない。診断ツールとしての心の理論の機能障害や、心の理論モジュールなど存在しないというGerrans (2002) の立場を予期させる、心の理論の先駆体に関する仮説についての包括的な議論を知りたい読者はCharman (2000) を参照されたい。

(5) ヴィクトリア・マクギアは、「心理・実践的ノウハウ」とか「心理・実践的専門技能」と彼女が名づけた第三の可能性を提案している(McGeer 2001, 111)。それによれば、他者の理解は「規範的に導かれた心の実践の内在化」に基づいている。ショーン・ギャラガー(Shaun Gallagher)は「相互作用説」と呼ぶ代替案を提示しており、これは二つの要素から成っている。一つ目は一次的間主観性であり、これは「他者の志向性の知覚を可能とする身体化された感覚運動能力（情動の情報に基づく能力）」である。第二は二次的間主観性であり、「日常生活の実際的な文脈状況において他者の理解を可能とする身体化された〈知覚・行為〉能力」である（Gallagher 2004, 209）。

（6）TT対STの論争についての他の概説に関しては、Goldman（2006）を参照。

（7）ニコルズとスティッチは以前から理論説を擁護しており、いまもシミュレーション説より理論説の方が好ましいとしているが、最近は、「生産的な論争をするには、より詳細な提案とより鮮明な区別が必要だ」と主張している（Nichols and Stich 2003, 161）。倫理学と自閉症を主なテーマとする著作にとっては、本書で説明しているレベルの議論の方が啓発的である。TT対STの論争にさらに関心のある人には、より徹底した議論が入手可能である。Stich and Nichols（1997）ならびにNichols and Stich（1998）を参照。

（8）バーカーは、哲学的議論だけではこの二つの仮説のどちらがより単純であるかを決定するには十分でないと主張し、コンピュータ・プログラムを用いてSTの方がより単純だということを実証しようとしている。このプログラムは、TTとSTの両方が実行するプロセスの再現を目指したものだ。Barker（2002）を参照。

（9）「実証主義の規則と人文主義の合理性に従って〈逸脱した〉主体の整合性を定義せよ」という挑戦に関する議論については、Erevelles（2002）も参照。

（10）自己意識の問題は、たとえTTとSTの論争に関係ないとしても、それ自体重要である。少なくとも、自分自身の命題的態度をオフラインにすることは意識的に努力することではない、という可能性はあるだろう。その場合、自己意識がなくともSTは達成されるかもしれない。おそらくそれは自動的になされるのだ。自分自身の命題的態度を他の行為者のものと置き換えるということに気づかなくとも、われわれは努力せず無意識のうちに、自分自身の態度を、STによる行為説明の対象となっている他の行為者のものと置き換える。このことは可能であろうが、行為者が自分とは根本的に異なる志向的状態をシミュレーションする事例から分かるように、それほど妥当とは思われない。自分が不快に感じたり、嫌な気がしたりするような志向的状態（もし私がジョンだったら、朝食に生卵を三つ食べるだろう。もし私がジョンだったら、大きく開いたその傷口を素手で閉じようとするだろう）――こういった志向的状態のシミュレーションを必要とする行為説明の場合には、われわれは自分の態度を他の誰かの態度と交換しているということを意識している。さほど空想的でないSTの応用ならオン・オフされる態度に意識的に気づくことなく行われる、という事実だけでは、これが意識の関わりなしに生じているということを実証するには不十分である。むしろ、通常の状況においては、われわれは迅速かつ努力せずにシミュレーションするのが得意なのだ。ST説が真なら、われわれはその程度にはうまくやれなければならないだろう。

(11) また、Shanker (2004) も参照。彼によれば、自閉症に関する心の理論説は感情についてデカルト的モデルを前提しているが、それは、感情の動的発達モデルに場所を譲るべきである。

(12) まだ答えの出ていない一つの問いは、心の理論と言語の熟達の関係に関するものである。心の理論は言語の熟達に必要なのだろうか、それとも言語の熟達が心の理論の獲得を容易にするのだろうか？ 心の理論と言語のつながりについてのデ・ヴィリエールの論評を参照 (de Villiers 2000)。また、この問いに関する議論とその答えについては、ガーフィールドらの論文 (Garfiedl et al. 2001) を参照。彼らの答えによれば、「言語の発達と社会的スキルの発達は［心の理論の］獲得に先立ち、その二つが一緒になって心の理論の因果的な十分条件となるが、それぞれはその因果的な必要条件である。これは、「理論説」的説明と［心の理論の］起源に関する強いモジュール説の両方に対置されるべきものだ」(Garfiedl et al. 2001, 496)。より一般的な言語能力をもっているかどうかに関わりなく、一部の自閉症者は（「尋ねた」、「考えた」、「知っていた」などに対する）補文 (sentential complements) の理解によってなぜ心の理論課題にパスすることができるのか、ということの説明についてはTager-Flusberg and Joseph (2005) も参照。

(13)〈油でぬるぬるする手押し車に乗って苦しみながら分かれ道に向かって進む謎のライオン〉についての物語を創作することでこれらの単語を覚える非自閉症者が、この点を証明している。

(14) ここでの論点は、個別主義における顕著さの重要性や、この道徳説が自閉症者にもたらす問題と並行関係にある。第三章を参照のこと。

(15) 一部屋に四人の自閉症者がいたが、非自閉症者がその部屋に入って来て「会話の構造」を与えるまで彼らだけでは互いに会話することもできなかった、という話をシンクレアは伝えている (Sinclair 1992, 299)。

(16) これらの九つの特性は、古典的には心的モジュールの特徴として記述されているが、この九つすべてが心的モジュールに必須であるか否かに関しては論争がある。ガーフィールドら (Garfield et al. 2001) は速度と強制性だけが必須の特徴であると主張し、領域特定性がモジュールの唯一の本質的特性だと主張するコルサート (Coltheart 1999) の立場についても論じている。

(17)〈共時的モジュール性〉対〈通時的モジュール性〉に関するスコルとレスリー (Scholl and Leslie 1999) の議論は、モジュールのバラエティやその発達の仕方に関心のある人には格別に魅力的であろう。

(18) 視覚障害や聴覚障害の子供たちの多くは、視力や聴力に問題のない同年代の子供に比べて、心の理論の初期段階の発達や誤信念課題のパスにおいて遅れがある。マインドリーディングそのものの欠陥ではなく、マインドリーディング関連の概念を獲得できていないことが、多くの場合、心の理論の能力の低さを引き起こす、ということをこれは示しており、ラフマンの「概念的無能力」説と軌を一にしている。視線方向を追うといった注意の共有や、志向的概念についての簡単なコミュニケーションができなければ、子供は誤信念課題で良い成績を取れない。しかし、視覚障害や聴覚障害の子供は最後にはこれらの概念を習得し、その後は同年代の子供と同じ成績を示すようになる（Gerrans 2002, 317）。

（19）自閉症やアスペルガー症候群の高機能の成人たちに関する議論については、Ponnet et al.（2005）を参照。それは、「ある状況下では一部の高機能のＰＤＤ［広範性発達障害］の成人は、自然な会話の中で他者の思考や気持ちを読むことができる」ことを示唆している（Ponnet et al. 2005, 597）。彼らの研究に参加した一一名は、「これまでのマインドリーディング課題の成績が良かったから」こそ、その研究に参加するよう求められたのだ（Ponnet et al. 2005, 597）。自閉症でない視覚障害や聴覚障害の子供たちは、最初は誤信念課題の成績が悪いが、心の理論に関する他の課題の成績は一般に良く、最後には誤信念課題でも同年代の自閉症の子供たちを追い抜く（Baron-Cohen 2000b）。

（20）自閉症児にもこの区別ができたという研究結果に関する議論については、第三章を参照。

第二章

（1）例えば、Joseph Fletcher（1972）を参照。

（2）ウォレンが言及しているように、ジョン・ヌーナン（Noonan 1968）はこう主張する。人間（human beings）から生まれるものは誰であれ人間（human）であり、人間を殺すことは道徳的に誤りである。胎児は人間から生まれるものであるから人間であり、それゆえ、胎児を殺すことは道徳的に誤りである。

（3）このことは必要条件を疑問に付すが、十分条件はそうではない。十分条件の問題は、第一章における〈フリスとハッペ〉対〈マクギア〉の論争の一つをもたらしたものだ。

（4）ヌスバウムのリストは時間の経過とともにわずかに変化している。彼女は、このリストが今後修正される可能性があることを認識している。例えば、一九九五年の彼女のリストには「分離」と「強い分離」が含まれているが、二〇〇六年のリストでは、自分の環境に対する政治的、物質的制御のゆえにこれらが避けられている。

（5）「相互承認の領域」こそアスペルガー症候群による障害が特徴的に表れるところだ、ということをヌスバウムは認めている。

第三章

（1）〈道徳上〉と〈慣習上〉の区別に関心をもつ道徳哲学者のために、ブレアはSmetana（1985）をこの区別の典拠として引用している。ブレアは、この区別について次のように述べている。「文献においては、道徳上の違反（例えば、他人を叩くとか、他人のものを破壊するとか）は、他人の権利や福祉に対するそれらの結果によって定義されている。慣習上の違反（例えば、授業中におしゃべりをするとか、異性の服を着るとか）は、社会秩序に対するそれらの結果によって定義されている」（Blair 1996, 572）。これが道徳に関する目的論的説明であって義務論的説明でないことは、注目に値する。さらにこれは、カントやロスの道徳的体系によって示されているような「自己に対する義務」を考慮に入れていない説明である。他者に影響を与える行為だけに道徳を制限することと、他者の権利へ配慮することの両方を考え合わせると、これは確かに功利主義的説明ではない。さらに、「授業中におしゃべりをする」多くのケースは、この場面に関連する利益を考慮するなら、功利主義的説明においては確かに道徳的に誤っていることになるだろう。カントやロスのような立場でも、それが道徳的に誤っているのはほぼ確実である。したがって、多くの道徳哲学者はブレアの研究に二つの難点を見つけるだろう。第一に、道徳的違反の定義そのものが、何らかの道徳説を密輸入した論点先取となっている。そして第二に、〈道徳上〉と〈慣習上〉という区別は維持できない。

（2）被験児は「最高」点をつけた、とグラントらは述べているが（Grant et al. 2005）、義務論的倫理学の方が結果主義的倫理学より優れているとは主張していない。彼らによれば、被験児の反応は、どちらが高い点の方かは個人によってバラバラだとしても、結果主義的な態度にはどちらかの極端な点数をつけ、義務論的態度には逆の極端な点数をつけるという点でむしろ一貫していた。

（3）同情と共感の区別は、フリスの本能的共感と意図的共感の区別に対応する。Frith（2003, 111–112）

を参照。

（4）ケネットが主に関心を抱いているのは高機能自閉症者だ。「［彼らの心の理論は］苦労して獲得されたものであり、あなたや私が用いている理論より面倒で明示的なものかもしれないが、彼らは全員、何らかの心の理論をもっている」（Kennett 2002, 345）。

（5）われわれにはこれらのシミュレーションをオフラインのままにしておくことができないという主張は、心の理論のモジュールに関する強制性の主張に対応する。心の理論の欠陥がもつ倫理学的含意は、心の理論のモジュールが存在するかどうかに関する確たる主張なしに議論されている。しかし、ヘアの主張がこの展開を先取りしていることは注目に値する。

（6）自閉症者が特定の道徳説を受け入れる際の動機づけの問題は、たんに功利主義だけの問題ではない。自閉症者はなぜそもそも道徳的システムを選ぶのか、ということに関してケネットは疑問を投げかけている。フリスとハッペに同調して言うなら、自閉症者は、道徳的行為者として自己を捉えるために必要な、統一した自己概念を欠いているかもしれない（Kennett 2002, 357）。自分を道徳的行為者として捉えることがないなら、どうして道徳的システムを選ぶのだろうか？　自閉症と自己意識に関する詳細な議論については、第一章を参照。

（7）興味深いことに、多くの自閉症者は他者を欺くのが極めて苦手であり、そのために多くの場合、「嘘をつくな」という他者に対するカントの完全義務を遵守する。心の理論に困難があることの一つの結果は、他者の信念が「見たのだから知っている」といった原理に基づいているという事実に見られるような、他者の信念の複雑さを自閉症者は認識していないということだ。そのため、欺瞞は彼らにとって困難なことになる（Baron-Cohen 2000、本書第一章も参照）。自閉症者は欺かないかもしれないが、ほとんどの場合、心の理論の欠陥によって欺くことができないのだから、これは、〈すべし〉は〈できる〉を含意するという原則に反する。したがって、カントが自閉症者の示す誠実さを賞賛することはほとんどないだろう。もちろん、自閉症者の中にも人を欺こうとする人はいるだろうが、心の理論の欠陥のせいでうまくできないのだ。もしこれが正しいなら、ここで再び、自閉症的行為者に対するカントの道徳説の適用可能性に関して疑問が生じてくる。

（8）スタンへリニ（Stanghellini 2001）の、とくにpp.296–297も参照。そこで彼は、行為者として行為を行う能力がなければ、その自己は自己を知るための能力を失う、というヘーゲルの考えを採用している。

（9）ゴールドマン（Goldman 2006）は、STに欠陥のある人に対しては、第一形式の定言命法のような合理主義的理論の実行可能性さえも疑問に付している。ゴールドマンの主張によれば、例えば、〈同時に自然の普遍法則となることを汝が望みうるような格率〉に従って行為する場合にさえも必要となる三人称の視点——同様に、黄金律のような他の道徳説にとっても必要であり、原初状態（オリジナル・ポジション）のような思考実験を行うのにも必要な三人称的視点——は、STを使えない人には利用できない。

（10）ジーン・ペンドルトン（Gene Pendleton）は、この「べき」が道徳的な「べき」なのか、それとも他の種類のものなのかを（個人的な会話の中で）問うていた。二つの可能性が考えられる。⑴利害得失上の「べき」（prudential "should"）であるか、それとも⑵美学上の「べき」である。もしこれが利害得失上の「べき」であるなら、「誰のために完治させられるのか？」という問いが生じる。自閉症者の家族や友人のためかもしれない、しかし自閉症者自身についてはどうなのか？ 自分の利害得失上の利益が満たされているという意味で、自閉症以外の点で彼が幸福ならば、非自閉症者の利害得失上の利益が自閉症者のそれより優先されるべきかどうかははっきりしない。誰の利益を優先すべきなのか——自閉症者の利益なのか、非自閉症者の利益なのか？ この問題は一つの道徳的問いに帰着する。したがって結局のところ、最初の「べき」は根本的には道徳的問題であるように思われる。ひょっとすると、最初の「べき」は少しばかり美学上の「べき」に似ているかもしれない。人間であることの完全さは、ヌスバウムの言う、人を人間たらしめる機能的能力のすべてを備えているのでなければ損なわれる。したがって自閉症者は、道徳的義務からではなく、彼を「完全体」（whole）にするためになされねばならないという意味で、完治されるべきである。完治した自閉症者は、完成する前に最後の脚をつけられるテーブルのようだ、という類比が頭に浮かぶ。この立場の問題は、一連の基礎的な人間の能力を回復させようとするとき、「回復」される人の人間性そのものが十分に考慮されていない点にある。人はテーブルではない。もう一つの可能性を閉ざすのだから、「成人の自閉症者は完治されるべきか？」は、結局のところ道徳的問いなのだ。

第四章

（1）自閉症の遺伝的原因の主たる証拠が家族歴の研究に基づいていることからすると、ここで取り上げられていない問題の一つは遺伝的プライバシーの問題だ、と言うことができる。

（2）自閉症は知的障害より「社会的に受け入れられる」という立場を受け入れることは、悲しい皮肉である。人は社会関係から切り離されていても、対象やあるタイプの知的・学問的努力から切り離されていない限り、社会的に受け入れられやすいようである。ひょっとすると、自閉症の「受け入れられる」という性質は、他者との個人的関係を自閉症が台無しにしてしまう有様について、みんなが知らないという事情に由来しているのかもしれない。しかし、みんなが自閉症と知的障害の区別について無知というわけではなかった場合、悲しい結末が待っている。息子や娘が満足のいく相互承認的関係をもてない方が、同じ子供が知的障害であるより好ましいかもしれないという事実は、親が何を優先して考えているかに関する気の滅入るような報告である。

（3）アレン・ブキャナンらはこのような正当化について論じているが（Buchanan et al. 2000, 54）、彼ら自身はこうした正当化を支持していない。

（4）自閉症の子供をもつという親の選択に関してこの章で論じられる問題に関連した一つの問いが、ジム・ロビンソン（Jim Robinson）によって取り上げられている（私信）。子供を育てることはできないが、それでも身体的には子供をもつことのできる自閉症者に、不妊手術を行うことは道徳的に許されるのだろうか？　本章で後に議論されることから言えば、二人とも、もしくは一人だけが自閉症だったとしても、そうした両親に育てられることは子供の開かれた未来に対する権利の侵害だ、と論ずることもできるだろう。しかしながら、他の倫理学的原則がこの考慮に優先する。広く自閉症者一般に不妊手術をするならば、優生保護政策の下に米国中で行われた強制不妊手術と同様の、正義に対する道徳的に醜悪な侵害となるだろう。以下の注6を参照。

（5）アスペルガー症候群の人々を含めて自閉症者でも、人間性の中心にあると彼女が評価する能力を獲得することができる、という点でヌスバウムが正しいかどうかについては第二章で論じた。

（6）開かれた未来に対する権利の議論は自閉症者にとって説得力がないかもしれない、という事実がもつ興味深い含意の一つは、子供をもつことを選択した自閉症者にはこの議論は何の関係もないかもしれない、ということだ。

（7）デイヴィスの報告によれば（Davis 2001）、こうした理由でフレッチャーとウェルツは親に胎児の性を告げることに反対している（Fletcher and Wertz 1990）。

第五章

（1）この習慣に対するビールス（Beals 2003）の批判は、極めて適切である。McGovern（2006）も参照。

（2）米国保険社会福祉省の「共通ルール」（Common Rule）四六項一〇二(i)によれば、「最小限のリスク」とは、「研究の遂行上予測される危害や不快の確率と程度が、身体的もしくは心理的な検査やテスト、あるいは日常生活において経験されるものより、それ自体として大きくない」、ということを意味する（Department of Health and Human Services 2005）。

（3）インフォームド・コンセントの免除は道徳的に見て議論の余地があるが、インフォームド・コンセントがあらかじめ提供されていると遂行できないような研究もある。その一例が被験者に対する欺きを用いた行動研究であり、そこでは、行動が観察されているというまさにその事実が参加者の行動に影響を与えるかもしれず、すべてを知らせた上でのインフォームド・コンセントは、実験の妥当性を損なってしまうだろう。第二の例は、例えば脳卒中や頭部外傷の場合のような短時間の治療の間に行われる緊急時の研究だ。この場合、当人を潜在的参加者とする条件をその出来事の発生以前に知ることはできず、発生すると意思決定能力が影響をうけてしまう。インフォームド・コンセントが免除される実験の倫理的複雑さは、自閉症者に限った話ではない。

（4）ブキャナンとブロックは、彼らの議論が医学的治療に関する意思決定に限られており、医学研究には当てはまらないことをはっきりと述べている（Buchanan and Brock 1990, 2）。例えば、研究者の利益が被験者の利益と一致しなくなる確率は、医療従事者の利益が患者の利益と一致しなくなる確率よりはるかに高いなどといったように、彼らは治療と研究の倫理的局面における違いを報告しているが、しかし、同意と能力についての彼らの見解は、治療と研究のどちらにも妥当する。

（5）この主張にはわずかだが例外があり、その極端な状況は注目に値する。例えば、ある生物医学実験の参加者は実験に参加することによるリスクは経験しないかもしれないが、彼らの未来の子供はリスクを経験するかもしれない。もう一つの例外はある種の遺伝学的研究であり、この場合、遺伝学的検査の結果がその研究の対象となった被験者にリスクを与えるだけでなく、その研究から得られた知識によって、ある特定の遺伝学的資質を共有している家族や共同体のメンバーが、保険加入資格を失うというリスクに晒されるかもしれない。第三の例外は異種移植研究であり、この場合は、これまで未知であった病原体がヒト以外の種から人間に、あるいは被験者（最初にリスクを被る者）から被験者でない人に入り込む。他の込み入った事例も考えられるだろう。しかし、こうした込み入った事例を考える際の重要な点は、これらは、通例の存在を証拠立てる例外だということだ。すなわち通例は、研究上のリスクは主として被験者が負うが、研究による利益は被験者に生じることも、生じないこともある。

(6) 治療的研究は非治療的研究より問題が少ないと考えられているという主張の論理的な延長線上で、デイヴィド・オレントリッチャー（David Orentlicher）は、場合によっては研究が治療の要件となるべきだと論じる。「研究への参加と治療との結合は、選択可能な既定の治療法との比較が臨床治験に含まれる限り、患者の参加を促す倫理的に健全で、有益な方法となるだろう」（Orentlicher 2005, 21）。

(7) アスペルガー症候群は、魅力的な「小さな教授症候群」(little professor syndrome) ではない (Osborne 2000)。「魅惑」(enchantment) は、他の障害の適切な記述ではないように、自閉症の適切な記述でもない (Frith 2003)。

監訳者解説

1　自閉症者はどこまで異世界の住人なのか？

金沢大学人文学類教授（哲学）　柴田正良

〈心の理論〉の欠損という視点

本書は、Deborah R. Barnbaum, *The Ethics of Autism* (Indiana University Press, 2008) の全訳である。彼女は、本書執筆当時、米国オハイオ州のケント州立大学准教授（哲学・生命倫理学）であり、現在は同大学の教授となっている。

この翻訳書の発端は、ともにそれぞれの視点から書いて頂いた大井学先生と東田陽博先生の解説（以下の第2節と第3節）にも触れられているように、もっぱら金沢大学で行われた自閉症関連研究チームの活動にある。最初に東田先生からこの著作の存在を教えて頂いたのがきっかけで、その後、研究チームの活動の一環として著者のバーンバウム先生に金沢で講演をして頂いた折、講演の通訳をして下さった重松加代子さんに本書の翻訳をお願いして、東田、大井、柴田の三名が監訳するという体制をとった。その後、監訳の作業を進めるうち、東田先生はこちらに時間を振り分けるのが難しいほどご自分の研究が忙しくなり、結局、大井、柴田の二名で監訳を行った次第である。

さて、金沢大学における活動の一つは治療をターゲットとした医学系の自閉症研究であり、もう一つは療育をターゲットとした教育心理学系の自閉症研究である。別の見方をすれば、前者が自閉症者個人に焦点を当てているのに対し、後者は個人と同時に、そうした個人を受け入れるコミュニティ（共同体）や社会にも焦点を当てるべきものである。倫理や道徳は、ちょうどそれらの間、つまり個人と共同体の関係に焦点を当てる。したがって、倫理や道徳は、もし自閉症であることが何か特別な変容を個人や共同体に与えるなら、それを測る絶好の視点を提供することになる。本書は、その「特別な変容」を〈心の理論〉の欠損にあると見定めて議論を進める。

ここで注意しておかなければならないのは、自閉症が現在では「自閉症スペクトラム障害：ASD（Autistic Spectrum Disorder）」と呼ばれているように、少なくとも症状や病態に関する限り、この障害はスペクトラムをなす、つまり連続的だという点だ。自閉症者の中には、重度の精神遅滞を伴う人もいれば、ノーベル賞をもらうようなアスペルガーの人もいる。したがって、当然、自閉症がもたらす「特別な変容」にも強弱の程度があると考えた方がよさそうだが、本書では、そのような程度の差異はほとんど考慮されていない。したがって、本書の前提はあくまで、「かりに〈心の理論〉の機能が全壊したとしたら」ということであり、この点で読者は、自分が自閉症である場合も、あるいは身近で自閉症者と接している場合も、少なからぬ違和感を覚えるであろう。〈心の理論〉の機能が全壊するなら、心をもった他者はその人の世界から消失する。そんなことが、自分に、あるいは自分がよく知るあの人に本当に生じているのだろうか？　しかし本書の戦略は、この極端な前提から一切の妥協なしに倫理的含意を引き出そうとするものであり、この点で言わば一種の思考実験の様相を呈していると言っても過言ではない。したがって、「実際にはこういう自閉症者はいないだろう」とたんに述べるだけでは、本書の議論に対する反論にはならない。この点は、本書を評価する際に忘れてはならないポイントである。

自閉症は出生前に防止すべし

本書には、規範倫理学や応用倫理学に関するユニークな論点がいくつも含まれている。例えば、自閉症者が進んで従うことのできる道徳理論も、また自閉症者と非自閉症者を等しく包摂するような道徳理論も存在しないとか、また自閉症者にとって真の意味での他者は存在しないにもかかわらず彼らは道徳共同体のメンバーである、といった議論である。しかしスペースの関係もあり、ここでは、著者の最も特徴的な二つの主張だけを取り上げることにする。その二つは、自閉症の「出生前の防止」と「出生後の完治（治癒）」に関するまったく逆の主張だ。その第一は、もし出生前にその子が自閉症になると診断できたなら、親は、可能な遺伝学的技術を用いて、その子が自閉症として生まれることを（防止することが許されるだけでなく）防止しなければならない、と主張する。第二は、すでに成人になった自閉症者は、（本人がそう望まない限り）完治させるべきではない、と主張する。

第一の主張の根拠として彼女が挙げるのは、ジョエル・ファインバーグの「開かれた未来への権利」である。これは、行為者の自律性を最も重視する立場から提案された考えであり、〈いまは自律性をもっていないがいずれは自律性をもつようになるはずの行為者〉、例えば幼児などに対して、いかに行為者としての自律性の尊重を実現するか、ということが発想の基本になっている。つまり、こうした人々に対しては、未来において行為者として最大限に自律的に振る舞う〈可能性〉が〈いま〉最大限に確保されるべきだ、ということである。この「開かれた未来への権利」から、遺伝学的な技術の使用によって自閉症児の出生を防止すべきだという議論が導かれるが、それは本文において以下のようにまとめられている。

(1)自分の子供の開かれた未来に対する権利を、親がそれと知りながら制限することは道徳的に許されない。
(2)自閉症は、子供の開かれた未来に対する権利を制限する。
(3)したがって、親がそれと知りながら自閉症の子供をもつことは道徳的に許されない。
(4)自閉症の子供をもつことを親が回避できるような遺伝学的技術が、いつか利用できるようになるかもしれない。
(5)したがって、そのような遺伝学的技術がいつか利用可能になったら、自閉症の子供をもつことを回避するために、親はそれを用いるべきである。（本書二三二頁）

まず、そうした出生を回避させうるような遺伝学的技術がいかなるものであるかは、まだ未来のことでもありその中身がはっきりしているわけではない。しかし、胎児からちょうど自閉症という病だけを消し去るような「完璧な遺伝子操作」が可能なら、自閉症が先天的な免疫不全などと同じ意味での病である限り、その技術を使用して自閉症の発現を阻止した方がよいだろう。その子にとって、病はない方が良いに決まっている。問題が生ずるとすれば、自閉症の発現阻止がその子の〈人格〉の内実を変化させてしまうという場合だ。例えば、親は、〈おっちょこちょいだが活発〉という性格と、〈反応が遅いけど熟考する〉という性格のいずれかを、遺伝子操作の技術を用いて選択すべきなのだろうか？　おそらく、その子の「開かれた未来への権利」だけを根拠にする限り、それは親の義務であるどころか、親に許された行為でもないだろう。しかし著者は、自閉症であることがその人の単なる病ではなく〈人格〉の一部を構成すると考えているにもかかわらず、子供が自閉症を背負って生まれてくることは回避すべきだと主張する。その根拠は、先の論証の前提(2)にあるように、自閉症がその子の開かれた未来に対する権利を決定的に制限すると考えるからである。

しかし、そうした「完璧な遺伝子操作」が近未来においても実現不可能であることを考えるなら、彼女の主張は、目下のところでは、自閉症と診断された胎児の堕胎を意味するのだろうか？　もちろん、それを背負って生まれてくるくらいならいっそ生まれてこない方が良い、と言わざるをえないような先天的障害が存在することを彼女は認める。ダウン症や無脳症や、本書にも名前が登場するハンチントン病はそれだろうか？　しかし、彼女は、自閉症はそのような類いの病ではない、と主張する（本書二〇三、二二四頁）。しかしながら、自閉症によって当事者や社会にどの程度の害悪が生ずると見積もるべきかに関しては、不変の客観的真理などはありえないだろう。すると、時代や環境によっては、自閉症胎児に対する堕胎の圧力は極端に高まるかもしれない。その場合、彼女はどう答えるのだろうか？　答えは個々の症例の程度や内容による、としか言えないのではないか。しかし、本書の戦略はその答えを許さないのである。

実は、われわれとの会話で示された彼女の見解では、「堕胎」に関する判断はそれぞれの関係者に委ねる、ということであった。本書で「堕胎問題」が表立って現れてこない理由の一つには、米国におけるこの問題の宗教的・政治的な複雑さが絡んでいるだろう。しかし、この問題に対する彼女の歯切れの悪さの根底には、彼女がとった戦略、つまり自閉症を〈心の理論〉の全壊によって定義し、実際の症状や病態の程度を考慮に入れない、というやり方が潜んでいるように思われる。したがって、明快な定義によって進む船は、本質的に程度問題である浅瀬では座礁せざるをえないのだ。

自閉症の完治を強要してはならない

彼女のもう一つの主張は、自閉症の「完治療法」が存在したとしても、それは成人の自閉症者に施すべきではない、ということだ。これは、出生前の遺伝学的技術の使用とはまったく逆の主張となっている。二つの主張は互いに整合的なのだろうか？

成人の自閉症者に「完治」を強要すべきでないという彼女の主張の根拠は、「自閉症的完全さ」の承認である。成人の自閉症者はすでに「他者なき世界」において一個の自律した人生を営んでいる。それが、人生の十全な豊かさ、つまり他者とともにある人生の豊かさから見たときにどれほど痛ましく、悲惨であるとしても、それは、彼らにとって唯一の「世界の生き方」なのである。そして、その限りで、〈心の理論〉なき人生もまた一つの完全な人生なのだ。

成人の自閉症者にとって「完治」とは、〈心の理論〉の完全な回復を意味する。それによって、彼は、以前とは別の〈人格〉に変貌せざるをえない。したがって、第一に、「自閉症者に『完治』を押しつけるのは、その人をその人自身における人格として認めていないことに等しい。なぜなら、完治とは、完全に治った方がその人はより良くなるだろうと仮定することに他ならないからだ」（本書二七八頁）。

第二に、成人の自閉症者が〈心の理論〉を回復することは、決して彼らの利益にはならない。なぜなら、「他者が突然に前より複雑になる社会に入ることは、その人にとって厄介の種になるかもしれない」し、彼らが取り組まねばならない困難は新たに出現する「他者の複雑さ」ばかりか、「自分自身の複雑さ」でもあるからだ（本書二六五頁）。結局、彼女によれば、人生の一般的な良さとずっと無縁であった彼らが、そうした良さの本質である「相互承認的関係の洪水を突然に歓迎するようになる」とは期待できない（本書二六七頁）。それゆえ、成人の自閉症者に「完治」を求めることは誤りだ。彼女はこう述べる。

非自閉症者の集団のメンバーが、もし以下のような選択肢を突きつけられたら、われわれはこれを、人格の自律性に対する恐ろしい侵害だと見なすだろう。それはこう言う。「あなたを根本的に変えましょう。信じて下さい。あなたは新しい人生を愛するようになるでしょう」。これによって、そ

の人の自律的個人としての完全性は損なわれるだろう。（本書二七八頁）

だが、読者は、いかに彼女が「自閉症的完全さ」とは自閉症を美化することではない（本書二七六頁）と警告するとしても、自閉症的世界観は根本的にはもう一つの人生の送り方、もう一つの認知のスタイルだと本気で主張するなら、なぜ胎児の段階での自閉症根絶をあんなにも強く主張するのだろうか、と訝しく思われるだろう。この二つの態度は、論理的に不整合とは言えないまでも、極めてバランスが悪い。結局、自閉症とは何であるのかが、見通しにくくなっている。

そもそも、成人の自閉症者一般という一括りにした形で「完治」の害を立証するのは無理である。「自律性」の度合いにしても、成人の自閉症者の間で千差万別だ。ましてや、〈心の理論〉の機能の「いびつさ」にしても各人各様であって、人によっては、「完治」こそ自分が実は望んでいたものだったのだ、と後で知るようになる場合もあるだろう。要するに、ここでも問題は、〈心の機能〉の全壊という自閉症の定義からの論理的帰結であるよりは、具体的で多様である個々の自閉症の程度と病態であるように思われる。そして、ここでもまた彼女は、自閉症の明快な定義と引き換えに、議論のリアリティを弱めてしまった、と言わざるをえないのである。

だが、こうした弱みを補って余りある議論の強力さを提示しているのが、何といっても本書の強みである。読者は、自閉症という特殊なテーマを舞台に展開される倫理的考察の鋭さと射程の長さに、人間とは否応なくどこまでも倫理的存在なのだ、ということを改めて痛感するに違いない。

2　打倒自閉症!?

金沢大学学校教育学類教授　大井学

社会的な問題としての自閉症

Defeat Autism Now!（自閉症を打倒せよ！）は、米国でよく知られた自閉症治癒をめざすプロジェクトであり、生物学的治療の可能性（ビタミン大量投与等）を追求してきた。オーティズム・スピークス（Autism Speaks）をはじめとするこれら米国の民間自閉症関連組織は、打倒、治癒（治療ではない）をスローガンに掲げる。日本にも考えを同じくする人はいるだろうが、組織だった動きは、あまり目にしない。

打倒の最終目標は自閉症をなくすことである。著者のバーンバウムも取り上げているように、実際、自閉症児の出生を減らす遺伝学的技術への期待がアメリカ社会では生まれている。過去一〇年ほどで、日本も含め、自閉症のバイオマーカー（生物学的指標）研究が急速に発展し、遺伝的な多型もしくは変異や、生後数か月での運動パタンや視線の動きの特徴、あるいは脳イメージング指標など、自閉症発現を予測する手がかりが次々と発見されている。

治療の面ではオキシトシン（Oxytocin）の可能性が世界的に注目を浴びている。東田の解説（第3節）が示すように、このホルモンの脳内放出が自閉症の一部の人で乏しいこと、それに固有の遺伝子多型が存在すること、オキシトシン投与が自閉症状を改善する場合があることが明らかにされている。

バイオマーカー利用の先にはｉＰＳ細胞を用いた再生医療や遺伝子治療が目指されるだろう。自閉症の人の細胞核をマウスの細胞に植え付ける研究がすでに始まっている。こうして、社会は自閉症発現を予防する、あるいは自閉症を治癒（完治）させる技術を手にしつつある。自閉症問題は当事者とその家族の苦難との格闘の範囲を大きく超え、社会の対応の問題へと展開している。

社会的な議論が必要となっている別の背景は自閉症発現率の急増である。三〇年前は〇・〇四〜五％程度だとされていたものが、二〇年前には〇・一％、二〇〇〇年代では一％台前半の報告が各国で相次ぎ、二％を超えるとする報告さえある。増加には診断技術向上、生物的または社会的環境要因（たとえば最近では妊娠終期における高速道路周辺への居住）などの寄与が指摘されているが、実情はよく分かっていない。

かつて自閉症は、主に知的障害を伴う重い発達障害と見られ、知的遅れのないケースは例外的だった。いまは逆になった。知的に遅れがない自閉症者の大多数は、発達の早い時期には気付かれにくく、就学前後から中高年期に至るライフコースのどこかで、周囲とのコミュニケーションの失敗を契機に不適応を起こしたのちに診断される場合が多い。集団不適応、不登園・校、就職活動失敗、失職、ニートやひきこもりなど、現代日本社会の問題群の背景の一つに自閉症がある。うつ病など精神疾患も高い割合で併発する。彼らの多くは社会との葛藤を抱えながらも、自らの行動を修正して社会に紛れて生きているが、常に不適応の危険と隣同士のアトリスク（at risk）状態にある。たとえば、ネット上では、アスペルガーの社員を採用して困惑した上司や同僚が悩みを吐き出す。中には、会社に採用する前にアスペルガーを見抜く方法はないか、という露骨な排斥のスレッドまで載っている。

専門家たちはリスクの早期発見によって不適応や精神疾患発症を予防する必要を強く主張している。アトリスク状態にある人を積極的に早期発見し治療することは、しかし、自閉症ならではの才能の芽を摘み取り、その人らしい社会適応を否定することにもなりかねない。自閉症をこの世からなくすことは、自閉症らしさをこの世から消し去ることでもある。たとえば、二〇〇二年にノーベル経済学賞をうけたヴァーノン・ロマックス・スミス（Vernon Romax Smith）は、二〇〇五年に自らがアスペルガー症候群であると公表した。スミスは他者から孤立して一つのものにこだわる自分の性質が学問的成果となったとインタビューに答えている。自閉症をなくすとこうした人材を失うおそれがある。実際、自分らしさを守るために治癒を拒否する自閉症者が存在する。著名な人物は本書にも登場するテンプル・グランディンである。彼女は自閉症者にしばしばみられる感覚の鋭さを生かして、動物管理学の教授として、また北米の大半の牛屠畜場を設計した企業経営者として成功している。自閉症を治癒（打倒）するか否か明快に答えるのは難しい。

早期発見と根本治療はバイオマーカーの特定に基づく生物医学的な方法による。自閉症に限らず、精神疾患バイオマーカーに対する研究者の関心は、この一〇年余りで急激に高まっている一方、バイオマーカーの社会実装に伴う倫理・法・社会的な問題についての検討はほとんど行われていない(Singh & Rose 2009)。とくに子供においては、自閉症バイオマーカー情報が、親や教師や保健師といった、子供をめぐる多様な関与者の信念、実践、意思決定をどのように再編成するかについて、いまだ十分に研究されていない。自閉症遺伝子を出生前診断してよいかと問われれば人々は著しく困惑するだろう。自閉症バイオマーカーが倫理的にも実際的な面でも使用可能な状況になる前に、多様な関係者を巻き込んだ領域横断的な研究と議論が行われるべきである。

治癒への努力と当事者の選択

本書刊行のきっかけは、監訳者らが加わる金沢大学の研究チームによるプロジェクト「自閉症に優しい社会：共生と治療の調和の模索」(二〇〇九〜二〇一二、研究代表・大井学)が、科学技術振興機構／社会技術開発研究センター(JST／RISTEX)の「科学技術と人間」領域(総括・村上陽一郎)に採択されたことにある。採択は、バーンバウムによって本書が刊行された半年余り後であった。上記プロジェクトの研究開発にとって彼女の本は示唆に富むもので、早速、邦訳許可を得て、プロジェクトの節目には彼女を招待し国際シンポジウムをもった。

このプロジェクトは、金沢大学で展開中の自閉症脳科学の二つの課題、すなわちオキシトシン脳内放出関連遺伝子多型及びこのホルモンの自閉症への投与研究、それと脳磁計・近赤外光分光法統合機器による自閉症早期発見技術開発を受けて行われた。これらの成果の社会実装の是非や、自閉症バイオマーカーを前にした社会の在り方について、多様な関与者による議論と合意形成を、六〇回を超えるサイエンスカフェ、あるいは、時間をかけた熟議によって追求した。

バーンバウムは、社会が自閉症問題にどう対応するかの議論の土台である道徳律に焦点を当てて緻密に検討している。自閉症者と非自閉症者が同じ道徳共同体をシェアすることは、彼女によれば根本的に難しい。確かに、自らの道徳心に不安を覚える自閉症成人は珍しくない。社会に適応するために彼らは多数派の道徳律に従うものの、実は、その意味がよく分からないという。道徳に反するとされることについての彼らの本心を正直に表明すれば周囲の反感を買うから隠している人もいる。バーンバウムによると、自閉症者と非自閉症者が同じ道徳共同体を構成することは、心の理論の欠陥により不可能であり、さらに、同じ理由で自閉症者同士が価値観や信念、利害を共有する、相互承認的な自閉症共同体は存在しない。

この点について、自閉症成人のスモールグループが十数年維持されている経過に立ち会ってきた筆者は異論がある。彼らは職場で苦戦する仲間を気遣って助言を与え、また、きわめて多様な互いの好みや趣味に応じ、催しに不公平のないように配慮し合う。仲間で訪れるレストランの選択にも、味覚過敏の人への配慮を見せる。自閉症は非自閉症の目で見ると自己意識や心の理論や同情を持たないように映るかもしれないが、彼らに固有の視点から見るとこれらが存在するとする研究報告が最近いくつか出されている。

自閉症は当事者と家族に苦難を与え、同級生・同僚・上司を困惑させる。治癒の可能性を目指す努力は筆者も必要と思う。ドナ・ウィリアムズのように自閉症のために人生を奪われる苦しみを味わっている人も少なくないからである。完治を望むか否か当事者の選択の幅が広がることは望ましい。

ただ、筆者はその努力は、より広い文化社会歴史的視野から行われるべきだと考えている。フリス（Frith 1991）が挙げている日本の高齢女性の例は明らかに自閉的だが、それは彼女が伝統的農村生活を生きる妨げとはなっていない。筆者は時折、途上国からの留学生家族に自閉的な幼児を見出す（日本の保育士が心配して相談をすすめる）が、その両親たちは子供が自閉的であることをあまり気にしていない。日本人の親とかなり異なる。先進国では自閉症の急増が報告される。途上国からの発現率報告がないので即断はできないが、先進国固有の現象かもしれない。憶測をたくましくすれば、自閉症発現率急上昇の過去三〇年に、冷戦崩壊後のグローバル化による社会経済的大変動が二重写しになる。それが母体や養育環境、対人関係のストレスを高め、扁桃体や海馬の不調をもたらす、という筋書きは荒唐無稽ではすませない。実際、都市生活は農村よりも母体のコルチゾル（ストレスに反応して放出されるホルモン）を増やし胎児の扁桃体と海馬の体積に影響している。そして自閉症成人の扁桃体は定型発達者より小さい。国際自閉症学会（IMFAR 2011）で英国のホウリン（Howlin, P）が四〇年余の追跡の結果、知的に正常な自閉症者の適応が最近低下していることを報告した。彼女は招待講演の最後を autism-friendly society, inclusion or exclusion?（自閉症に友好的な社会、インクルージョンかエクスクルージョンか?）ということばで締めくくった。自閉症の個人の治療とは別に社会の在り方も見直される意味が大きいだろう。

Defeat Autism Now?

Frith, U. 1991. *Autism and Asperger Syndrome*, Cambridge University Press.『自閉症とアスペルガー症候群』冨田真紀訳、一九九六、東京書籍

Singh, I. and N. Rose. 2009. "Biomarkers in psychiatry," *Nature* 460(9): 202–7.

3　病気としての自閉症の研究と治療にむけて

金沢大学子どものこころの発達研究センター特任教授　東田陽博

翻訳の経緯

二〇〇四年七月に、「発達・学習・記憶と障害の革新脳科学の創成」という金沢大学の研究が、文部科学省の事業である二一世紀ＣＯＥ（Center of excellence）に採択され、一〇月から私をチームリーダーとしてその研究・教育活動がはじまった。私は、二〇〇三年に短期記憶のメカニズムに関して一五年余に及ぶ研究をとりまとめ *Nature Neuroscience* に発表していたこともあり、当初は高齢者社会の到来にあわせて、「認知症」の研究を中心に据えるつもりであった。しかし、文理融合という金沢大学の特徴を生かすこともＣＯＥ研究の一つの目的にしていたことから、当時、医学的研究がほとんどなく、治療法はおろか、原因についてはっきりしたことが分からない未知の領域「自閉症」を研究の中心にすることに舵をきった。そうすると、医学系研究者は、自閉症の教育学的な側面や社会の中での課題（文系的課題）を知った上で、生物学的自閉症の解明に着手せねばならなくなったし、また、心理や教育関係者は、医学的自閉症理解を咀嚼しなければならなくなった。加えて、自閉症の社会学や、倫理学的理解や興味も新しい魅力ある分野であることが見えてきた。約二〇〜三〇人の、いままで同じテーブルで議論をしたことのないような学問背景を持つ人たちと、金沢大学内で自閉症について議論をするようになった。

そのような中で、本書を何かの書評で見いだし、購入して哲学者たちに手渡したら、たちまち興味を持ってもらえた。ただ単に翻訳するのみならず、書かれている内容の確認や議論をし、その討論内容をバーンバウムさんと共同の論文にするというような、発展的な協働作業がなされたと聞く。

当初は私も共同監訳者として翻訳作業に参加することを予定していたのではあったが、哲学的な言葉の定義や使い方が十分理解できないこと、書かれている奥に何があるかが確実には見通せないこと、ここでの内容をその次の発展へ導けないことなどを悟り、監訳の任からは下ろしていただいた。ここに、本訳書が完成され、出版され、多くの日本の読者にインパクトを与えられるようになったことを喜びたい。自閉症についての理解と社会的な論議が、本書を一つのよりどころとして進むことを期待している。

本節では、本書の立場とは異なるであろう、自閉症を病気として医学研究を行っている者からの視点で、本書のテーマの一部でもある自閉症の医学的理解や治療の可能性について、述べてみることにしたい。

自閉症の医学的理解

人と人とが出会った時、相手を認識し覚えているから、次に出会った時に初対面とは違う態度が取れる。この記憶のおかげで、相手とどのように接し、また、相手との関係の中で自分がどのように振る舞えばよいかを身につけ、〝社会の中でふつう〟に生活できるようになる。このことに生理学的に関与しているのが、オキシトシンというホルモンである。

二〇年ほど前から、平原ハタネズミが同じ巣の中で相手と一緒に過ごし、父親が仔育てもする一夫一婦制という家族を形成する点に注目し、イリノイ大学のスー・カーター（Sue Carter）らが、それをヒト社会型のモデル動物として研究を進めてきた。平原ハタネズミは側坐核等に発現しているバゾプレシン受容体数が多いことが知られるようになった。バゾプレシンやオキシトシンはホルモンで、進化的に保存されていて、類似物質は無脊椎動物にも存在する。オキシトシンはほ乳類の子宮や乳腺に作用し、出産授乳に必要なホルモンであるとする生理学的な概念は、むしろ、これらの分子の新しい機能で、本来は、食欲・生殖を含めた群れ社会などの社会性行動に関与するらしい。

二匹あるいはそれ以上の動物による〝社会性〟、例えば上下関係の認識については、「観察だけで習得（学習）し無駄な争いを避ける能力」を魚や鳥が獲得している。一方、個体の社会性識別や記憶については、マウスなどを使い、メスが「知り合いのオス」と「初めて出会うオス」のどちらに長く寄り添うかや、オスが侵入してきたメスに対して行う調査の時間長などで相手の認識記憶を行動学的に観察することができる。メスでは、子育て行動の、子を腹に抱えて体温を保つこと、授乳、尾部をなめてきれいにすること、子が巣から離れた場合に子どもを元の巣に運ぶ行動（retrieval）などの養育行動から、ペア間や親子間での養育・愛着が調査される。こうした行動は、扁桃体や視床下部を中心とする「社会脳」、あるいは「両親脳」とよばれる脳領域の支配による。

オキシトシン産生神経細胞からオキシトシンがホルモンとして作用するために血中へ放出される時は、生理学上の一つの法則（細胞内のカルシウムイオン濃度の上昇）に従って分泌される。しかし、脳内への神経伝達物質としての分泌には細胞体の神経興奮は必ずしも必要ではない特殊な分泌であり、長年生理学上のミステリーであった。二〇〇七年、金沢大学のCOE研究が進む中で、我々は、脳内分泌には、CD38が関与するオキシトシンの特異的分泌機構があることを発見し、この謎を解いた。この脳内へのオキシトシン放出が、「社会脳」あるいは「両親脳」とよばれる脳領域の機能に必須であることを示したのである。

オキシトシンの投与により、人は信頼を増すという衝撃的な結果が二〇〇五年に出された。スイス工科大学の健康な男子学生二〇〇人弱を点鼻薬の形状を持つオキシトシン投与群と偽薬投与群に分け、ゲームの理論に基づいた神経経済学的実験を行った。そのゲームで、お金を持つ投資家と、お金を運用する立場の信託者に分け（4群）、それぞれ異なる利殖率による返金を受けるゲームを行った。オキシトシン投与群では相手への信頼・信用が増し、全額に近いお金を運用に預ける結果を得た。ヒトで不安や恐怖に関与すると考えられる脳部位で、オキシトシンは〝先（将来）に対する不安や恐怖〟を増加させない効果があり、信頼に基づいて行われる社会行動（政治や経済活動）の基盤にオキシトシンが重要な役割を果たしていることがヒトで最初に証明された。

CD38の欠損マウスは、野生型（ふつう）マウスと異なり、社会性認識障害行動を生じる。このことから、我々はCD38遺伝子が、社会性障害が主症状である自閉症と何らかの関連をもつだろうと推論した。実際、CD38遺伝子の多型と自閉症が相関していた。また、自閉症患者さんの中には血中オキシトシン濃度が低い人が多数いた。これらの事から、オキシトシンを補充すると、社会性症状が改善するのではないかと考えられた。

オキシトシンを経鼻的に摂取した二三歳の自閉症の男性は、顔を見つめる、時に笑顔を浮かべる、

「はい」「いいえ」で答える簡単な内容の質問に正答するなどの、摂取前には行えなかった、人との交わりが可能になった。

一六歳の高機能自閉症の女子は自傷行為を含む攻撃性が強く、他者の心理状態をあまり理解しない傾向があり、精神が安定せずに感情を爆発させた。点鼻オキシトシンを試みると、①自分の部屋に閉じこもる時間が短くなる、②挨拶するようになる、③会話するようになる、④友人のことに同情を示すようになる、⑤家族が彼女の世話をすることに感謝を述べる、⑥家族の言葉に反抗しない、⑦かんしゃくがなくなる、⑧自傷行為が少なくなる、⑨彼女がオキシトシンを使っていることを知らない学校の先生が、感情の爆発や自傷行為が減り、日々会話が増え、他人との間で嬉しそうな顔をする事が増えたことに驚く、などの変化が観察された。

一方、副作用としては、目立ったもの（過敏、むかつき、嘔吐）は観察されなかった。月経周期は正常に保たれ、乳汁分泌は無い。血球数正常。腎、肝機能正常。脳ＭＲＩでも異常な変化はなかった。こうしたことから、今後、科学的な臨床研究により、オキシトシンが自閉症スペクトラム障害に有効か否かを確定する必要が高くなってきた。

オキシトシン、オキシトシン受容体やオキシトシン分泌に関与するＣＤ38遺伝子を欠損するマウスには、社会性認識や記憶の障害がある。人と人とが交わるためには、脳の中でオキシトシンが機能する必要がある。オキシトシンは信頼の上に成り立つ人間の社会活動（経済、政治、社会、家庭）の生物学的基盤である。しかも、オキシトシンの連続投与によって自閉症者の社会性行動にある種の改善がみられた。一連の神経内分泌学的研究からこのような結論が得られたことで、自閉症の理解を進展させ、治療への展望を切り開く希望が出て来たと言うことができるだろう。

Higashida H, Yokoyama S, Huang JJ, Liu L, Ma WJ, Akther S, Higashida C, Kikuchi M, Minabe Y, Munesue T. 2012. "Social memory, amnesia, and autism: brain oxytocin secretion is regulated by NAD^+ metabolites and single nucleotide polymorphisms of CD38," *Neurochemistry International* 61 (6): 828–38.

4　おわりに

柴田正良（監訳者を代表して）

この度の翻訳出版に当たっては、バーンバウム先生に特別に「日本語版序文」を書いて頂いた。そこには、思いもかけず、自閉症である弟さんのエピソードが綴られていた。私には、心に沁みる話であった。このような体験が彼女にあったからこそ、むしろ本書の議論は、かくも極端な戦略のもとに抽象的な水準で進められねばならなかったのかもしれない。

この「序文」にも登場する二名の金沢大学の若き研究者、永田伸吾さん（現在は熊本大学研究コーディネーター）と相川隆行さんは、彼女との縁でケント州立大学に留学する機会を得た。今回、彼女への感謝の意を表したいということで、その「序文」の翻訳を申し出られた。お二人に翻訳をお願いした次第である。また相川さんには、索引の整理と該当箇所のチェックもして頂いた。感謝申し上げたい。

本邦訳の役割分担については第1節に述べた通りであるが、重松さんにはあまり馴染みのない議論や用語でご苦労をおかけした箇所が多々あり、いささか申し訳なく思うと同時に、訳文のこなれた仕上げには深く感謝申し上げたい。ただ、監訳の段階でバーンバウム先生と本の内容に関するやり取りを何度か重ね、訳文の変更や相当な意訳もいくつか行ったので、むしろこの最後の監訳過程で思わぬ誤解や間違いが発生したかもしれない。その意味で、本翻訳に関する最終的な責任はすべて監訳者にある。大方の叱正を待つばかりである。

なお、本書における引用文献のうち、すでに邦訳のあるものに関しては大方それに従ったが、こちらで訳を変更したものもある。最後に、引用させて頂いた邦訳者の方に、この場を借りて感謝の意を表したい。

訳者あとがき——バーンバウム先生との出会い

金沢大学の大井学先生からお電話をいただいたのはいつだったろうか？　その日からバーンバウム先生の『自閉症の倫理学』の翻訳作業が始まった。自閉症については教育的、福祉的、医学的観点からの通訳、翻訳業務にはかなり関わっていたし、かなりの数の研究者や当事者にも会って話を聴いていたので、ある程度、内容の想定はできていたつもりであった。ところがこの本を開いたとたんに、足下から砂地獄の中に引きずり込まれるような思いに駆られた。哲学的観点から自閉症を語るということはこういうことなのか。多くの哲学研究者の論点に反駁していくというスタイルのアプローチは新鮮でもあり、脅威でもあった。ただただ、そこに名前の挙がっている一部の人たちと通訳として直接話したことがある、というつながりにしがみつくように訳していったと言っても過言ではない。

その時はまだバーンバウム先生にお会いしていなかった。一体どんな人がこの本を書いたのだろう。想像もつかなかった。自閉症のコミュニティの議論は新鮮でもあったが、成人自閉症者の人たちとの会話を思い出すと、当然の論点でもあった。自閉症者の unusual な行動は、非自閉症者から見て unusual なだけで、自閉症者からすれば非自閉症者の行動こそが unusual なのだ。では何をもって usual と unusual を定義するのか？　多数決の理論であろう。非自閉症者（一部の人は定型発達者と言う）が多ければ自閉症者の行動が unusual になり、人数が逆転すれば非自閉症者の行動こそが unusual と称される。コミュニティについても同じことが言えるのではないか。翻訳を通じて偉大なるメンタルチャレンジを受けた気がした。

そんな中で初めてバーンバウム先生にお会いした。一回目の出会いでは先生の話を通訳した、ほんの短い時間のおつきあいであった。哲学を論じる人という硬いイメージではなく、お会いしてみると本当にすてきな女性であったのだが、その時点では、魅力的すぎて遠い存在であることは変わらなかった。哲学的な講演の内容と（それは翻訳する以上に、通訳するのが手強い作業であったが）、凛としたその姿に私自身が気後れしてしまっていたかもしれない。

翻訳作業を進めて行くうちに、自閉症を治癒すべきか否かという大きな問題が提示されてくる。この点については私には確固たる思いがあった。自閉症者をありのまま受け入れることの重要性である。決して自閉症者の特性を伸ばさないということではない。全ての人はまずその人のありのままを受け入れた上で、その能力を最大限に引き伸ばすことが重要だと私自身が信じてやまないからである。ありのままを受け入れないということは、その人を否定する事につながる。いったいこの点で哲学者としてのバーンバウム先生の意見はどうなのであろうかと少しドキドキしながら読み進んで行った。もし先生の意見が私の意見と違っていたら冷静に翻訳できたろうか？　翻訳者、通訳者としてはもちろん冷静に訳すべきではあるが、こと自閉症に関しては自閉症者やその支援者との付き合いの深まりのゆえに、ひょっとしたら冷静に読み進めることができないかもしれないと不安であった。先生の意見と自分の意見が違っていないことを発見して、ほっとしたと同時に先生の存在が身近になった。

翻訳が終わった後、先生が再度金沢で講演された。二度目にお会いした時は以前よりずっと距離が縮まった気がした。翻訳し終えて、先生の考えがはっきり理解できたからなのか、それとも先生と過ごす時間が少し長くなったからなのか、理由はわからない。おそらくフリータイムの先生と接したことで、学者の帽子をかぶっていない先生の一面を見たからかもしれない。ちょうどそのときホスピスボランティアをしている私の友人が別の講演を聴くために金沢にいた事もあって、講演の翌日は女四人の女子会となった。金沢の町並みを歩き、陶器のお店を覗き、そして石川県政記念しいの木迎賓館でランチをしながらのガールズトークを通じてまた生活者としての先生に触れることができた。いま『自閉症の倫理学』を再度読み返してみると、この本がさらに身近になっていることに気づいた。

重松加代子

著者略歴

デボラ・R・バーンバウム（Deborah R. Barnbaum）

1967年生まれ。1990年にカリフォルニア大学ロサンゼルス校を卒業後、マサチューセッツ大学で1993年に修士号、1996年に博士号を取得。現在、オハイオ州のケント州立大学教授。専門は哲学、倫理学、生命倫理、研究倫理など。著書に *The Ethics of Autism: Among Them but Not of Them*, Indiana University Press, 2008（邦訳本書）、共著に Deborah R. Barnbaum and Michael Byron, *Research Ethics: Text and Readings*, Prentice Hall, 2001がある他、"Supererogation and Clinical Research," *Medicine, Healthcare, and Philosophy*, 11 (2008) など論文多数。

監訳者略歴

柴田正良（しばた　まさよし）

1953年生まれ。1982年、名古屋大学大学院博士課程単位取得満期退学。金沢大学人文学類教授。主著に『ロボットの心——7つの哲学物語』（講談社現代新書）。

大井　学（おおい　まなぶ）

1952年生まれ。1977年、京都大学大学院博士課程中途退学。博士（教育学）。金沢大学学校教育学類教授。共編著に『子どもと話す——心が出会うINREALの会話支援』（ナカニシヤ出版）ほか。

訳者略歴

重松加代子（しげまつ　かよこ）

1951年生まれ。1975年、神戸女学院大学卒業。同時通訳者。バーンバウム、ギルバーグ、ショプラーなどの自閉症研究者やグランディンなど自閉症者の通訳を多数行っている。

解説分担執筆

東田陽博（ひがしだ　はるひろ）

1947年生まれ。1975年、名古屋大学大学院博士課程修了（医学博士）。金沢大学医学部教授を経て、同大学子どものこころの発達研究センター特任教授。専門は神経化学（マウスの社会性行動とオキシトシン分泌機構、自閉症の原因と治療の研究）。平成24年度文部科学大臣表彰・科学技術賞（研究部門）受賞。

人名索引

ア 行

アズヘッド Adshead, Gwen 154
アッシュ Asch, Adrienne 222–3, 237
アンドリューズ Andrews, Kristen 74–5
アンドリューズとラデノヴィッチ Andrews, Kristen, and Ljiljana Radenovic 75
ヴィーチ Veatch, Robert M. 9–10, 96–7
　代理意思決定 117–8
人の幸せ 117–20, 259, 266, 274, 277
ウィリアムズ Williams, Donna 194–6
ウォレン Warren, Mary Anne 9, 98–106, 111–2
エレヴェレス Erevelles, Nirmala 210, 283(9)
オローランとタガード O'Loughlin, Claire, and Paul Thagard 35

カ 行

ガーフィールド Garfield, Jay 179–80
ガーフィールドら Garfield, Jay, et al. 30–1, 82, 84, 284(12), 285(16)
ガーランド Gerland, Gunilla 144–6
カナー Kanner, Leo 25, 26
カマワル Kamawar, Deepthi 35
カント Kant, Immanuel
　同情 169–71
　道徳的自律性 174
　道徳理論 11, 13, 167–77, 287(1)
　被験者としての人間の研究参加に対する賛成論 249–50
キテイ Kittay, Eva Feder 96, 121, 232
キング King, Lisa 279
グライス Grice, Paul 62, 64–9
グランディン Grandin, Temple 186, 240–1, 280
グラントら Grant, Cathy M. et al. 148–50
グリーン Green, Ronald M. 224–5
グリュアーとペイジン Glüer, Kathrin, and Peter Pagin
　共感と言語使用 157
　グライスの意味理論に対する自閉症者を反例とした反論 66–9
　言語共同体 214–5, 253
　言語規約 69
　誤信念（誤った信念） 30
　自閉症の原因 39
　デイヴィドソンの言語理論 73–4
ケネット Kennet, Jeanette 10
　カントの道徳説 167–72
　共感と自閉症 154–62, 288(4)
　自閉症とサイコパシーを区別すること 87–8
　ヒュームの道徳説 152–4, 162, 165–

7
ケラー　Keller, Helen　6, 281(2)
ゲラン　Gerrans, Phillip　80, 82–5
ゴールドマン　Goldman, Alvin　49, 116, 159, 283(6), 289(9)
ゴプニクら　Gopnik, Alison　83–4, 160
コルサートとラングドン　Coltheart, Max, and Robyn Langdon　85

サ　行

シャンカー　Shanker, Stuart　40, 284(11)
シューメイカー　Shoemaker, David　130–4
ショウリッチ　Scheurich, Neil　156
シンクレア　Sinclair, Jim　18–20, 285(15)
スキャンロン　Scanlon, Thomas　9–10, 112–9, 266–7, 274, 277
　友情　115–6
スコルとレスリー　Scholl, Brian J., and Alan M. Leslie　81–2, 285(17)
スタンヘリニ　Stanghellini, Giovanni　289(8)
ステューバー　Stueber, Karsten R.　159–60, 166–7
ストローソン　Strawson P. F.　126–8
スナイダー　Snyder, Alan W.　34

タ　行

タガーフルスバーグとジョセフ　Tager-Flusberg, Helen, and Robert M. Joseph　285(12)
ダンシー　Dancy, Jonathan　178–9
デイヴィドソン　Davidson, Donald
　寛大の原理　71
　誤信念（誤った信念）　71–2
　根元的解釈　70
デ・ヴィリエール　de Villiers, Jill　30–1, 284(12)
デネット　Denette, Daniel　4
トマス　Thomas, Jack　275

ナ　行

ニコルズとスティッチ　Nichols, Shaun, and Stephen Stich　36, 47–8, 56–7, 59–60
ヌスバウム　Nussbaum, Martha　9, 151
　アスペルガー症候群　291(5)
　共感　110–1
　社会契約説　173
　人間の善　110–2, 266, 274, 277
　人間の能力　106–12, 189, 286(4)
　「人間」を定義すること　95–6

ハ　行

バーカー　Barker, John A.
　シミュレーション説　44–6, 283(8)
　素朴心理学の持つ危険性　43
パーディ　Purdy, Laura　223–5
パーナーとラング　Perner, Josef, and Birgit Lang　55
パーナス　Parnas, Josef　215
パーフィット　Parfit, Derek　9–10, 112–3, 266–7, 274, 277
　客観的善　118, 120
ハッペ　Happé, Francesa　37–8, 279
バロン＝コーエン　Baron-Cohen, Simon
　心の理論のモジュール性　81
　誤信念課題　282(3)
　システム化／共感化説　33, 231
　自閉症において普遍的と思われる心の理論の欠陥　26

マ　行

ラ　行

事項索引

サ　行

ラ 行

参考文献

Adshead, Gwen. 1999. Psychopaths and Other-Regarding Beliefs. *Philosophy, Psychiatry, & Psychology* 6(1): 41–44.

Ainslie, Donald C. 2002. Bioethics and the Problem of Pluralism. In *Bioethics*, ed. Ellen Frankel Paul, Fred D. Miller Jr., and Jeffrey Paul, 1–28. New York: Cambridge University Press.

American Academy of Pediatrics Committee of Children with Disabilities. 1998. Auditory Integration Training and Facilitated Communication for Autism. *Pediatrics* 102(2): 431–433.

American Psychiatric Association. 1994. *Diagnostic and Statistical Manual of Mental Disorders*, 4th ed. Washington, D.C.: American Psychiatric Association. アメリカ精神医学会『DSM－IV精神疾患の診断・統計マニュアル』高橋三郎（訳），医学書院，1996.

Andrews, Kristin. 2002. Interpreting Autism: A Critique of Davidson on Thought and Language. *Philosophical Psychology* 15(3): 317–332.

Andrews, Kristin, and Ljiljana Radenovic. 2006. Speaking without Interpreting: A Reply to Bouma on Autism and Davidsonian Interpretation. *Philosophical Psychology* 19(5): 663–678.

Appelbaum, Paul S., Loren H. Roth, Charles W. Lidz, et al. 1987. False Hopes and Best Data: Consent to Research and the Therapeutic Misconception. *Hastings Center Report* 17(2): 20–24.

Aristotle. 1955. *The Ethics of Aristotle: The Nicomachean Ethics*. Trans. J. A. K. Thomson. Middlesex: Penguin Books. アリストテレス『ニコマコス倫理学（上）（下）』高田三郎（訳），岩波文庫，1971.

Asch, Adrienne. 1995. Genetics and Employment: More Disability Dis-

crimination. In *The Human Genome Project and the Future of Health Care,* ed. Thomas H. Murray, Mark A. Rothstein, and Robert F. Murray Jr., 158–172. Bloomington: Indiana University Press.

——. 2000. Why I Haven't Changed My Mind about Prenatal Diagnosis: Reflections and Refinements. In *Prenatal Testing and Disability Rights*, ed. Erik Parens and Adrienne Asch, 234–258. Washington, D.C.: Georgetown University Press.

——. 2003. Prenatal Diagnosis and Selective Abortion: A Challenge to Practice and Policy. In *Ethical Issues in Modern Medicine*, 6th ed., ed. Bonnie Steinbock, John D. Arras, and Alex John London, 523–533. New York: McGraw-Hill.

Aune, Bruce. 1979. *Kant's Theory of Morals*. Princeton, N.J.: Princeton University Press.

Autism Genome Project Consortium. 2007. Mapping Autism Risk Loci Using Genetic Linkage and Chromosomal Rearrangements. *Nature Genetics* 39(3): 319–328, corrigendum 39(10): 1285.

Barker, John A. 1997. Review of Mindblindness: An Essay on Autism and Theory of Mind, by Simon Baron-Cohen. *Philosophical Psychology* 10(2): 256–257.

——. 2002. Computer Modeling and the Fate of Folk Psychology. *Metaphilosophy* 33(1&2): 30–48.

Barnbaum, Deborah R. 2001. Response to Gina Kolata's "Fertility Expert Approves Couples Choosing the Sex of Their Embryos." *BIO Quarterly* 11(4): 3.

Barnbaum, Deborah R., and Michael Byron, eds. 2001. *Research Ethics: Text and Readings*. Upper Saddle River, N.J.: Prentice Hall.

Baron-Cohen, Simon. 1995. *Mindblindness: An Essay on Autism and Theory of Mind*. Cambridge, Mass.: MIT Press. サイモン・バロン＝コーエン『自閉症とマインド・ブラインドネス』長野敬・今野義孝・長畑正道（訳），青土社，2002.

——. 1999. Can Studies of Autism Teach Us about Consciousness of the Physical and the Mental? *Philosophical Explorations* 2(3): 175–188.

——. 2000a. Autism: Deficits in Folk Psychology Exist Alongside Superiority in Folk Physics. In *Understanding Other Minds: Perspectives from Developmental Cognitive Neuroscience*, 2nd ed., ed. Simon Baron-Cohen, Helen Tager-Flusberg, and Donald J. Cohen, 74–82. New York: Oxford University Press.

——. 2000b. Theory of Mind and Autism: A Fifteen Year Review. In *Understanding Other Minds: Perspectives from Developmental Cognitive Neuroscience*, 2nd ed., ed. Simon Baron-Cohen, Helen Tager-Flusberg, and Donald J. Cohen, 3–20. New York: Oxford University Press.

——. 2003. *The Essential Difference: The Truth about the Male & Female Brain*. New York: Basic Books.

Baron-Cohen, Simon, and Patrick Bolton. 1993. *Autism: The Facts*. New York: Oxford University Press. S・バロン＝コーエン，P・ボルトン『自閉症入門――親のためのガイドブック』久保紘章・内山登紀夫・古野晋一郎（訳），中央法規出版，1997.

Bazelon, Emily. 2007. What Autistic Girls Are Made Of. *New York Times Magazine*, August 5.

Beals, Katharine P. 2003. The Ethics of Autism: What's Wrong with the Dominant Paradigms and How to Fix Them. *Mental Retardation and Developmental Disabilities Research Reviews* 9: 32–39.

Beauchamp, Tom L., and James F. Childress. 2001. *Principles of Biomedical Ethics*, 5th ed. New York: Oxford University Press. トム・L・ビーチャム，ジェイムズ・F・チルドレス『生命医学倫理』立木教夫・足立智孝（訳），麗澤大学出版会，2009.

Benn, Piers. 1999. Freedom, Resentment, and the Psychopath. *Philosophy, Psychiatry, & Psychology* 6(1): 29–39.

Bernier, Paul. 2002. From Simulation to Theory. In *Simulation and Knowledge of Action*, ed. Jérôme Dokic and Joëlle Proust, 33–48. Philadelphia: John Benjamins.

Billstedt, Eva, Carina Gillberg, and Christopher Gillberg. 2005. Autism after Adolescence: Population-Based 13-to 22-Year Follow-Up Study of 120 Individuals with Autism Diagnosed in Childhood. *Journal of Autism and Developmental Disorders* 35(3): 351–

360.
Blair, R. James R. 1996. Brief Report: Morality in the Autistic Child. *Journal of Autism and Developmental Disorders* 26(5): 571–579.
Blum, Lawrence A. 1991. Moral Perception and Particularity. *Ethics* 101(4): 701–725.
Botz-Bornstein, Thorsten. 2004. Virtual Reality and Dreams: Towards the Autistic Condition? *Philosophy in the Contemporary World* 11(2): 1–10.
Bouma, Hanni K. 2006a. High-Functioning Autistic Speakers as Davidsonian Interpreters: A Reply to Andrews and Radenovic. *Philosophical Psychology* 19(5): 679–690.
——. 2006b. Radical Interpretation and High-Functioning Autistic Speakers: A Defense of Davidson on Thought and Language. *Philosophical Psychology* 19(5): 639–662.
Brentano, Franz C. 1973. *Psychology from an Empirical Standpoint*. Ed. Oskar Kraus, trans. Antos Rancurello, Dailey Burnham Terrell, and Linda L. McAlister. New York: Humanities Press.
Brandt, Richard B. 1992. *Morality, Utilitarianism, and Rights*. New York: Cambridge University Press.
Brown, Barry F. 2006. Proxy Consent for Research on the Incompetent Elderly. In *Biomedical Ethics*, 6th ed., ed. Thomas A. Mappes and David DeGrazia, 240–247. New York: McGraw-Hill.
Buber, Martin. 2002. *The Martin Buber Reader: Essential Writings*. Ed. Asher D. Biemann. New York: Palgrave Macmillan.
Buchanan, Allen E. 1996. Choosing Who Will Be Disabled: Genetic Intervention and the Morality of Inclusion. *Social Philosophy and Policy* 13: 18–46.
Buchanan, Allen E., and Dan W. Brock. 1990. *Deciding for Others: The Ethics of Surrogate Decision Making*. New York: Cambridge University Press.
Buchanan, Allen E., Dan W. Brock, Norman Daniels, and Daniel Wikler. 2000. *From Chance to Choice: Genetics & Justice*. New York: Cambridge University Press.
Campbell, Daniel B., James S. Sutcliffe, Philip J. Ebert, et al. 2006. A

Genetic Variant That Disrupts *MET* Transcription Is Associated with Autism. *Proceedings of the National Academy of Sciences* 103(45): 16834–16839.

Caplan, Arthur L. 1997. The Concepts of Health, Illness, and Disease. In *Medical Ethics*, ed. Robert M. Veatch, 57–74. Sudbury: Jones and Bartlett.

Carey, Benedict. 2004. To Treat Autism, Parents Take a Leap of Faith. *New York Times*, December 27, Health Desk.

——. 2007. Study Puts Rates of Autism at 1 in 150 U.S. Children. *New York Times*, February 9, correction Feb. 10, 2007, Health Desk.

Charman, Tony. 2000. Theory of Mind and the Early Diagnosis of Autism. In *Understanding Other Minds: Perspectives from Developmental Cognitive Neuroscience*, 2nd ed., ed. Simon Baron-Cohen, Helen Tager-Flusberg, and Donald J. Cohen, 423–441. New York: Oxford University Press.

Chen, Donna T., Franklin G. Miller, and Donald L. Rosenstein. 2003. Ethical Aspects of Research Into the Etiology of Autism. *Mental Retardation and Developmental Disabilities Research Reviews* 9: 48–53.

Coltheart, Max. 1999. Modularity and Cognition. *Trends in Cognitive Sciences* 3(3): 115–120.

Coltheart, Max, and Robyn Langdon. 1998. Autism, Modularity and Levels of Explanation in Cognitive Science. *Mind & Language* 13 (1): 138–152.

Cone, Marla. 2007. PCBs Cause Autism-Like Condition in Newborn Rats. *Los Angeles Times*, April 25, National Desk.

Croen, Lisa A., Judith K. Grether, Jenny Hoogstrate, and Steve Selvin. 2002. The Changing Prevalence of Autism in California. *Journal of Autism and Developmental Disorders* 32(3): 207–215.

Daly, Emma. 2005. Manhattan Charter School to Serve the Autistic. *New York Times*, May 4, New York/Region Desk.

Dancy, Jonathan. 1993. *Moral Reasons*. Oxford: Blackwell.

——. 2000. The Particularist's Progress. In *Moral Particularism*, ed. Brad Hooker and Margaret Olivia Little, 130–156. New York: Ox-

ford University Press.

Davidson, Donald. 1984a. Belief and the Basis of Meaning. In *Inquiries into Truth and Interpretation*, 141–154. Oxford: Clarendon. ドナルド・デイヴィドソン「信念、および意味の基礎」高橋要（訳),『真理と解釈』野本和幸・金子洋之・植木哲也・高橋要（訳), 勁草書房, 1991 所収.

——. 1984b. Radical Interpretation. In *Inquiries into Truth and Interpretation*, 125–140. Oxford: Clarendon.「根元的解釈」金子洋之（訳),『真理と解釈』野本和幸・金子洋之・植木哲也・高橋要（訳), 勁草書房, 1991 所収.

——. 2005. The Social Aspect of Language. In *Truth, Language, and History*, 109–126. New York: Oxford University Press. ドナルド・デイヴィドソン「言語の社会的側面」尾形まり花（訳),『真理・言語・歴史』(現代哲学への招待 Great Works), 柏端達也・立花幸司・荒磯敏文・尾形まり花・成瀬尚志（訳), 春秋社, 2010 所収.

Davis, Dena S. 2001. *Genetic Dilemmas: Reproductive Technology, Parental Choices, and Children's Futures*. New York: Routledge.

Dennett, Daniel C. 1987. *The Intentional Stance*. Cambridge, Mass.: MIT Press. ダニエル・C・デネット『「志向姿勢」の哲学——人は人の行動を読めるのか？』若島正・河田学（訳), 白揚社, 1996.

Department of Health and Human Services, National Institutes of Health, and Office for Human Research Protections. 2005. The Common Rule, Title 45 (Public Welfare), Code of Federal Regulations, Part 46 (Protection of Human Subjects), http://www.hhs.gov/ohrp/humansubjects/guidance/45cfr46.htm (2008 年 1 月 4 日アクセス).

de Villiers, Jill. 2000. Language and Theory of Mind: What Are the Developmental Relationships? In *Understanding Other Minds: Perspectives from Developmental Cognitive Neuroscience*, 2nd ed., ed. Simon Baron-Cohen, Helen Tager-Flusberg, and Donald J. Cohen, 84–123. New York: Oxford University Press.

Dworkin, Gerald. 1988. *The Theory and Practice of Autonomy*. New York: Cambridge University Press.

Erevelles, Nirmala. 2002. Voices of Silence: Foucault, Disability, and

the Question of Self-Determination. *Studies in Philosophy and Education* 21(1) : 17–35.

Evnine, Simon. 1991. *Donald Davidson*. Stanford: Stanford University Press. サイモン・エヴニン『デイヴィドソン――行為と言語の哲学』宮島昭二（訳），勁草書房，1996.

Feinberg, Joel. 1980. The Child's Right to an Open Future. In *Whose Child? Children's Rights, Parental Authority, and State Power*, ed. William Aiken and Hugh LaFollette, 124–153. Totowa, N.J.: Rowman and Littlefield.

Fisher, Celia B. 2003. Goodness-of-Fit Ethic for Informed Consent to Research Involving Adults with Mental Retardation and Developmental Disabilities. *Mental Retardation and Developmental Disabilities Research Reviews* 9: 27–31.

Fletcher, John C., and Dorothy C. Wertz. 1990. Ethics, Law, and Medical Genetics. *Emory Law Journal* 39: 747–809.

Fletcher, Joseph. 1972. Indicators of Humanhood: A Tentative Profile of Man. *Hastings Center Report* 2(5): 1–4.

Fodor, Jerry A. 1983. *The Modularity of Mind*. Cambridge, Mass.: MIT Press. ジェリー・A・フォーダー『精神のモジュール形式――人工知能と心の哲学』伊藤笏康・信原幸弘（訳），産業図書，1985.

Freudenheim, Milt. 2004. Battling Insurers Over Autism Treatment. *New York Times*, December 21, Business Desk.

Frey, R. G., ed. 1984. *Utility and Rights*. Minneapolis: University of Minnesota Press.

Frith, Uta. 2003. *Autism: Explaining the Enigma*, 2nd ed. Oxford: Blackwell. ウタ・フリス『新訂 自閉症の謎を解き明かす』冨田真紀・清水康夫・鈴木玲子（訳），東京書籍，2009.

Frith, Uta, and Francesca Happé. 1999. Theory of Mind and Self-Consciousness: What Is It Like to Be Autistic? *Mind & Language* 14 (1): 1–22.

Gallagher, Shaun. 2004. Understanding Interpersonal Problems in Autism: Interaction Theory as an Alternative to Theory of Mind. *Philosophy, Psychiatry, & Psychology* 11(3): 199–217.

Garfield, Jay L. 2000. Particularity and Principle: The Structure of

Moral Knowledge. In *Moral Particularism*, ed. Brad Hooker and Margaret Olivia Little, 178–204. New York: Oxford University Press.

Garfield, Jay L., Candida C. Peterson, and Tricia Perry. 2001. Social Cognition, Language Acquisition and the Development of the Theory of Mind. *Mind & Language* 16(5): 494–541.

Gerland, Gunilla. 1996. *A Real Person: Life on the Outside*. Trans. Joan Tate. London: Souvenir Press. グニラ・ガーランド『ずっと「普通」になりたかった』ニキ・リンコ（訳），花風社，2000.

Gerrans, Philip. 2002. The Theory of Mind Module in Evolutionary Psychology. *Biology and Philosophy* 17(3): 305–321.

Gert, Bernard, Charles M. Culver, and K. Danner Clouser. 1997. *Bioethics: A Return to Fundamentals*. New York: Oxford University Press.

Ghaziuddin, Mohammad. 2005. A Family History Study of Asperger Syndrome. *Journal of Autism and Developmental Disorders* 35 (2): 177–182.

Gibbs, Paul J. 1988. Autism in Low-Functioning Subjects: Early Environment and the Theory of Mind Deficit. *Contemporary Philosophy* 20(5–6): 3–9.

Gipps, Richard. 2004. Autism and Intersubjectivity: Beyond Cognitivism and the Theory of Mind. *Philosophy, Psychiatry, & Psychology* 11(3): 195–198.

Glüer, Kathrin, and Peter Pagin. 2003. Meaning Theory and Autistic Speakers. *Mind & Language* 18(1): 23–51.

Goldman, Alvin I. 2002. Simulation Theory and Mental Concepts. In *Simulation and Knowledge of Action*, ed. Jérôme Dokic and Joëlle Proust, 1–20. Philadelphia: John Benjamins.

——. 2006. *Simulating Minds: The Philosophy, Psychology, and Neuroscience of Mindreading*. New York: Oxford University Press.

Goode, Erica. 2004a. Autism Cases Up; Cause Is Unclear. *New York Times*, January 26, U.S. Desk.

——. 2004b. Lifting the Veils of Autism, One by One by One. *New York Times*, February 24, Science Desk.

Gopnik, Alison, Lisa Capps, and Andrew Meltzoff. 2000. Early Theories of Mind: What the Theory Theory Can Tell Us about Autism. In *Understanding Other Minds: Perspectives from Developmental Cognitive Neuroscience*, 2nd ed., ed. Simon Baron-Cohen, Helen Tager-Flusberg, and Donald J. Cohen, 50–72. New York: Oxford University Press.

Gordon, Robert M., and John A. Barker. 1994. Autism and the "Theory of Mind" Debate. In *Philosophical Psychopathology*, ed. George Graham and G. Lynn Stephens, 163–181. Cambridge, Mass.: MIT Press.

Graham, George, and G. Lynn Stephens, eds. 1994. *Philosophical Psychopathology*. Cambridge, Mass.: MIT Press.

Graham, Gordon. 2001. Music and Autism. *Journal of Aesthetic Education* 35(2): 39–47.

Grandin, Temple. 1995. *Thinking in Pictures and Other Reports from My Life with Autism*. New York: Doubleday. テンプル・グランディン『自閉症の才能開発』カニンガム・久子（訳），学習研究社，1997.

Grant, Cathy M., Jill Boucher, Kevin J. Riggs, and Andrew Grayson. 2005. Moral Understanding In Children with Autism. *Autism* 9 (3): 317–331.

Green, Ronald M. 1997. Parental Autonomy and the Obligation Not to Harm One's Child Genetically. *Journal of Law, Medicine, and Ethics* 25(1): 5–15.

Grice, H. P. 1957. Meaning. *The Philosophical Review* 66(3): 377–388. P・グライス「意味」,『論理と会話』清塚邦彦（訳），勁草書房，1998 所収.

Gross, Jane. 2005. As Autistic Children Grow, So Does Social Gap. *New York Times*, February 26, Health Desk.

Guttenplan, Samuel. Modularity. In *A Companion to the Philosophy of Mind*, ed. Samuel Guttenplan, 441–449. Oxford: Blackwell.

Happé, Francesca. 2000. Parts and Wholes, Meaning and Minds: Central Coherence and Its Relation to Theory of Mind. In *Understanding Other Minds: Perspectives from Developmental Cognitive*

Neuroscience, 2nd ed., ed. Simon Baron-Cohen, Helen Tager-Flusberg, and Donald J. Cohen, 203–221. New York: Oxford University Press.

Happé, Francesca, and Uta Frith. 2006. The Weak Central Coherence Account: Detail-Focused Cognitive Style in Autism Spectrum Disorders. *Journal of Autism and Developmental Disorders* 36(1): 5–25.

Harmon, Amy. 2004. How about Not "Curing" Us, Some Autistics Are Pleading. *New York Times*, December 20, Health Desk.

Harris, Gardiner. 2005. No Vaccine-Autism Link, Parents Are Told. *New York Times*, July 20, Health Desk.

Harris, Gardiner, and Anahad O'Connor. 2005. On Autism's Cause, It's Parents vs. Research. *New York Times*, June 25, Health Desk.

Hellman, Samuel, and Deborah S. Hellman. 2001. Of Mice but Not Men: Problems of the Randomized Clinical Trial. In *Research Ethics: Text and Readings*, ed. Deborah R. Barnbaum and Michael Byron, 58–64. Upper Saddle River, N.J.: Prentice Hall.

Herba, Catherine M., Sheilagh Hodgins, Nigel Blackwood, et al. 2007. The Neurobiology of Psychopathy: A Focus on Emotion Processing. In *The Psychopath: Theory, Research, and Practice*, ed. Hugues Herve and John C. Yuille, 253–286. Mahwah, N.J.: Lawrence Erlbaum.

Hervé, Hugues. 2007. Psychopathy Across the Ages: A History of the Hare Psychopath. In *The Psychopath: Theory, Research, and Practice*, ed. Hugues Hervé and John C. Yuille, 31–56. Mahwah, N.J.: Lawrence Erlbaum.

Hick, John. 1977. *Evil and the God of Love*. San Francisco: Harper and Row.

Hobson, R. Peter. 1993. The Emotional Origins of Social Understanding. *Philosophical Psychology* 6(3): 227–249.

Hooker, Brad, and Margaret Olivia Little, eds. 2000. *Moral Particularism*. New York: Oxford University Press.

Howlin, Patricia, Susan Goode, Jane Hutton, and Michael Rutter. 2004. Adult Outcomes for Children with Autism. *Journal of Child*

Psychology and Psychiatry 45(2) : 212–229.

Hume, David. 1948. A Treatise of Human Nature and An Enquiry Concerning Human Understanding. In *Moral and Political Philosophy*. Ed. Henry D. Aiken. New York: MacMillan. デイヴィド・ヒューム『人性論（一）〜(四)』大槻春彦（訳），岩波文庫，1949〜1952.

Hutto, David D. 2003. Folk Psychological Narratives and the Case of Autism. *Philosophical Papers* 32(3): 315–361.

Kamawar, Deepthi, Jay L. Garfield, and Jill de Villiers. 2002. Coherence as an Explanation for Theory of Mind Task Failure in Autism. *Mind & Language* 17(3): 266–272.

Kanner, Leo. 1943. Autistic Disturbances of Affective Contact. *Nervous Child* 2: 217–250.

Kant, Immanuel. 1956. *Groundwork of the Metaphysic of Morals*. Trans. H. J. Paton. New York: Harper and Row. カント『道徳形而上学原論』篠田英雄（訳），岩波文庫，1976.

Kennett, Jeanette. 2002. Autism, Empathy and Moral Agency. *The Philosophical Quarterly* 52(208): 340–357.

Khamsi, Roxanne. 2006. Emotion Centre of Autistic Brains Have Fewer Cells. *Newscientist. com*, July 19, http://www.newscientist.com/article/dn9578.html(2008年1月4日アクセス).

King, Nancy M. P. 2000. Defining and Describing Benefit Appropriately in Clinical Trials. *Journal of Law, Medicine, and Ethics* 28(4): 332–343.

Kittay, Eva Feder. 2005. At the Margins of Moral Personhood. *Ethics* 116(1): 100–131.

Kotsopoulos, Sotiris. 2000. Uncertainties in Aetiology and Treatment of Infantile Autism-Assumptions and Evidence. *Medicine, Health Care, and Philosophy* 3(2): 175–178.

Kuehn, Bridget M. 2006. Studies Probe Autism Anatomy, Genetics. *Journal of the American Medical Association* 295(1): 19–20.

Langdon, Robyn. 2003. Theory of Mind and Social Dysfunction: Psychotic Solipsism Versus Autistic Asociality. In *Individual Differences in Theory of Mind: Implications for Typical and Atypical*

Development, ed. Betty Repacholi and Virginia Slaughter, 241–269. New York: Psychology Press.

Lawson, John. 2003. Depth Accessibility Difficulties: An Alternative Conceptualisation of Autism Spectrum Conditions. *Journal for the Theory of Social Behaviour* 33(2): 189–202.

Lawson, Wendy. 1998. *Life Behind Glass: A Personal Account of Autism Spectrum Disorder*. Philadelphia: Jessica Kingsley. ウェンディ・ローソン『私の障害，私の個性』ニキ・リンコ，杉山登志郎（訳），花風社，2001.

Lewis, David. 1969. *Convention: A Philosophical Study*. Oxford: Blackwell.

Livet, Pierre. 2002. Reply to Donald M. Peterson. In *Simulation and Knowledge of Action*, ed. Jérôme Dokic and Joëlle Proust, 197–200. Philadelphia: John Benjamins.

McGeer, Victoria. 2001. Psycho-Practice, Psycho-Theory and the Contrastive Case of Autism: How Practices of Mind Become Second-Nature. *Journal of Consciousness Studies* 8(5–7): 109–132.

——. 2004. Autistic Self-Awareness. *Philosophy, Psychiatry, & Psychology* 11(3): 235–251.

——. 2005. Out of the Mouths of Autistics. In *Cognition and the Brain: The Philosophy and Neuroscience Movement*, ed. Andrew Brook and Kathleen Akins, 98–127. New York: Cambridge University Press.

McGovern, Cammie. 2006. Autism's Parent Trap. *New York Times*, June 5, Opinion Desk.

McMahan, Jeff. 2005. Causing Disabled People to Exist and Causing People to Be Disabled. *Ethics* 116(1): 77–99.

Mill, John Stuart. 1979. *Utilitarianism*. Ed. George Sher. Indianapolis: Hackett. ジョン・スチュアート・ミル「功利主義論」，『ベンサム J. S. ミル』（世界の名著 38），関嘉彦（訳），中央公論社，1967 所収.

Minkowski, Eugène, and R. Targowla. 2001. A Contribution to the Study of Autism: The Interrogative Attitude. *Philosophy, Psychiatry, & Psychology* 8(4): 271–278.

Monastersky, Richard. 2007. Genetics Researchers Tie Autism to Spe-

cific Parts of Chromosomes. *The Chronicle of Higher Education*, February 20, http://chronicle.com/daily/2007/02/2007022003n.htm (accessed January 4, 2008; subscription required).
Moore, Abigail Sullivan. 2006. A Dream Not Denied: Students on the Spectrum. *New York Times*, November 5, Education Life Desk.
Murray, Thomas H. 1996. *The Worth of a Child*. Berkeley and Los Angeles: University of California Press.
National Commission for the Protection of Human Subjects of Biomedical and Behavioral Research. 1978. *The Belmont Report*. Washington, D.C.: Department of Health, Education, and Welfare.
Nelson, James Lindemann. 2000. The Meaning of the Act: Reflections on the Expressive Force of Reproductive Decision Making and Policies. In *Prenatal Testing and Disability Rights*, ed. Erik Parens and Adrienne Asch, 196–213. Washington, D.C.: Georgetown University Press.
Nichols, Shaun. 2004. *Sentimental Rules: On the Natural Foundation of Moral Judgment*. New York: Oxford University Press.
Nichols, Shaun, and Stephen Stich. 1998. Rethinking Co-Cognition: A Reply to Heal. *Mind & Language* 13(4): 499–512.
——. 2003. How to Read Your Own Mind: A Cognitive Theory of Self-Consciousness. In *Consciousness: New Philosophical Perspectives*, ed. Quentin Smith and Aleksandar Jokic, 157–200. New York: Oxford University Press.
Noonan, John. 1968. Deciding Who Is Human. *Natural Law Forum* 13: 134–138.
Nussbaum, Martha C. 1995. Human Capabilities, Female Human Beings. In *Women, Culture and Development*, ed. Martha C. Nussbaum and Jonathan Glover, 61–104. New York: Oxford University Press.
——. 2006. *Frontiers of Justice: Disability, Nationality, Species Membership*. Cambridge, Mass.: The Belknap Press of Harvard University Press.
O'Loughlin, Claire, and Paul Thagard. 2000. Autism and Coherence: A Conceptual Model. *Mind & Language* 15(4): 375–392.

O'Neill, Onora. 2002. *Autonomy and Trust in Bioethics*. New York: Cambridge University Press.

Orentlicher, David. 2005. Making Research a Requirement of Treatment: Why We Should Sometimes Let Doctors Pressure Patients to Participate in Research. *Hastings Center Report* 35(5): 20–28.

Osborne, Lawrence. 2000. The Little Professor Syndrome. *New York Times Magazine*, June 18.

Parens, Erik, and Adrienne Asch, eds. 2000. *Prenatal Testing and Disability Rights*. Washington, D.C.: Georgetown University Press.

Parfit, Derek. 1984. *Reasons and Persons*. Oxford: Clarendon. デレク・パーフィット『理由と人格——非人格性の倫理へ』森村進（訳），勁草書房，1998.

Parnas, Josef. 2004. Belief and Pathology of Self-Awareness: A Phenomenological Contribution to the Classification of Delusions. *Journal of Consciousness Studies* 11(10–11): 148–161.

Perner, Josef, and Birgit Lang. 2000. Theory of Mind and Executive Function: Is There a Developmental Relationship? In *Understanding Other Minds: Perspectives from Developmental Cognitive Neuroscience*, 2nd ed., ed. Simon Baron-Cohen, Helen Tager-Flusberg, and Donald J. Cohen, 150–181. New York: Oxford University Press.

Peterson, Donald M. 2002. Mental Simulation, Dialogical Processing and the Syndrome of Autism. In *Simulation and Knowledge of Action*, ed. Jérôme Dokic and Joëlle Proust, 185–195. Philadelphia: John Benjamins.

Phillips, Wendy, Simon Baron-Cohen, and Michael Rutter. 1998. Understanding Intention in Normal Development and in Autism. *British Journal of Developmental Psychology* 16: 337–348.

Plaisted, Kate. 2000. Aspects of Autism that Theory of Mind Cannot Easily Explain. In *Understanding Other Minds: Perspectives from Developmental Cognitive Neuroscience*, 2nd ed., ed. Simon Baron-Cohen, Helen Tager-Flusberg, and Donald J. Cohen, 223–249. New York: Oxford University Press.

Plato. 1974. *Republic*. Trans. G. M. A. Grube. Indianapolis: Hackett. プ

ラトン『国家（上）（下）』藤沢令夫（訳），岩波文庫，1979.
Ponnet, Koen, Ann Buysse, Herbert Roeyers, and Kim De Corte. 2005. Empathic Accuracy in Adults with a Pervasive Developmental Disorder During an Unstructured Conversation with a Typically Developing Stranger. *Journal of Autism and Developmental Disorders* 35(5): 585–600.
Purdy, Laura M. 2006. Genetics and Reproductive Risk: Can Having Children Be Immoral? In *Biomedical Ethics*, 6th ed., ed. Thomas A. Mappes and David DeGrazia, 526–532. Boston: McGraw-Hill.
Raffman, Diana. 1999. What Autism May Tell Us about Self-Consciousness: A Commentary on Frith and Happé. *Mind & Language* 14(1): 23–31.
Ramachandran, Vilayanur S., and Lindsay M. Oberman. 2006. Broken Mirrors: A Theory of Autism. *Scientific American*, November.
Ramberg, Bjorn T. 1989. *Donald Davidson's Philosophy of Language: An Introduction*. Oxford: Blackwell.
Reuters News Service. 2007. Debate Over Vaccines' Role in Autism Heads to a Court. *Wall Street Journal*, June 11: B7.
Ross, David. 2002. *The Right and the Good*. Ed. Phillip Stratton-Lake. New York: Oxford University Press.
Ruddick, William. 2000. Ways to Limit Prenatal Testing. In *Prenatal Testing and Disability Rights*, ed. Erik Parens and Adrienne Asch, 95–107. Washington, D.C.: Georgetown University Press.
Sacks, Oliver. 1995. *An Anthropologist on Mars*. New York: Vintage. オリヴァー・サックス『火星の人類学者――脳神経科医と７人の奇妙な患者』吉田利子（訳），ハヤカワ文庫 NF，2001.
Scanlon, Thomas M.. 1998. *What We Owe to Each Other*. Cambridge, Mass.: The Belknap Press of Harvard University Press.
Scheurich, Neil. 2002. Moral Attitudes and Mental Disorders. *Hastings Center Report* 32(2): 14–21.
Scholl, Brian J., and Alan M. Leslie. 1999. Modularity, Development, and "Theory of Mind." *Mind & Language* 14(1): 131–153.
Schumann, Cynthia Mills, and David G. Amaral. 2006. Stereological Analysis of Amygdala Neuron Number in Autism. *The Journal*

of Neuroscience 26(29): 7674–7679.

Sen, Amartya. 1991. Rights and Agency. In *Consequentialism and Its Critics*, ed. Samuel Scheffler, 187–223. New York: Oxford University Press.

Shanker, Stuart. 2004. Autism and the Dynamic Developmental Model of Emotions. *Philosophy, Psychiatry, & Psychology* 11(3): 219–233.

Shattuck, Paul T. 2006. The Contribution of Diagnostic Substitution to the Growing Administrative Prevalence of Autism in US Special Education. *Pediatrics* 117(4): 1028–1037.

Shoemaker, David. 2007. Moral Address, Moral Responsibility, and the Boundaries of the Moral Community. *Ethics* 118(1): 70–108.

Siegel, Bryna. 1996. *The World of the Autistic Child: Understanding and Treating Autistic Spectrum Disorders*. New York: Oxford University Press.

Sinclair, Jim. 1992. Bridging the Gaps: An Inside-Out View of Autism (Or, Do You Know What I Don't Know?). In *High-Functioning Individuals with Autism*, ed. Eric Schopler and Gary B. Mesibov, 294–302. New York: Plenum Press.

Smetana, Judith G. 1985. Preschool Children's Conceptions of Transgressions: Effects of Varying Moral and Conventional Domain-Related Attributes. *Developmental Psychology* 21(1): 18–29.

Snyder, Allan W. 1998. Breaking Mindset. *Mind & Language* 13(1): 1–10.

Stanghellini, Giovanni. 2001. A Dialectical Conception of Autism. *Philosophy, Psychiatry, & Psychology* 8(4): 295–298.

Steinbock, Bonnie. 2000. Disability, Prenatal Testing, and Selective Abortion. In *Prenatal Testing and Disability Rights*, ed. Erik Parens and Adrienne Asch, 108–124. Washington, D.C.: Georgetown University Press.

——. 2002. Sex Selection: Not Obviously Wrong. *Hastings Center Report* 32(1): 23–28.

Stich, Stephen, and Shaun Nichols. 1997. Cognitive Penetrability, Rationality, and Restricted Simulation. *Mind & Language* 12(3&4): 297–326.

Strawson, Peter F. 1970. *Meaning and Truth: An Inaugural Lecture Delivered Before the University of Oxford on November 5, 1969*. Oxford: Clarendon.

——. 1974. Freedom and Resentment. In *Freedom and Resentment, and Other Essays*, 5–13. London: Methuen. P・F・ストローソン「自由と怒り」法野谷俊哉（訳），『自由と行為の哲学』（現代哲学への招待 Anthology）門脇俊介・野矢茂樹（編・監修），春秋社，2010.

Stueber, Karsten R. 2006. *Rediscovering Empathy: Agency, Folk Psychology, and the Human Sciences*. Cambridge, Mass.: MIT Press.

Sullivan, Roger J. 1989. *Immanuel Kant's Moral Theory*. New York: Cambridge University Press.

Szatmari, Peter A. 2004. *A Mind Apart: Understanding Children with Autism and Asperger Syndrome*. New York: Guilford Press. ピーター・サットマリ『虹の架け橋——自閉症・アスペルガー症候群の心の世界を理解するために』佐藤美奈子・門眞一郎（訳），星和書店，2005.

Tarksi, Alfred. 1956. The Concept of Truth in Formalized Languages. In *Logic, Semantics, Metamathematics: Papers from 1923 to 1938*, trans. J. H. Woodger, 152–278. Oxford: Clarendon.

Tager-Flusberg, Helen. 2003. Exploring the Relationship between Theory of Mind and Social-Communicative Functioning in Children with Autism. In *Individual Differences in Theory of Mind: Implications for Typical and Atypical Development*, ed. Betty Repacholi and Virginia Slaughter, 197–212. New York: Psychology Press.

Tager-Flusberg, Helen, and Robert M. Joseph. 2005. How Language Facilitates the Acquisition of False-Belief Understanding in Children with Autism. In *Why Language Matters for Theory of Mind*, ed. Janet Wilde Astington and Jodie A. Baird, 298–318. New York: Oxford University Press.

Thagard, Paul, and Claire O'Loughlin. 2002. False Photos, False Beliefs, and Coherence: A Response to Kamawar et al. *Mind & Language* 17(3): 273–275.

Veatch, Robert M. 1999. Abandoning Informed Consent. In *Bioethics: An Anthology*, ed. Helga Kuhse and Peter Singer, 523–532. Ox-

ford: Blackwell.

Vitello, Paul. 2007. Being Nice to the Bacon, Before You Bring It Home. *New York Times*, April 1, Week in Review Desk.

Wade, Nicholas. 2007. Progress Is Reported on a Type of Autism. *New York Times*, February 20, Health Desk.

Warren, Mary Anne. 1996. On the Moral and Legal Status of Abortion. In *The Problem of Abortion*, 3rd ed., ed. Susan Dwyer and Joel Feinberg, 59–74. Belmont, Calif.: Wadsworth.

Wasserman, David. 2005. The Nonidentity Problem, Disability, and the Role Morality of Prospective Parents. *Ethics* 116(1): 132–152.

Williams, Donna. 1992. *Nobody Nowhere: The Extraordinary Autobiography of An Autistic*. New York: Avon. ドナ・ウィリアムズ『自閉症だったわたしへ』河野万里子（訳），新潮文庫，2000.

——. 1994. *Somebody Somewhere: Breaking Free from the World of Autism*. New York: Times Books. ドナ・ウィリアムズ『自閉症だったわたしへII』河野万里子（訳），新潮文庫，2001.

Williams, Justin H. G., Andrew Whiten, Thomas Suddendorf, and David I. Perrett. 2001. Imitation, Mirror Neurons and Autism. *Neuroscience and Biobehavioral Reviews* 25(4): 287–295.

Wimmer, Heinz, and Joseph Perner. 1983. Beliefs about Beliefs: Representation and Constraining Function of Wrong Beliefs in Young Children's Understanding of Deception. *Cognition* 13(1): 103–128.

Wolf, Susan. 1995. Commentary on Martha C. Nussbaum: Human Capabilities, Female Human Beings. In *Women, Culture and Development*, ed. Martha Nussbaum and Jonathan Glover, 105–115. New York: Oxford University Press.

World Health Organization. 1993. *International Statistical Classification of Diseases and Related Health Problems*, 10th revision. Geneva: World Health Organization.

World Medical Association. 2004. *Declaration of Helsinki: Ethical Principles for Medical Research Involving Human Subjects*. Tokyo: World Medical Association, http://www.wma.net/e/policy/b3.htm(2008年1月4日アクセス).

Zilberberg, Julie M. 2004. A Boy or a Girl: Is Any Choice Moral? The

Ethics of Sex Selection and Sex Preselection in Context. In *Linking Visions: Feminist Bioethics, Human Rights, and the Developing World*, ed. Rosemary Tong, Anne Donchin, and Susan Dodds, 147–156. Lanham, Md.: Rowman & Littlefield.

自閉症の倫理学

彼らの中で、彼らとは違って

2013年10月20日　第1版第1刷発行

著　者　デボラ・R・バーンバウム
監訳者　柴田正良
　　　　大井　学
訳　者　重松加代子
発行者　井村寿人

発行所　株式会社　勁《けい》草《そう》書房

112-0005　東京都文京区水道2-1-1　振替　00150-2-175253
（編集）電話　03-3815-5277／FAX　03-3814-6968
（営業）電話　03-3814-6861／FAX　03-3814-6854
理想社・青木製本所

©SHIBATA Masayoshi, OI Manabu　2013

ISBN978-4-326-15427-2　Printed in Japan

JCOPY〈㈳出版社著作権管理機構　委託出版物〉
本書の無断複写は著作権法上での例外を除き禁じられています。
複写される場合は、そのつど事前に、㈳出版社著作権管理機構
（電話 03-3513-6969、FAX 03-3513-6979、e-mail: info@jcopy.or.jp）
の許諾を得てください。

＊落丁本・乱丁本はお取替いたします。

http://www.keisoshobo.co.jp

村上靖彦　自閉症の現象学　四六判　二六〇〇円

河野哲也　環境に拡がる心
生態学的哲学の展望　四六判　二八〇〇円

児玉聡　功利と直観
英米倫理思想史入門　四六判　三二〇〇円

伊勢田哲治　倫理学的に考える
倫理学の可能性をさぐる十の論考　四六判　三二〇〇円

佐藤岳詩　R・M・ヘアの道徳哲学　A5判　四三〇〇円

D.デイヴィドソン　真理と解釈　野本和幸他訳　五〇〇〇円

P・グライス　論理と会話　清塚邦彦訳　四七〇〇円

D.パーフィット　理由と人格　森村進訳　一〇〇〇〇円

江口聡編・監訳　妊娠中絶の生命倫理
哲学者たちは何を議論したか　A5判　二九〇〇円
（ヌーナン、トムソン、ブロディ、フィニス、トゥーリー、ウォレン、イングリッシュ、ヘア、マーキス、ハーストハウス、シャーウィン）

＊表示価格は二〇一三年一〇月現在。消費税は含まれておりません。